Richard Willfort

Gesünder leben –
länger leben

durch
biologische Ernährung, Lebensweise und Naturheilkunde

bioverlag gesundleben, 8959 Hopferau

ISBN 3 – 922 434 – 35 – 5

2. Auflage

© 1983 Copyright by bioverlag gesundleben GmbH
8959 Hopferau – Heimen Nr. 50

Druck und Bindung: Kösel, Kempten

ZUM GELEIT

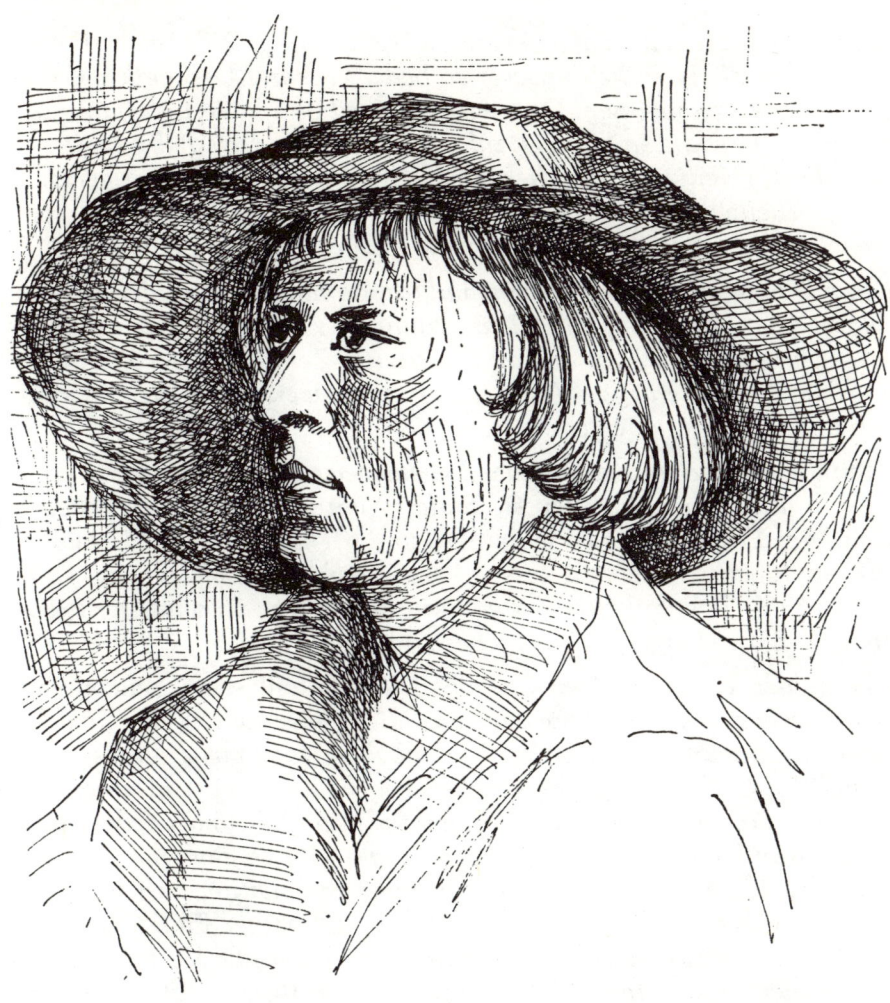

„Reich an Wundern ist die Natur, ihr größtes aber ist das Leben — Jahrzehnte braucht das Leben, dieses üppige, von Säften und Kräften strotzende Leben, einen Menschen aufzubringen an Leib, Seel und Geist.
Und nicht länger denn ein Sekündlein braucht der Tod, des Menschen Leben aus-zulöschen. —
Die Kräfte sind genug, die den Tod entgegenwirken..., aber der kräftigste, der zuverlässigste Helfer des Todes wider den Menschen, ist — der Mensch. Der Mensch, in seiner Dummheit, in seinem Zorn und in seinem falschen Eifern."

PARACELSUS
AM RUPERTITAG, 24 .SEPTEMBER 1541
ZU SALZBURG

VORWORT

Bei vielen Ärzten, die dazu berufen wären, besteht leider eine Abnei-
gung, über die Ursachen unserer so bedenklichen Massenerkrankun-
gen Stellung zu nehmen. Dies deshalb, weil es schwierig ist, im Ein-
zelfall die Ursache so klar festzulegen, daß nach Ausschaltung dieser
Ursache die Heilung mit Sicherheit eintritt, wie es der Patient als Hei-
lungssuchender vom Arzt verlangt. Das moderne Medikament bringt
vielleicht die gewünschte Sofortwirkung, aber keine Dauerheilung.

Diese Abneigung ist ferner verständlich, da nur zu oft in den letzten
Jahren viele, allzu populäre Darstellungen zu diesem Themenkreis
in sensationeller Weise durch illustrierte Zeitungen veröffentlicht
wurden. Durch derartige Veröffentlichungen werden bei vielen Kran-
ken falsche Hoffnungen erweckt.

Krankheitsursachen aus falscher Lebensweise liegen verborgen, und
man braucht lange, bis man sie findet. Man muß die ganze Lebens-
weise des Erkrankten kennenlernen, und oft ist er gar nicht gewillt,
sich so hineinschauen zu lassen. Außerdem sind viele auch nicht
bereit, ihre Gewohnheiten zu ändern, sondern wollen nur eine Ta-
blette, um die lästigen Folgen zu beseitigen.

Der moderne, rationell eingestellte Mensch will seine Leiden und
Beschwerden gut erklärt wissen, vor allem aber will er die Ursache
seiner Beschwerden kennenlernen. Dabei ist es zumeist schwer ver-
ständlich, daß bei ungefähr gleicher Lebensweise etwa in einer Fa-
milie das eine Mitglied erkrankt, ein anderes nicht und wieder eines
an ganz anderen Erkrankungen. Trotzdem gibt es eine ganze Reihe
sicher schädigender Faktoren, die in ihrer Summation dort zu einer
Störung führen, wo in der Erbanlage ein schwacher Punkt gegeben
ist. Dies ist auch eine Erklärung dafür, daß nicht alle Vergifteten an
den sicher bekannten, spezifischen Vergiftungserscheinungen er-
kranken.

Eine Erscheinung ist besonders in das Rampenlicht des Interesses
gehoben worden, der allgemein zu beobachtende Frühtod in den brei-
testen Bevölkerungsschichten.

Warum erleiden denn so viele Männer und Frauen in den besten
Jahren ihres Lebens einen so sinnlosen Frühtod? Tüchtige Männer,
die noch das eine oder andere Jahrzehnt zum Nutzen der Allgemein-
heit hätten wirken können, sind einem Frühtod ausgesetzt.

Aber auch Frauen sind in zunehmendem Maße gefährdet. Sie, diese unermüdlich um das Wohl und Glück der Familie Besorgten, werden in so vielen Fällen ihrem Wirkungskreis viel zu früh entrissen.

Eine Familie, die den Vater oder gar die Mutter so frühzeitig verliert, ist ja noch viel schlimmer betroffen, als ein Mammutunternehmen, dessen Generaldirektor zu früh stirbt, als eine Regierung, die den verfrühten Heimgang ihres Ministers, Regierungschefs oder führenden Politikers zu beklagen hat. Hier ist ja eheste Nachfolge meist schon im voraus bestimmt; wer ersetzt aber den unmündigen Kindern den sorgenden Vater, die Nestwärme, die von der Mutter ausstrahlt und die kleinste Hütte wohltuend erwärmt?

Diese zu früh Dahingeschiedenen sind in der Regel die Opfer einer gänzlich falschen und unbiologischen Ernährung, einer ebenso gänzlich unnatürlichen Lebensweise, bzw. wenn sie erkrankten, einer unbiologischen Heilmethode.

Es herrscht ja auf diesen Gebieten in allen Schichten der Bevölkerung ein geradezu chaotisches Unwissen und eine erstaunliche Begriffsverwirrung.

In den breiten Volksschichten wird das reichliche Essen und Trinken zumeist als ein endlich erreichter sozialer Fortschritt gewertet, in den Wirtschafts-, Industrie- und sonstigen gehobenen Kreisen glaubt man, es nun dem „Wirtschaftswunder" schuldig zu sein, ein entsprechendes Wohlleben an den Tag zu legen.

Der wohlhabende Mensch von heute muß neben dem Alltagsärger und der Alltagshast doch „zum Ausgleich" mit Familie oder Freundin durch die Gegend rasen, bei üppigen Gelagen, bei reichem Nikotin- und Alkoholgenuß sich „erholen"! Ja selbst Klein-Maxi oder Klein-Monika bekommen bei diesem „Erholungsurlaub" das Wohlleben in Form erhöhten Konsums an Eis, „Fruchtsäften", Schokolade und anderen Süßigkeiten zu spüren.

Daß da etwas falsch ist an unserer Lebens- und Ernährungsweise, ahnen nun doch immer mehr Menschen, suchen nach den Ursachen, vermögen diese aber zunächst meist nicht zu erkennen, da sie durch die Massenmedien Presse, Kino, Radio und Fernsehen zu sehr abgelenkt oder völlig falsch beeinflußt werden. Man denke doch nur an die tagtäglichen, geradezu einhämmernden Reklamen über Zigaretten, Weine und sonstige Alkoholika!

Dennoch steigt die Zahl der Aufklärungsbedürftigen, die, durch dieses falsche Leben erkrankt, nun den überlasteten Arzt aufsuchen, der seine Diagnose begreiflicherweise sehr knapp kommentiert.

Dieses Buch versucht, hier aufklärend zu wirken, Schlagworte des Arztes zu kommentieren, um so die vielen Ursachen zu erklären, die den Frühtod beinahe schon zu einer Massenerscheinung werden ließen.

Haben wir in unserem ersten Werk „Gesundheit durch Heilkräuter" den Weg einer natürlichen Heilung durch das beste Naturheilmittel, die Heilpflanze, gezeigt, soll dieses Werk nun die Ursachen der Erkrankungen aufzeigen, die flutartig auf uns zukommen, als Ergebnis unserer falschen Ernährung, völlig falschen Lebensweise und unbiologischen Heilung in kranken Tagen.

Dieses Buch soll die Menschen weder zu Asketen erziehen, noch dem sozialen Fortschritt hemmend entgegenwirken. Schon hören wir Unkenrufe, daß wir dem Schlagwort unserer Tage, „Hebung des Konsums", in den Rücken fallen und die Menschen zu „primitiver Lebensweise" umerziehen wollen. Den Kritikern dieser Sparte aber wollen wir mit allem Nachdruck sagen, daß die Konsumsteigerung niemals die Menschen zu falscher Ernährung und ungesunder Lebensweise verführen darf!

Dieses Buch soll eindringlich warnen und zeigen, wohin die Fehler in Ernährung und Lebensweise führen, und es will den Weg bereiten, daß wir, trotz aller Irrungen, wieder aus einer gesundheitlich degenerierten Menschheit eine lebensfrische, gesunde und damit frohzufriedene Gemeinschaft werden, daß aus einem falsch ausgelegten Begriff „Wirtschaftswunder" endlich ein segensreiches Gesundheitswunder angebahnt werde!

Unsere Ausführungen werden jedermann ansprechen, nicht nur im engen Heimatkreise, sondern — und dies sei ausdrücklich betont — in aller Welt!

Dieses Buch ist für alle Menschen in der Welt bestimmt, denn so wie die Krankheitsursachen internationalen Charakter haben, sind auch die wahren Methoden der Heilung in aller Welt anwendbar. Die Beseitigung aller krankheitsmachenden Faktoren, wie die Förderung aller Gesundheitsmaßnahmen in aller Welt sind unser großes Anliegen!

Unsere Ausführungen erheben nicht den Anspruch auf Vollständig-

keit, dazu würde ein mehrbändiges Werk kaum reichen. Werden aber die Anliegen dieses Buches befolgt, wird dies allein schon ein ganz beachtlicher Beitrag für die Hebung unserer Gesundheit sein. Die ständigen Klagen über Ärztemangel in aller Welt würden bald verstummen, und die Budget-Politiker aller Länder hätten viel weniger Sorgen, woher sie die Mittel für neue Krankenhäuser und für die Bezahlung der Krankenkassen-Defizite nehmen sollen.

Unsere Anliegen — darüber sind wir uns klar — werden nur von jenen Menschen befolgt werden, die sich noch ein Quentchen Einsicht, Vernunft und naturverbundenes Denken wie Handeln erhalten haben.

Die ewig Gestrigen und Unbelehrbaren mögen ruhig über unsere Ausführungen spöttisch lächeln oder mit der Zeiterscheinung Unlogik dagegen polemisieren. Die Zeche für ihre Unvernunft haben sie nur selbst zu bezahlen, durch Verzicht, in einem gesunden Alter erst so richtig die herrliche Welt, deren Schönheit und Einmaligkeit zu genießen.

Fügen im Zillertal   Richard Willfort

Welchen Leser ich wünsche?
Den unbefangensten, der mich,
sich und die Welt vergißt und
in dem Buch nur lebt!

JOHANN WOLFGANG VON GOETHE

So schrieb der Dichter unter seine Werke,
und ich möcht', daß ich bald merke,
wie die Leser, befolgend jeden Satz,
gesunden von diesem Gesundheits-Schatz!

RICHARD WILLFORT

INHALTSÜBERSICHT

I. KAPITEL

GESUNDHEITSGEFÄHRDUNG DURCH UNBIOLOGISCHE, FALSCHE ERNÄHRUNG

WEISSES MEHL — SALZ — ZUCKER, DIE DREI WEISSEN, UNGESUNDEN ERNÄHRUNGSFAKTOREN IM ALLTAG

II. KAPITEL

DER SCHADEN AUS WEITEREN, DIREKTEN EINWIRKUNGEN DER UMWELT AUF DEN MENSCHEN

III. KAPITEL

DIE ANPASSUNG AN DIE GEGEBENE SITUATION IN VERSCHIEDENEN LEBENSLAGEN NACH GRUNDLAGEN EINER NATÜRLICHEN LEBENSWEISE

I. KAPITEL

Gesundheitsgefährdung durch unbiologische, falsche Ernährung

Die Küche soll zur Hausapotheke
der Familie werden;
hier schaltet die Hausfrau,
die Hüterin der Gesundheit der Familie.
RICHARD WILLFORT

WEISSES MEHL, SALZ UND ZUCKER, DIE DREI WEISSEN, UNGESUNDEN ERNÄHRUNGSFAKTOREN IM ALLTAG

1. WEISSES MEHL

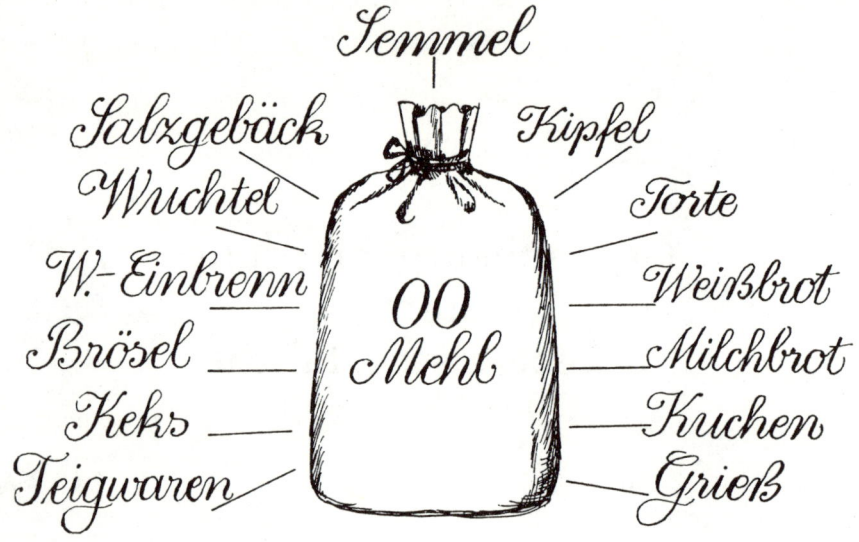

Das Brot, die Grundnahrung seit Jahrtausenden, heute oft durch Denaturierung in seinem Wert bedroht

Die Natur ist uns stets überlegen!
DR. MED. CHRISTIAN FEY

„Es ist schon Jahrzehnte her. Und doch konnten wir es nicht vergessen, wie wir bei Großmutter beim Frühstückstisch saßen. Trinkwarme Milch in Schüsseln und dazu das gute dunkle Bauernbrot, entweder in ‚Schnitteln‘ in der Milch oder in Schnitten mit hauchdünnem Butteraufstrich.

Großmutters einladender Aufforderung ‚Eßt nur, Kinder, eßt‘ folgten wir bereitwilligst, denn es war ja so einmalig gut, viel besser als daheim im städtischen Elternhaus, bei ganz hellem Milchkaffee und Semmeln, Weckerln und Kipferln. Der Vater wunderte sich immer: ‚Kaum sind die Kinder bei der Großmutter, verlieren sie die bleiche, müde Gesichtsfarbe und sehen so frisch aus und sind so lebendig!‘

‚Das machen die gute Landluft und das Herumtollen im Garten', meinte die Mutter zum Vater.

Die Ansicht der Mutter mag schon ein Quentchen Wahrheit gewesen sein, aber das so gesunde Aussehen nach sommerlichen Urlaubstagen bei Großmutter verdankten wir jedoch hauptsächlich drei Ernährungsfaktoren, die bei Großmutter reichlich, daheim im Elternhaus jedoch gar keine Beachtung fanden. Bei Großmutter gab es kein Weißgebäck und am Tisch weder Salzfäßchen noch Zuckerschale.

Am ersten Tag gingen sie uns natürlich gleich ab, die Semmeln und die Kipferln. Als aber die Großmutter mit einem großen Laib Schwarzbrot kam und diesen als ‚viel gesünder' erklärte, waren alle Großstadtgenüsse vergessen.

Großmutter fühlte dies instinktiv, hatte aber keine Erklärung dafür, ‚das ist halt so', klärte sie auf. Erst dem Enkel war es vergönnt, die wahren Ursachen von Großmutters ‚Instinkt' zu ergründen:

Im Weißmehl, Salz und dem gebräuchlichen weißen Zucker haben wir die drei vielleicht größten Feinde unserer Gesundheit, da keine so ungesunden Ernährungsfaktoren, planvoll Tag für Tag, Jahr für Jahr, regelmäßig eingenommen werden.

Das Wichtigste über den
Weizen

Zu Großmutters Zeiten fing der „Weißmehlkummer" erst beim Vermahlen der Weizenkörner in der Mühle an. Die Enkel können mit ihrem Wissen noch weiter zurückgreifen, zu den künstlich gedüngten Weizenäckern, ja noch weiter zurück zum chemisch gebeizten Saatgut. Da wird das Weizensaatgut vor dem „Steinbrand", Roggen vor dem „Schneeschimmel", Gerste vor der „Streifenkrankheit" und der Hafer vor dem „Flugbrand" durch Beizen geschützt. Vor vielen Jahrzehnten hat man noch mit einer leichten Kalkmilchbeizung die Saatgetreidemengen bespritzt, doch bald wirkte diese Methode nicht mehr, man schritt zum *Kupfervitriol*, in weiterer Folge zu einem *Formaldehyd*-Mittel, um heute ein „nur gering quecksilberhaltiges" *Trocken-Universalbeizmittel* zu verwenden.

Dieses sehr giftige Quecksilberpräparat gelangt mit dem Saatgetreide in den Ackerboden und dezimiert größtenteils, wenn nicht gänzlich, die so wichtige Bakterienflora! .

Vom Saatgetreide selbst muß berichtet werden, daß die Beizmittel nicht etwa nur an der Oberfläche des Getreidekornes haften, es umhüllend schützen, sondern daß diese Quecksilberverbindungen in das Getreidekorn eindringen, mit den Eiweißstoffen Verbindungen eingehen, wodurch sie im Korn gebunden werden. Dieses so teils vergiftete Saatgetreide gelangt nun in den Ackerboden. Wie steht es aber mit diesem?

Wir hörten ja, daß der Ackerboden teils schon durch die Aufnahme der Saatgutbeizmittel geschwächt wurde, da diese Mittel die Bodenbakterien teilweise zerstörten. Zu dieser ersten Schädigung des Ackerbodens folgt die noch bedenklichere, die Hebung des Ertrages durch massiven Einsatz von *Kunstdünger*. Die große Forderung unserer Tage heißt ja, höhere Erträge aus dem Ackerboden herauszuholen, und die Herren Chemiker hatten ja scheinbar ganz recht mit ihrer Behauptung, daß alles, was dem Boden durch die Pflanze entnommen wird, diesem auch wieder zugeführt werden muß, wenn er nicht verarmen und krank werden soll. Da aber die Forderung „Mehrertrag" lautet, müsse man eben entsprechend auch bei der Düngung „nachhelfen".

Über die künstliche Düngung lassen sich Bände vollschreiben, doch wir wollen uns damit begnügen, was der anerkannte Fachmann Univ.-Doz. Dr. med. habil. Hans Peter Rusch zum Thema der künstlichen Düngung zu sagen hat:

„Die künstliche Düngung macht den Boden durch Störung des natürlichen Gleichgewichtes krank und schädigt die Humusschicht. Die geltende Durchschnittsansicht über die Notwendigkeit einer künstlichen Düngung beruht auf der nunmehr als falsch erkannten Lehre, daß die Pflanze sich mit anorganischem Material ernähren kann. Sie braucht aber lebendige Substanz, die sie im Humus findet, und nicht lebloses Material wie künstlichen Dünger, der sie krank und anfällig für Pflanzenkrankheiten und Schädlingsbefall macht. Tiere und Menschen, die sich von diesen kranken Pflanzen ernähren, werden auch anfällig für Krankheiten. Hier liegt einer der Gründe für die Zunahme der sogenannten Zivilisationskrankheiten, die beim Tier ebenso wie beim Menschen zu beobachten sind."

Unter Zivilisationskrankheiten versteht man vorzeitige Abnützung der Organe und Zerstörung ihrer Gefüge. Auch Krebskrankheiten stehen mit einer Wurzel ihrer Entstehung in dieser Reihe.

Bei den sogenannten Kunstdüngern handelt es sich noch um relativ einfache chemische Verbindungen anorganischer Art, die modernen chemischen Pestizide, „Pflanzenschutzmittel" gegen Insektenbefall, gegen Pflanzenkrankheiten durch Pilze und andere Erreger, Giftmittel zur Unkrautvernichtung und zur Wühlmausbekämpfung stellen durchwegs äußerst giftige und komplizierte Verbindungen dar. Sie vernichten nicht allein die Schädlinge, sie töten auch die so wichtigen Angehörigen der Insektenwelt, sie töten die Bienen und vertreiben das Wild, die Vögel und vergiften die Pflanzen und den Boden. Sie vergiften auch oft das Grundwasser und bilden so eine direkte Gefahr für den Menschen. Derartig schwere Eingriffe in die tiefen Zusammenhänge des ganzen Lebens in der Natur haben die schwersten Schädigungen unserer menschlichen Daseinsbedingungen und damit unserer Gesundheit zur Folge! Auch hier sind die tieferen Ursachen für Schädigungen zu suchen, die sich über die Keimzellen auf kommende Generationen auswirken können!

Nun haben wir endlich das Getreide in den Scheunen, gedroschen durch metallene Maschinen (!), neuerlich bespritzt zur Bekämpfung der Getreidespeicher-Insekten und damit wieder um ein Stück biologisch wertloser gemacht. Das Getreide gelangt in weiterer Folge in die Großmühlen, nicht mehr in die kleinen Mühlen, die ja als „unrentabel" größtenteils aufgelassen wurden. In den kleinen Landmühlen wurden die Getreidekörner von den natürlichen Mühlsteinen im Mahlvorgang leicht zerdrückt und vermengt, wodurch die verschiedenen Bestandteile des Getreidekornes auf ideale Art vermischt wurden. Durch leichtes Sieben wurden die größeren Rückstände ausgeschieden, die biologisch wichtigen Bestandteile blieben beim Mehl zurück, und so entstand das auf dem Lande so wertvolle und überaus gesunde Vollkornbrot, das nicht bloß Stärke, sondern alle gesunden Nährwerte für den Menschen enthielt.

Die alten Mühlsteine wurden durch moderne Metallwalzen ersetzt, wodurch die Körner eher total zerquetscht als grob gemahlen werden. Das Getreide-Schrot mit dem lebenswichtigen Aleuron, Gluten und vor allem mit dem unersetzlichen Getreidekeim kleben aneinander und werden vom übrigen Mahlgut beinahe restlos ausgeschieden.

Was bleibt übrig: Stärke, die zwar gerade noch sättigt, praktisch aber nicht mehr Vitamine, Pflanzenöl, Phosphor, Eisen, Aminosäuren, Magnesium u. a. enthält. Dafür aber erhielt die völlig von der

Natur und ihren Urkräften losgelöste Menschheit ein schneeweißes, äußerst feines, duftiges und luftiges Mehl, woraus die knusprigen, zart gelben Brote und das Feingebäck in weiterer Folge entstehen!

Wir könnten stolz sein, wenn es nicht so katastrophal wäre:
Der Arbeiter — gleichgültig, ob manueller oder geistiger Arbeiter — war früher mit 250 g „Bauernbrot" satt — heute kann er mit 500 g Weißbrot oder Gebäck kaum seinen Hunger stillen.

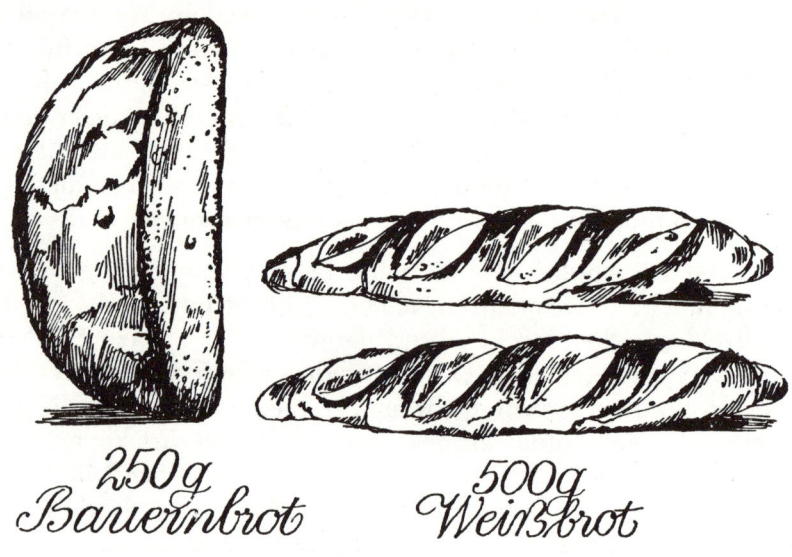

250g
Bauernbrot

500g
Weißbrot

Wir sind aber mit der Schilderung dieses modernen „Weißmehles" noch nicht zu Ende, denn bevor dieses Weißmehl an den Verbraucher herankommt — ob Bäcker oder Hausfrau —, wird es noch zuvor chemisch gebleicht, um ja weiß genug zu sein. Hiezu verwendet man Chlor — und benzolhaltige Gase, und diese Behandlung des Mehles hat für die menschliche Gesundheit noch weitere böse Folgen: Die noch übriggebliebenen Fermente, die das Brot verdaulich machen sollen, werden durch diesen Vorgang völlig zerstört. Das Fehlen dieser Fermente und das Fehlen der vorher schon zerstörten Vitamine berauben das Brot vieler Aufbaustoffe und Nährwerte, es wird einseitig in seiner Zusammensetzung und unharmonisch, solches Gebäck führt mit zu einer Erscheinung, die geradezu klassisch als „Ab-

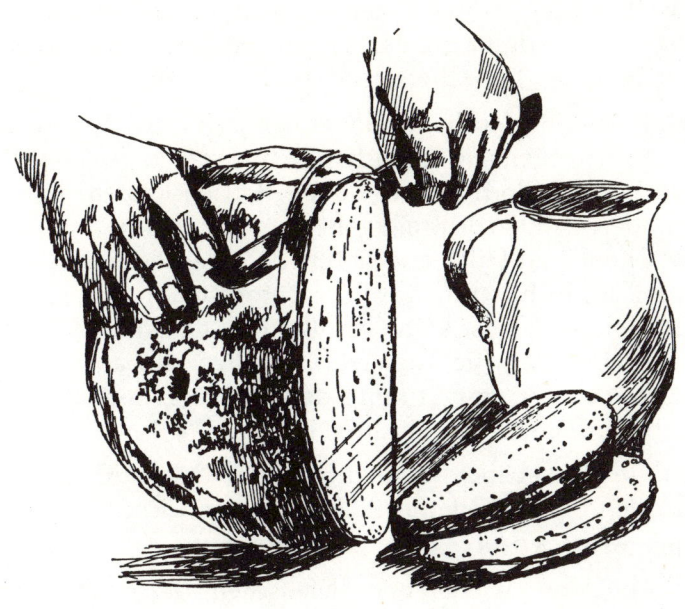

„Das aus stark ausgemahlenem Weizenmehl hergestellte
Weißbrot oder Weißgebäck ist für die Gesundheit wertlos. Es
ist für den gesund lebenden Menschen ein unbedingtes Erfor-
dernis, daß er vorwiegend Vollkornbrot genießt, in dem nicht
nur das Innere des Kornes, sondern auch dessen Hülle, die
Kleie, enthalten ist.

Das Vollkornbrot ist die Grundlage für eine normale Darm-
funktion und damit für die Gesundheit."

                                   UNIV.-PROF. DR. MED. ALFRED BRAUCHLE

gelebtheitserscheinung" oder „vorzeitige Alterserscheinung" bezeichnet wurde.

Wir müssen aber leider gestehen, daß die Schilderung unseres so blendend weißen Mehles und seiner so bösen, gesundheitsschädlichen Folgen noch nicht endgültig zu Ende ist. Die Entartung des Mehles ist um eine „Nummer" im Chemismus noch nicht zu Ende.

Als Abschluß noch ein teuflisches Endspielchen: Der Bäcker muß notgedrungen doch sorgen, in möglichst wenigen Stunden viel Brot zu backen. Denken Sie doch an die hohen Betriebskosten, Löhne und Steuern. Hindernis: Der Brotteig geht zu wenig rasch „auf". Wieder kommt die Chemie zu Hilfe und liefert dem Bäcker eine rein chemische Hefe. Ist das nicht einmalig! Bitte vergessen Sie nur eines nicht, dieses Brot oder Gebäck ist kein Genußmittel, das man so hie und da genießt — es wird Tag für Tag, früh, mittags und abends „genossen", nein, *konsumiert* zur Stillung des Hungers, zum Aufbau und zur Wiederbelebung der verbrauchten Kräfte.

Korn, Mehl, Brot (Gebäck). — Einst Segen der Menschheit, nun zum Fluch geworden. — Wo ist die Abhilfe gegen diese Dekadenz des einst heiligen Wortes *Brot?*

Die Abhilfe liegt nur wieder beim Menschen, der einen Kampf zu führen hat, nicht gegen das Brot als solches, sondern gegen das moderne Weißbrot und Weißgebäck.

Wir müssen wieder das große Wort des Paracelsus lernen: „Im Einfachen liegt alles!".

Einfach gemahlenes Mehl, keine chemischen Zusätze, keine Bleichmittel, keine chemische Hefe, kein Zu-Tode-Mahlen, Belassen aller natürlichen, biologischen Ursubstanzen, das Getreidekorn belassen in seiner ursprünglichen Einfachheit, nicht gebeizt, nicht gespritzt, den Boden nicht zerstören mit Chemie und anorganischen Mitteln, das natürliche Leben im Boden belassen, keine DDT-Präparate, kein E 605, das berühmt gewordene Selbstmordmittel für zusammengebrochene, lebensüberdrüssige Menschen.

Die Zeichen einer beginnenden neuen Zeit mehren sich, so manche Bäckereien kehren zum guten, alten Brot früherer Zeiten zurück, so viele aufgeklärte Kunden wollen vom schädlichen Weißbrot und Weißgebäck nichts mehr wissen und verlangen das von berufenen Hygienikern empfohlene Brot und Gebäck. Es gibt auch keine Ausrede mehr, daß man dieses Brot nicht vertrage. Als Übergang zum natürlichen Vollkorn- oder richtig zubereiteten Bauernbrot gibt es auch bereits richtig gerösteten Weizenzwieback, der ohne chemische Farbstoffe und chemische Hefe aus naturbelassenem Mehl und aus biologisch richtigen Getreidekörnern hergestellt wurde. Dieser Weizenzwieback aus dem Reformhaus oder der Bäckerei ist einwandfrei und kann für die Übergangzeit empfohlen werden.

Jedoch vertragen viele Menschen solches „schweres Brot" nicht, sie bekommen Blähungen, Leibschneiden, Übelkeit, und sie hören nach einem kurzen Versuch wieder auf, es zu essen. Das kommt daher, daß ihr Darm verwöhnt und verweichlicht nur auf Weißgebäck eingestellt ist.

Die Umstellung auf Vollkornprodukte gelingt nur dann, wenn gleichzeitig die übrigen Regeln einer gesunden Lebensweise eingehalten werden, vor allem der Genuß des Zuckers eingestellt wird. Auch der bereits genannte Weizenzwieback soll nochmals empfohlen werden.

Ein kranker und geschwächter Mensch, vielleicht noch mit schlechtem Gebiß und falschen Eßgewohnheiten, vermag die an sich gesündere Kost dann nicht aufzuschließen.

Einwandfreie Getreidekörner bilden ein vollendetes Nahrungsmittel, sie besitzen alle notwendigen Zusatzstoffe, lebensnotwendigen Wirkstoffe, mineralischen Nährsalze und verdauungsanregenden Faserstoffe. Die elementare Zusammensetzung der Teile eines Weizenkornes entspricht der Zusammensetzung der Zellen des menschlichen Körpers. Der Vollkornweizen hat in richtigen naturgegebenen Proportionen alle 16 Grundstoffe, die der menschliche Körper benötigt: Sauerstoff, Wasserstoff, Stickstoff, Kohlenstoff, Kalium, Natrium, Kalzium, Magnesium, Schwefel, Chlor, Silizium, Eisen, Phosphor, Kalk und Zink. Wärme und Energie werden von der Stärke erzeugt. Der Vollkornweizen, auf natürlichem Humus und mit Kompost angereicherten Böden gewachsen, ist nahrhaft, kräftigend, und man kann neben dem Vollkornbrot und Zwieback damit noch eine Reihe anderer Gerichte zubereiten.

Berühmt wurde die sogenannte „Weizenbrei-Therapie" des griechischen Naturarztes Dr. Argyrios Kouzas, eine biologisch sehr wert-

volle Methode, die für die Heilung erkrankter Verdauungsorgane
von größter Wichtigkeit geworden ist.

In unserem Werk „Gesundheit durch Heilkräuter" sind neben dieser
Weizenbrei-Therapie noch eine Reihe anderer Weizen-Rezepte angegeben, die wärmstens zu empfehlen sind und aufzeigen, wie wichtig diese Getreidefrucht in der Naturheilkunde ist.

Der *gekeimte* Weizen ist nicht nur sehr nahrhaft, sondern ebenfalls
ein sehr wichtiges Naturheilmittel. Neben den vielen wertvollsten
Aufbaustoffen muß der Vitaminreichtum der Weizenkeimlinge her-
vorgehoben werden, so das Wachstumsvitamin A, das kreislaufför-
dernde und gesundheitserhaltende Vitamin B 1, das für den Stoffwechsel so wichtige Vitamin B 2, die Nervenvitamine B 7 bis B 12,
das blutbildende kapillarwandschützende Antiskorbut-Vitamin C,
das antirachitische Vitamin D, das für die Geschlechtsorgane so wichtige Fruchtbarkeitsvitamin E u. a.

Es muß aber immer wieder mit Nachdruck betont werden, daß der
Weizen nur dann alle Heilstoffe liefert, wenn er biologisch auf natürlichem, humusreichem und mit Kompost angereichertem Boden gewachsen ist, weder gebeizt noch mit Schädlingsbekämpfungsmitteln
bestäubt oder sonstwie chemisch „behandelt" wurde.

Dies gilt natürlich alles auch für die weiteren Getreidearten, die nach-
stehend kurz beschrieben seien.

Roggen

liefert, ebenfalls richtig bereitet, das wertvolle Roggenvollkornmehl,
woraus man das so schmackhafte Roggenbrot mit Natur-Sauerteig
herstellt.

Der Roggen ist etwas ärmer an Phosphaten als der Weizen, macht
aber die Arterien elastischer und wirkt blutzirkulationsfördernd.
Wer aus einer Familie stammt, in der es viele Fälle von Arterienverkalkung gab, sollte fast überhaupt nur Vollkornbrot aus echtem
Roggenmehl essen. Auch die Gesunden sollten dies, wenn der Höhepunkt des Lebens überschritten ist, mehr befolgen. In diesem Zusammenhang ist es interessant zu erwähnen, daß in Ost-Europa
wie auch im französischen Zentralmassiv, wo das Roggenbrot zum
Hauptbestandteil der Ernährung gehört, auffallend wenige Fälle von
Arterienverkalkung vorkommen. In Rußland und Polen erklärt man
dies zusätzlich mit der überhaupt natürlicheren Ernährung, wenig

Fleisch, viel Gemüse, hauptsächlich rohes Sauerkraut. Aber die Franzosen der genannten Gegenden leben weit nicht so einfach, doch beim Roggenbrot sind sie streng konservativ. Da das Roggenvollkornbrot die Blutzirkulation fördert und die Blutverdickung weitgehend verhindert, wäre es sehr angezeigt, zeitweise das Weizenvollkornbrot durch Roggenbrot zu ersetzen.

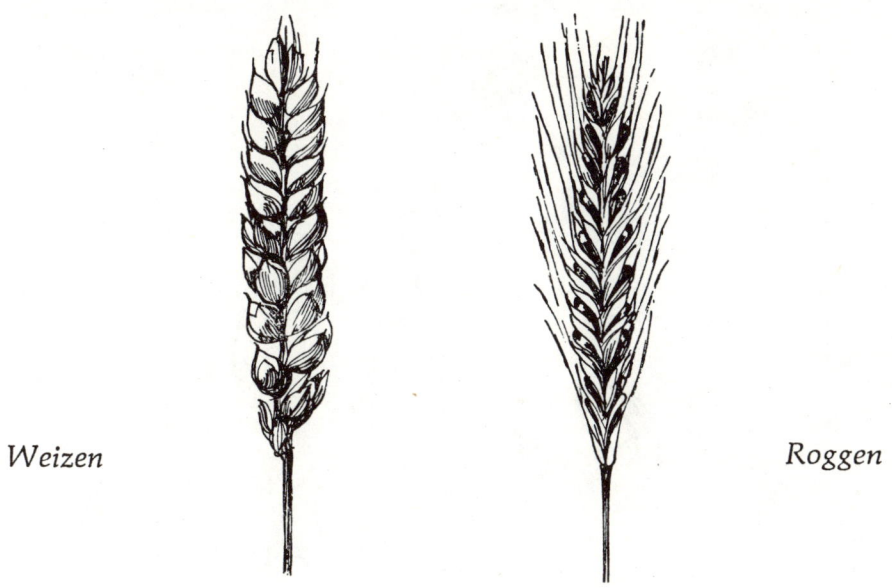

Weizen   *Roggen*

Hafer

ist vielleicht die gesündeste Getreideart. Die Zusammensetzung der lebenswichtigen Aufbaustoffe ist fast gleich wie beim Weizen, doch ist noch mehr das antirachitische Vitamin D vorhanden. Die naturverbundenere Landbevölkerung der nordischen Staaten bevorzugt in der Ernährung den Hafer besonders, der die Widerstandskraft gegen Infektionskrankheiten fördert, entgiftend auf die Gedärme wirkt und den Zuckerkranken sehr zu empfehlen ist.

Der naturverbundene König von Norwegen hat das sogenannte „Oslo-Frühstück" für die Schulkinder eingeführt. Gar bald konnten die Lehrer — das Frühstück wird vor Unterrichtsbeginn in der Schule eingenommen — nicht nur ein auffallend besseres Aussehen der Kinder feststellen, auch die Lernerfolge verbesserten sich zunehmend.

In Oslo konnten viele Sonderklassen für minderbegabte Schulkinder aufgelassen werden. Der hohe Phosphorgehalt des Hafers wird hiefür verantwortlich gemacht. Auch darüber wäre in „Gesundheit durch Heilkräuter" nachzulesen.

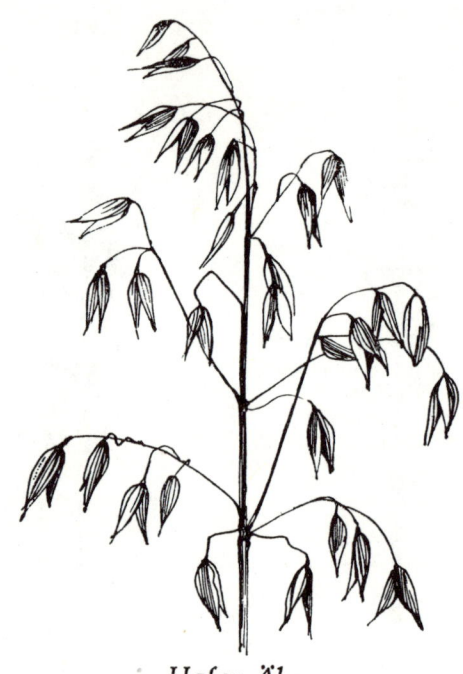

Hafer-Ähre

Die Ausbreitung der Zuckerkrankheit könnte durch reichlicheren Genuß von Haferspeisen bei strenger Vermeidung jeglicher Fabrikzucker-Zugabe sicherlich wesentlich eingedämmt werden.

Aus Haferflocken kann eine Reihe von sehr geschmackvollen Heil-Speisen bereitet werden. Hafer, in reichlich Wasser gut aufgekocht und abgeseiht, ergibt — natürlich ungesüßt getrunken — den durstlöschenden Trank für die fast stets durstigen Zuckerkranken. — Auch die

Gerste

ist eine sehr nahrhafte Getreideart. Gerstenwasser ist erfrischend und anregend. Gerstenflocken wirken stärkend, sind bei Kleinkindern besonders für die Knochenbildung wichtig und für die Erwachsenen wertvoll für die abgenützten Nerven. Beliebt sind die Gerstengraupen, die ganz zu Unrecht zumeist als „Arme-Leute-Essen" hingestellt werden. Die Körner werden durch Rollen nur von der ersten

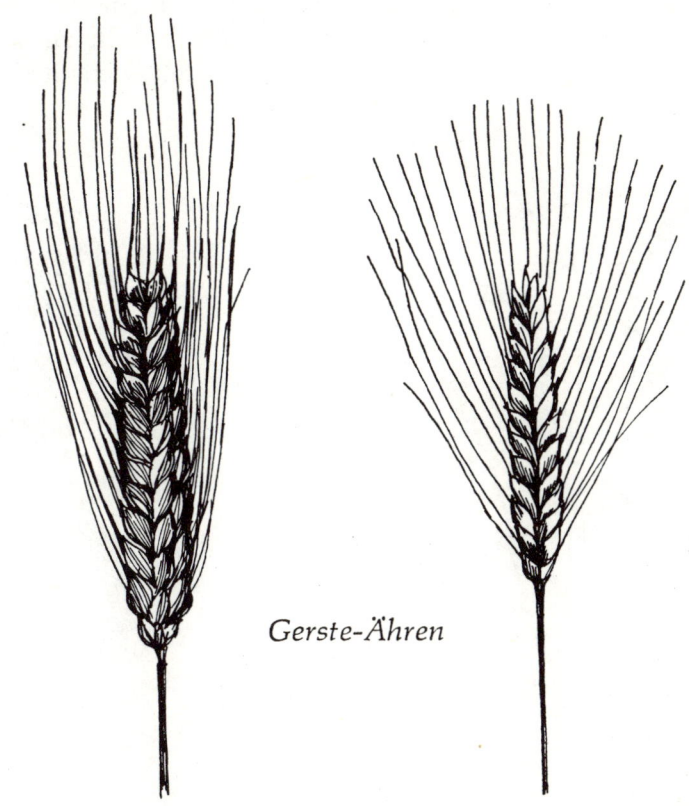

Gerste-Ähren

Hülle entledigt. Dagegen haben die sogenannten Perlgraupen (Rollgerste), das sind die zu mehligen Kügelchen gründlich geschälten, geschliffenen und polierten Körner, nicht den geringsten Nährwert und waren in Kriegs- oder sonstigen Notzeiten nur ein Magenfüller. Mit richtig bereitetem Gerstenmehl und Gerstenflocken kann man die besten Speisen bereiten, in Form von Brei oder Suppen, Brötchen, Kuchen u. dgl.

Buchweizen

wird leider immer seltener verwendet und wird bald völlig verschwinden. Er wird zu Grütze oder Mehl grob gemahlen und kann
zur Brotbereitung auch mit anderen Mehlsorten vermischt werden.

Das reine Buchweizenbrot ist eine sehr gesunde Speise. Es stärkt die
Blutgefäße, ist besonders reich an Vitamin P (dem Permeabilitäts-
Vitamin). Buchweizenbrei mit Honig gesüßt ist sehr zu empfehlen
für Nervenschwache und für geistig überarbeitete Menschen.

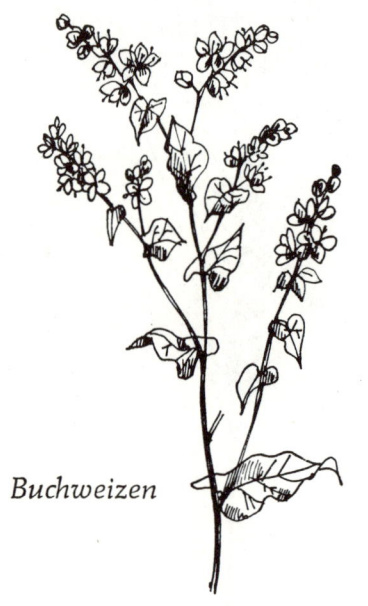

Buchweizen

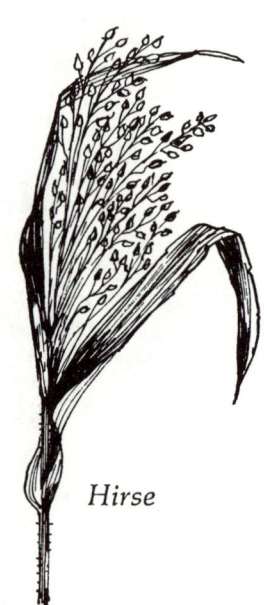

Hirse

Hirse,

eine der ältesten Kulturpflanzen, doch leider heute immer mehr an
Bedeutung verlierend, ist neben den anderen Getreide-Vitaminen
besonders reich an Phosphor und wird hier nur vom Hafer über-
troffen. Hirse liefert die besten Heilgerichte für Menschen, die an
körperlicher Schwäche und Kraftlosigkeit leiden. Bei geistiger Müdigkeit oder Nervendepressionen gibt es keine bessere Stärkung als
einige Hirse-Tage einzuschalten.

Mais

ist als wertvolle Heilpflanze in „Gesundheit durch Heilkräuter" eingehendst beschrieben. Der Maiskolben, im Bratrohr oder am offenen Feuer gebacken, ist ein Leckerbissen für die Kinder. Wenn man aber liest, daß er dann Kraft und Vitamine spendet, ist dies ein Unsinn, da durch das Backen oder Braten die eigentümlichen Zusammensetzungen der Vitamine im Maiskorn zerstört werden.

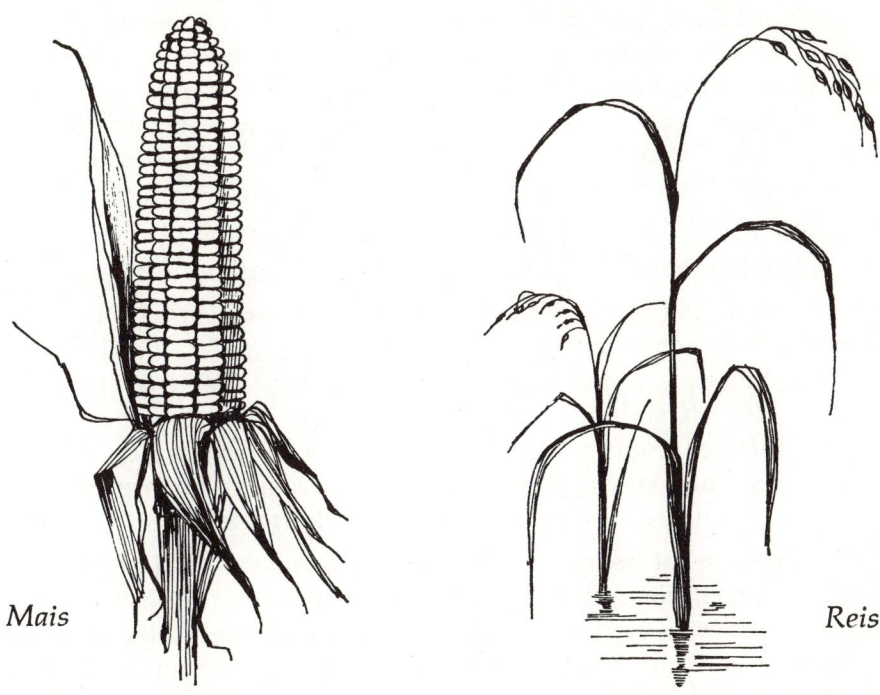

Mais   *Reis*

Reis,

ursprünglich die Hauptnahrung der fernöstlichen Völker, hat sich zu einem sehr wichtigen Nahrungsmittel der Menschheit entwickelt. In Europa stieg der Bedarf an Reis rapid an, besonders seit in den Gegenden des Rhonedeltas mit Erfolg eine sehr wertvolle und schmackhafte Sorte angebaut wird.

Die Reiskörner haben nicht nur einen hohen Nährstoffgehalt, sondern auch den höchsten Stärkegehalt aller Getreidearten. Reiskörner

haben jedoch infolge Fehlens der sogenannten Klebern keine Back-
fähigkeit. Durch den hohen Gehalt an Kohlehydrat, Eiweiß und
Vitaminen sowie Mineralsalzen ist der Reis eine überaus bekömm-
liche und wertvolle Nahrung.

Nur eines ist beim Reis ganz besonders zu beachten: Alle diese so
wertvollen, biologischen Substanzen sind nur in den Randschichten
der Reiskörner vorhanden. Durch das Polieren und die Bleichung des
Vollkornreises geht die äußere braune Hülle verloren, und damit
wird der Reis vollkommen wertlos! Statt der braunen Hülle der
Natur wird nach deren Entfernung das Reiskorn mit einem Gemisch
von Talk, kieselsaurem Salz und etwas Traubenzucker umhüllt, das
dem Reis ein schneeweißes Aussehen gibt, leider von so vielen un-
wissenden Hausfrauen so sehr erwünscht. Wenn man nur unseren
Hausfrauen diesen Unsinn ausreden könnte! Das Lob des Reisver-
käufers gilt aber noch immer mehr als die Erkenntnis der Biologen!

Die ausschließliche Ernährung mit so poliertem und künstlich prä-
pariertem Reis hätte die berüchtigte Beriberi-Krankheit zur Folge.

Die Asiaten sind uns um Meilen voraus: In Ostasien darf nur *un-
polierter* Reis gehandelt werden. Die Europäer kaufen ihn dort und
bringen tausende Schiffsladungen nach Europa. Hier wird nun der
Reis in den Reismühlen auf Glanz gebracht, zur Freude unserer
unvernünftigen Hausfrauen, die bereitwillig ein Mehrfaches dafür
zahlen als für den glanzlosen, braunen, vielleicht unansehnlichen,
aber biologisch so ungemein wertvollen Vollkornreis!

Wir wollen nicht müde werden, unsere Hausfrauen (und Hotel-
köche!) immer wieder aufzuklären und zu mahnen. In unseren Vorträgen erwiderten die Hausfrauen: „Aber der braune Vollkornreis ist
ja kaum erhältlich". Liebe Hausfrauen, seid doch nur einige Wochen
solidarisch und kauft keinen polierten Reis mehr und verlangt nur
ungeschälten Vollkornreis! Der feinfühlige Handel wird sich sogleich
umstellen, und ihr bekommt jede Menge Vollkornreis und sogar
billiger!

Der ungeschälte und unpolierte Reis kann als Nahrungsmittel gar
nicht genug empfohlen werden, er entgiftet fast jedes Fleischgericht,
macht es bekömmlicher und stillt lang anhaltend den Hunger. Wenn
die Hausfrauen ihren ganzen Erfindergeist walten ließen, gäbe es
Dutzende von Reisgerichten und nicht nur gedünsteten Reis oder
Milchreis!

Auch den Reisschleim für unsere kleinen Lieblinge sollten wir niemals mit „Glanzreis" bereiten, sondern mit zerdrücktem Vollkornreis. Auch hier hat sich bereits eine Irrlehre verbreitet: Man müsse diesen Reisschleim lange kochen. Wollt ihr wieder euren Kindern eine wertlose Speise vorsetzen?

Zum Abschluß dieses Kapitels noch ein paar Worte über die

Teigwaren.

Meist ist es eine sogenannte „Verlegenheitsspeise", wenn der Hausfrau nichts einfallen will, worauf die Familie schon lange wartet, oder die Hausfrau hat Großreinetage, Waschtag u. dgl., die den Einsatz am Küchenherd verringern.

Die Teigwarenerzeugung bemüht sich sehr, schmackhafte Mehlprodukte herzustellen. Wir müssen aber gar oft bezweifeln, ob sie auch so nahrhaft und gesundheitlich einwandfrei sind, wie es die bunten Aufschriften auf den Kartons ankündigen. Zumeist sind sie weitgehend denaturiert, mit chemischen Konservierungsmitteln durchsetzt, um eine längere Lagerung in der Fabrik oder beim Kaufmann zu sichern, mit synthetischen Gewürzaromas versehen, um sie schmackhaft zu machen und schließlich schön goldgelb chemisch gefärbt, um dem Auge den entsprechenden Eierzusatz vorzutäuschen.

Empfehlenswert sind daher nur jene Teigwaren, die diese Mängel garantiert nicht aufweisen, also vollwertige Teigwaren aus Vollweizenmehl, ohne die üblen Beimengungen.

Das Reformhaus bietet auch hier wieder die beste Gewähr, daß man nur die biologisch wertvollen Teigwaren erhält. Dann sind sie ein ideales Gericht, besonders für Personen, die an Magen- oder Darmbeschwerden leiden, für Personen, die eine langsame Verdauung haben, die an Krämpfen, Magen- oder Sodbrennen leiden.

Mit so wertvollen Teigwaren kann die Hausfrau an ihren „Großkampftagen" der Familie ein vollwertiges Essen bereiten und auch für ein magenerkranktes Familienmitglied wertvollste Diätspeisen herstellen.

2. SALZ

Das Salz erhält das Getötete,
denn es tötet das Lebendige!
ARE WAERLAND

Wir wollen der Erkenntnis des großen Schweden über das Salz, die wir als Motto an die Spitze unserer Ausführungen stellten, sogleich eine zweite Erkenntnis folgen lassen, die geeignet ist, das ganze Salzproblem in die biologisch richtigen Bahnen zu lenken.

„Jeder Zusatz von mineralischem Salz zur menschlichen Kost ist als Gift anzusehen!"

Die Natur hat auf unserem Planeten das Salz sehr gut versteckt, es gibt weite Teile der Erde, wo kein Salz vorkommt. Jahrtausende vergingen, in denen die Menschen in den salzlosen Gegenden salzlos lebten, bis das Salz entdeckt wurde und mit allen Beförderungsmitteln über die ganze Erde verbreitet wurde. Als Kolumbus in einer tropischen Gegend des amerikanischen Kontinents landete, war den dortigen Ureinwohnern das Salz vollkommen fremd. Trotz der tropischen Hitze lebten die Urindianer salzlos, so wie die nördlichsten Völker in den trostlosen Steppen des Hohen Nordens.

„Chlor und Natrium, die Hauptbestandteile des Salzes, sind doch Aufbaustoffe des menschlichen Körpers. Wie kann denn der Mensch ohne Salz leben?" — Damit wollte man unsere Behauptung von der Möglichkeit der mineralsalzlosen Kost höhnisch quittieren. Der Fragesteller hatte eben in jungen Jahren die Irrlehren der Medizin in sich aufgesogen und nichts Neues hinzugelernt. Es ist richtig: Mensch und Tier hätten sich ohne Chlor und Natrium nie entwickeln können, aber wir lernen durch die moderne biologische Medizin, daß wir Chlor und Natrium in reichlichen und genügenden physiologischen Mengen durch die vegetarische Ernährung erhalten.

Der Weltruf genießende Diätexperte Professor Carqué hat in seinem Werk „Rational diet" eine Liste jener natürlichen vegetabilen Kost, in der wir reichlich Chlor und Natrium erhalten, aufgestellt.

Reich an *Natrium* und *Chlor* sind:

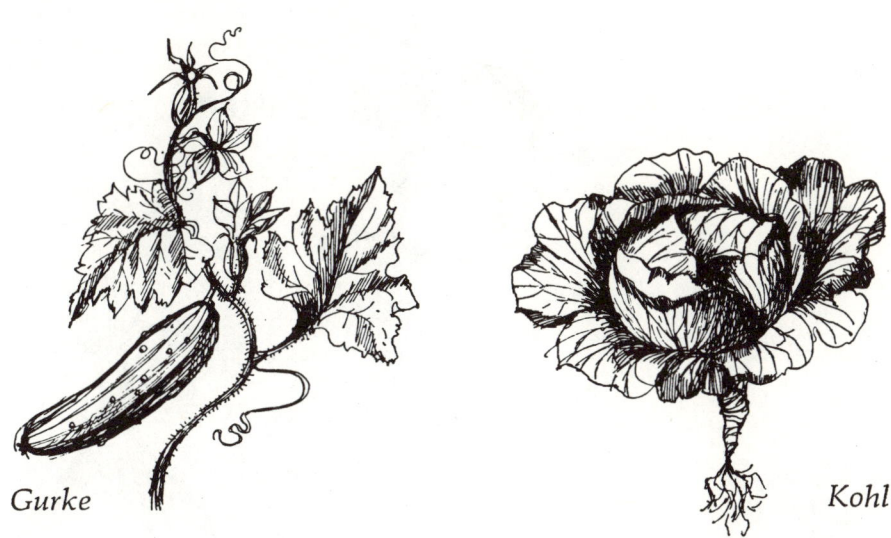

Gurke

Kohl

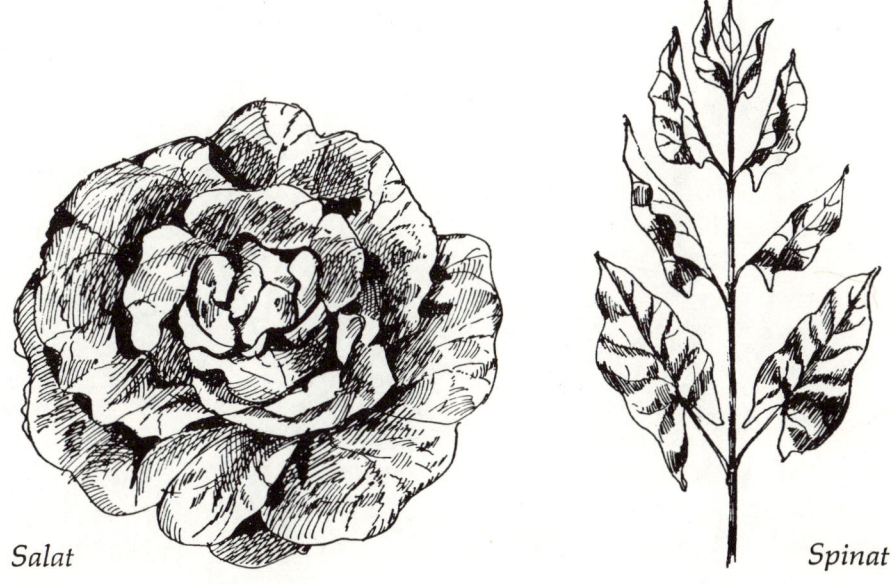

Salat

Spinat

Reich an *Natrium* sind:

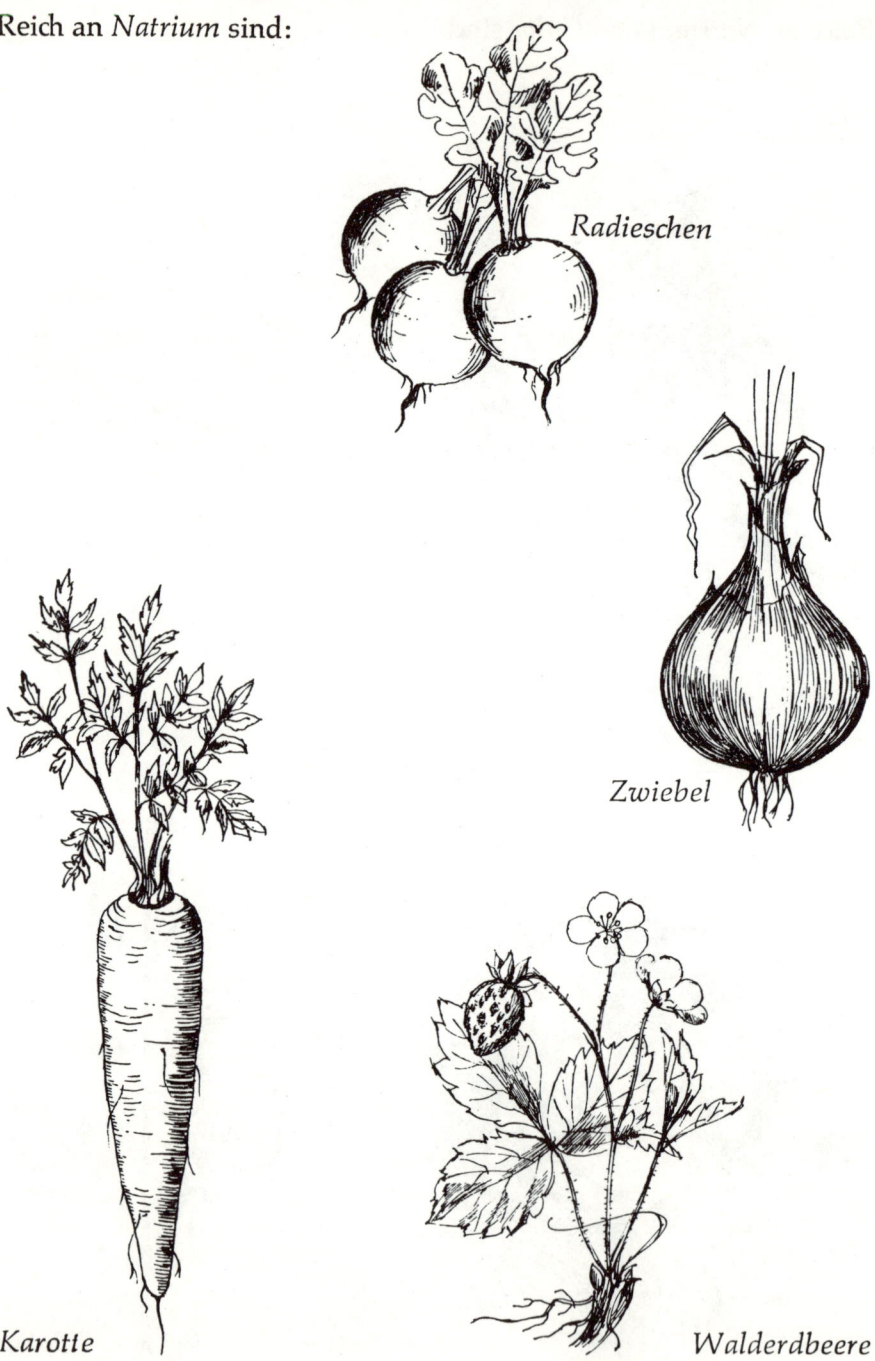

Radieschen

Zwiebel

Karotte

Walderdbeere

Reich an *Natrium* sind:

Feige *Löwenzahn*

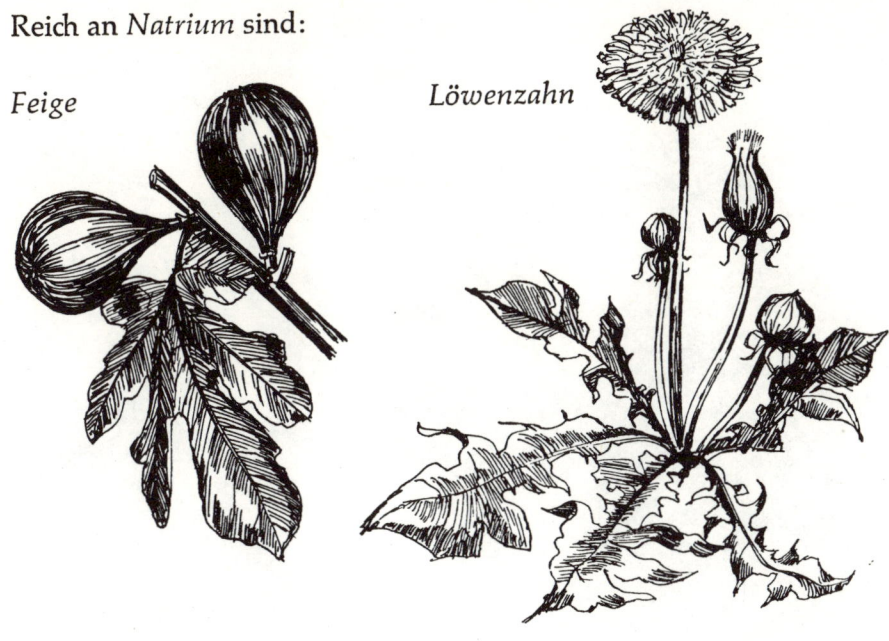

Reich an *Chlor* sind:

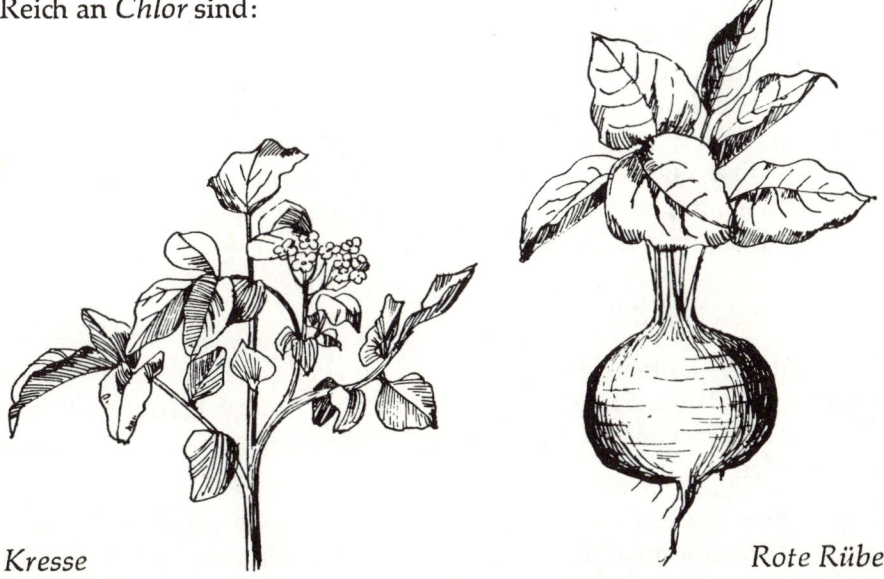

Kresse *Rote Rübe*

Brennessel   *Grünkohl*

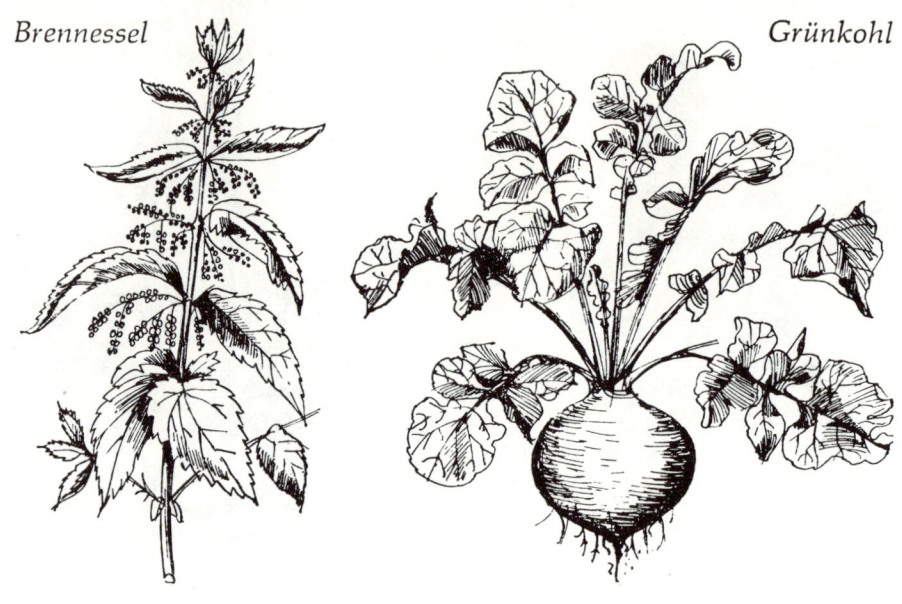

Gurken, Kohl, Salat und Spinat, roh genossen, sollten in den Salat-
schüsseln stets vorkommen, da sie sowohl Natrium als auch Chlor
in physiologisch reichlicher Menge enthalten. Die übrigen, entweder
Natrium- oder Chlorpflanzen, wie wir sie hier abgebildet haben,
sind ausgezeichnet durch den besonderen Reichtum an diesen Stoffen. Wir finden jedoch in den übrigen Pflanzen, die sich als Salat
oder Gemüse eignen, diese beiden Stoffe immer noch reichlich als
Spurenelemente, so daß wir uns nicht ausschließlich diesen Pflanzen
verschreiben müssen.

Nierentätigkeit und Salzzufuhr

Einwandfreie Untersuchungen haben ergeben, daß gesunde Nieren
vom Natursalz der Pflanzen und dem der Nahrung zugefügten Kochsalz innerhalb von 24 Stunden eine *Höchstmenge von 5 Gramm*
ausscheiden.

Wir sollten aber auch dieses Maximum von 5 Gramm Salz nicht
gerade täglich konsumieren, denn je mehr wir diesbezüglich unsere

Nieren schonen, desto gesünder bleiben wir. Nun nehmen wir durch unsere tägliche Nahrung etwa rund 2 Gramm physiologisches Salz durch die Pflanzennahrung und das (natürliche, nicht übersäuerte) Brot ein.

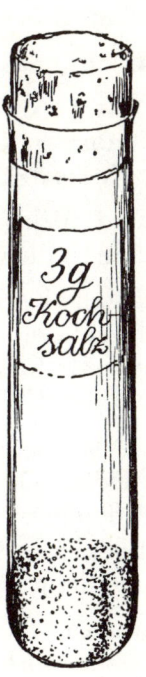

*Die Natur gab uns
somit noch immer
eine Zusatzmenge
von 3 Gramm Kochsalz
für unsere Eßsünden
frei.*

*Dieser Höchstzusatz
von 3 Gramm Kochsalz
für die Kost
sollte daher niemals
überschritten werden!*

Wenn wir nun mehr als 5 Gramm Salz (Natur- und Mineralsalz) durch die Ernährung einnehmen, scheiden die Nieren nur dieses Quantum von 5 Gramm Salz aus, was wir durch Urinproben einwandfrei feststellen können.

Wenn auch ein minimaler Teil zusätzlich beim Schwitzen durch die Haut ausgeschieden wird, verbleibt dennoch ein beachtlicher Teil im Körper, ein beachtliches Manko zwischen dem eingenommenen und dem ausgeschiedenen Salz.

Es kann nur im Körper verblieben sein!

Je mehr wir die 3 Gramm Höchstmenge überschreiten, desto größer ist das Salzmanko!

Nun forschte man nach diesem „Salzmanko" und fand es auch prompt im Körper: eingelagert in den Bindegeweben, in der Unterhaut, in den Knorpeln, Sehnen und in den Knochen. Die Einlagerungen erfolgen zum Teil in fester Form und teilweise in flüssiger Form. Im letzteren Fall lagert sich das flüssige Salz in der Unterhaut ab und bildet die Grundlage für die Wassersucht und Ödeme, medizinische Fachausdrücke für mit zuviel Wasser durchtränkte Gewebe.

Dies ist aber nicht das einzige Übel!

Mit Recht sagte Are Waerland, daß ein guter Teil der Korpulenz und des abnormen Übergewichtes der hochzivilisierten Menschen dem Konto Kochsalzüberschuß im Körper zuzuschreiben ist.

Die erste und strikt einzuhaltende Diät für eine Abmagerungskur für Fettleibige ist die vollkommen kochsalzfreie Kost!

Das mineralische Kochsalz ist eines der heimtückischesten Gifte, und es war vielleicht der schwärzeste Tag in der Geschichte der Menschheit, als der erste Salzsack aus den Tiefen eines Bergwerkes heraufbefördert wurde!

Nun kann es vorkommen, daß die Nieren mehr als die 5 Gramm Salz ausscheiden. Dies ist ein Zeichen, daß die Nieren nicht mehr richtig funktionieren und krank geworden sind. Wenn sie auch anfangs nicht sogleich Beschwerden auslösen, so wird eine Niere doch über kurz oder lang funktionsuntauglich.

Wir hörten auch oft die Frage, ob es wahr sei, daß Kochsalz gegen die *Stuhlverstopfung* gut sei. Eine gute Prise Salz in etwas lauwarmem Wasser aufgelöst, fördere den Stuhlgang. Welch ein Unsinn! Das Kochsalz wirkt immer stuhlverstopfend. Leute, die durchschnittlich viel salzen, leiden fast immer an Stuhlverstopfung. Es zeigt nur, wie weit die Menschen sich von der Natur entfernt haben, um den Unsinn, Salz fördere den Stuhlgang, zu glauben. Das Schlimmste ist aber noch, derartigen Unsinn zu verbreiten; man konnte vor einiger Zeit in der Rubrik „Naturmedizin" dies als Antwort auf eine Anfrage lesen.

Das Salz ist ein Flüssigkeitsaufsauger und wirkt daher austrocknend auf alle Gewebe im menschlichen Körper. Verstehen wir nun auch, warum die Menschen so gierig nach der Bierflasche greifen, nachdem sie Salzheringe oder „Bierkäse", Rettich (der erst mundet, wenn er entsprechend gesalzen ist), Gulasch, Bierstangerl usw. gegessen haben; daher kein Gasthaustisch ohne Salzfaß. Zumeist ist es auch im Haushalt so! Wie arm — gesundheitlich gesehen — ist eine Familie, wo am Mittagstisch oder am Abend das Salzfäßchen auf dem Tisch steht oder gar das Gift-Triumvirat, Salz, Pfeffer und Essig, in schön geschliffenem Glas! Wo wir bemerkten, daß diesen drei Flakons eifrig zugesprochen wurde, ging auch immer über kurz oder lang der Frühtod um. Zuerst kommen die Erwachsenen an die Reihe (da sie noch zusätzlich rauchen, unmäßig und regelmäßig Alkohol „genießen", bei Hetze, Sorgen u. dgl.), bei Kindern wird der Anfang zu schleichendem Siechtum gelegt.

Was sagte Are Waerland so treffend: Man kann den Geschmack betrügen, aber die Natur betrügt man nicht! —

Nach eingehenden und sorgfältig vorbereiteten und kontrollierten Experimenten hat der Begründer der Homöopathie, Dr. Hahnemann, die krankmachenden Eigenschaften des Kochsalzes festgestellt. Diese genauen Protokolle sind von größtem Wert und konnten auch bisher nicht widerlegt werden.

Aber auch hier muß die Umstellung zu einer salzarmen Kost langsam erfolgen. Zu rascher Entzug kann Abgeschlagenheit bringen, Unlust und Schwäche, weil sich der Körper auf einen bestimmten Salzspiegel eingestellt hat. Besonders Menschen mit Unterfunktion der Nebennierenrinde mit zu geringer Hormonausschüttung müssen hier vorsichtig sein.

Alkoholismus und Salz

Man kann feststellen, daß selbst sehr süchtige Alkoholiker durch eine salzlose, gesunde Ernährung weitestgehend vom Alkohol lassen werden. Die erste Zeit wird es sehr schwer fallen, aber hier vermag eine gütige und verständnisvolle Frau sehr viel und vermag alles,wenn sie außerdem eine tüchtige Hausfrau ist und die salzfreie Ernährung mit der richtigen Einstellung auch küchentechnisch bewältigt. Mit dem Überhandnehmen der salzfreien oder zumindest salzarmen Speisen wird auch das Durstgefühl merklich zurückgehen, sehr oft auch gleichzeitig die Sucht nach der Zigarette. Alkohol- und Nikotinsucht beherrschen ja zumeist gleichzeitig den Menschen, und mit viel Geduld und Liebe wird das Ziel erreicht. Sie soll dabei ja nicht in die Rolle einer Dompteuse fallen, die das Abgewöhnen von diesen beiden Krankheiten — es sind keine Laster! — als eine Art Dressurakt ansieht! Mit ständiger Kritik, Gejammer oder gar Herabsetzungen geht der Friede im Heim verloren, der Mann sucht dann erst recht Gaststätten auf, um dort „Ruhe" zu haben.

Atmungsorgane und Salz

Hier zeigen sich die „Salzsünden" besonders kraß. Das ständige Niesen, fortwährender Schnupfen mit entzündeten Nasenflügeln oder geschwollener Nase, übergehend in ständigen Husten, Heiserkeit, selbst Bluthusten, übelriechenden Auswurf bei krampfartigen Hustenanfällen, Brustbeklemmung, Benommenheit im Kopf, Kopfschmerzen durch das ständige Husten, alles dies besonders kraß bei geringsten Wetterumstürzen, sind nur die wichtigsten Anzeichen, und es sollte sofort mit Salzreduzierungen bis zur vollständig kochsalzfreien Kost bei ärztlicher Kontrolle begonnen werden.

Augenerkrankungen und Salz

Kleinkinder, besonders schwächliche Kinder, sollten womöglich kochsalzlose Nahrung bekommen, zumindest aber sehr salzarm aufgezogen werden.

Die so überhandnehmende Sehschwäche der Kinder und heranwachsenden Jugend ist vielfach auf salzhaltige Kost zurückzuführen. Besonders sei hier auf die gesalzenen Butterbrote oder Wurstbrote als Gabelbissen hingewiesen.

Die Mütter — noch mehr die Großmütter — sind da oft so übertrieben ängstlich: „Der arme Junge wächst zu sehr, er muß gut ernährt werden!" Nicht nur einmal hörten wir den Zusatz: „Und Salz ist ja gesund!" Die Folge ist, daß der Junge oder das Mädchen schon bei Schulbeginn eine Brille benötigt.

Aber nicht nur Sehschwäche, auch Augenentzündungen, Geschwürbildungen, Augenflimmern und dann später frühzeitiger grüner oder grauer Star, haben in der übermäßigen und noch dazu salzhaltigen Ernährung eine ihrer Ursachen. Kinder sollten mit dem Kochsalz überhaupt keine Bekanntschaft machen. Kommen die Kinder dann zur Schule und müssen in Schulausspeisungen oder Pensionaten ihre Mahlzeiten einnehmen, geht der Salz-Unsinn los. Man versündigt sich an den Kindern, und unsere einschlägigen Aufsichtsbehörden sollten zuerst einmal in dieser Hinsicht gründlich geschult werden, um dann auch in der Praxis hier volksgesundheitliche Interessen zu wahren.

Blutgefäße, Herzanfälligkeit und Salz

Bei schwächlichen Personen ist oft schon der erlaubte Salzverbrauch nachteilig, der erhöhte Salzkonsum um so gefährlicher für die Blutgefäße und für die Herztätigkeit. Salz macht nicht nur das Blut dickflüssiger, wodurch die Blutgefäße überbeansprucht werden, sondern wir hörten ja bereits auch über die Zusammenhänge Salz—Wassersucht, Ödeme, wodurch bedenkliche Herzbeanspruchungen entstehen. Ständige Hitzegefühle am ganzen Körper, übermäßiges Schwitzen bei der geringsten körperlichen Anstrengung (Stiegensteigen, schnellere Gangart, Bücken oder Heben u. a.), abwechselnd schwacher oder starker Puls, Blutstockungen, Neigung zu Blutungen, Druckgefühl im Kopf, Angstgefühle, besonders nachts beim Aufwachen, das sogenannte „Flattern" bei der Herztätigkeit usw., dies alles sind typische Anzeichen dafür, daß hier der Giftstoff *Salz* zu wirken beginnt.

Sofortiges Aufhören jeder Überdosis Salz im Sinne der vorangegangenen Ausführungen ist geboten. In Hunderten oder mehr Fällen hörten wir immer, wie wohltuend sich die Salzenthaltung gerade bei Herzüberlastungen auswirkt.

Harn- bzw. Geschlechtsorgane und Salz

So unwahrscheinlich es dem Laien vorkommen mag, daß das Salz auch nachteilig auf die Harn- und Geschlechtsorgane wirkt, ist es doch so, daß wir hier sogar sehr schwerwiegende Krankheitsursachen feststellen können.

Vor allem schmerzhaftes und brennendes Gefühl beim Urinieren, plötzlicher Drang, den mit Harnsäuresalzen gesättigten Urin zu halten, häufiger Drang zum Urinieren bei Nacht ohne nachhaltigen Erfolg, venöse Blutstockungen in der Niere, Schleimhautkatarrh im Nieren- und Blasensektor, bei den Frauen Druck- und Dranggefühle in der Gebärmutter und Scheide, Trockenheit und übermäßige Empfindlichkeit in den Schleimhäuten der Scheide, zu frühe Menstruation, Blutungen mit schwärzlichem Blut, verspätete Menstruation, eitriger Fluß und juckende, wie wunde Geschlechtsteile.

Bei den Männern wiederum rote Flecken an der Eichel, starkes Jucken an den Geschlechtsteilen, Pollutionen vor dem Geschlechtsakt, verfrühter Samenerguß, wie überhaupt stark reduzierter Geschlechtstrieb, Mattigkeit sowohl körperlich als auch in der geistigen Sphäre nach Pollutionen oder nach dem Geschlechtsakt, Schwellungen der Samenleiter und ausstrahlende Schmerzen in der ganzen Sexualsphäre.

Natürlich geht eine Heilung durch Salzentzug nicht so rasch vor sich, besonders, wenn der diesbezüglich Erkrankte zu lange zugewartet hat, sich zur salzfreien Kost nicht entschließen konnte. Doch wird sich je nach dem Grade der Leiden über kurz oder lang ein Erfolg anbahnen, dies um so mehr, wenn wir auch einen mitfühlenden Ehepartner haben, der uns, ob Mann oder Frau, in der Hoffnung bestärkt, daß wieder die „goldenen Tage" kommen.

Geschwüre, Eiterbeulen, Hautausschläge und Salz

Alle diese äußerlich sichtbaren Hauterkrankungen verschwinden gar bald, wenn man sich entschließt, sofort zu einer kochsalzarmen oder noch richtiger, ganz kochsalzlosen Kost überzugehen.

Es ist erwiesen, daß alle bisherigen zumeist mit Salben und Tinkturen allein durchgeführten Kurmethoden rein gar nichts helfen. Es kann sich für ganz kurze Zeit ein sogenannter Teilerfolg einstellen, aber über kurz oder lang treten alle die genannten Hauterkrankungen wieder auf.

Zu der kochsalzlosen Kost kann man zusätzlich mit Waschungen, nassen und wärmenden Packungen, fleischloser Diät, Wasser- und Luftkuren, Heilkräuterkuren, insbesondere Blutreinigungsteekuren einen rascheren und gründlicheren Heilerfolg erzielen. Die Blutreinigungskuren sind in unserem Heilkräuterwerk ausführlich und rezeptreich ausgeführt.

Von heute auf morgen ist es aber nicht getan. Lückenlos salzfreie Kost und alle die genannten zusätzlichen Kuren einige Wochen hindurch sind nötig, bis die vollständige Heilung erreicht wird. Ein erneuter Rückfall auf dem Gebiet der salzarmen- bzw. salzlosen Diät würde aber ehest wieder die ganze Kalamität des Themas Hautausschläge, Geschwüre, Eiterbeulen etc. heraufbeschwören.

Leber, Galle und Salz

Die große Entgiftungszentrale und Warnvorrichtung unseres Körpers für alle gefährlichen und gesundheitsraubenden Einflüsse, die Leber, ist besonders nachteilig dem ständigen Salzmißbrauch ausgesetzt.

Die Leber reinigt den Körper von allen schädlichen Stoffen und hat mit der Galle eine wichtige Aufgabe in der Verdauungsarbeit zu erledigen. Wenn nun aber der Leber ständig Darmgifte zugeführt werden, die die Tätigkeit der Leber übersteigen, so wird gar bald eine vorzeitige Funktionsstörung dieses so wichtigen Organs eintreten.

Eine nicht gut funktionierende Leber — mit Leberstörungen, Schwellungen, Schrumpfleber u. dgl. — verschlechtert als weitere Folge die Gallentätigkeit, wodurch wiederum eine Reihe von Verdauungsstörungen entstehen, weil der Darminhalt zu wenig oder gar nicht gegen Infektionen, Fäulnis- und schädliche Abbauprozesse geschützt wird. Diese Erzeugung, Vermehrung und Nichtabfuhr der Darmgifte ist eines der größten Übel in unserem Körper und kann nur dadurch behoben werden, daß wir das darmfunktionslähmende *Gift Salz* völlig ausschalten. Ein bäuerliches Sprichwort besagt, daß der Tod im Darm sitze; eine richtig erkannte Volksweisheit, die man noch präziser ausdrücken könnte, nämlich, daß der Frühtod im Darm sitzt!

Krebs, Tuberkulose und Salz

Krebs und Tuberkulose haben eine gemeinsame Grundlage für die verheerende Verbreitung: Beide entwickeln sich in Körpern, die durch Fleischkost und Salz verseucht sind. Beide Faktoren — *Salz und Fleisch* —, als Hauptvorkommen in der Ernährung, üben einen zerstörenden Einfluß auf die Lebensvorgänge in den Zellen aus.

In einigen Ländern der Erde beobachten wir zwei ganz verschiedene, entgegengesetzte Ernährungsweisen:

Die einfache, fast oder ganz salzlose, wie auch sehr minimale Fleischernährung in den ländlichen Gegenden und geradezu gegensätzlich die Ernährungsverhältnisse in den Städten und dichtbesiedelten Randgebieten um die Städte mit salz- und fleischreicherer Ernährung. Die Landbevölkerung ist weitgehend krebs- und tuberkulosefrei, die städtische Bevölkerung hat dagegen einen erschreckend hohen Anteil an diesen beiden Geißeln der Menschheit. Freilich gibt es auch in der ländlichen Bevölkerung Krebs- und Tbc-Fälle, aber nach ärztlichen, genauen Beobachtungen immer nur in jenen Kreisen, die von städtischen Bezirken zuzogen oder die sich (durch städtische Verwandte und „Freunde") städtische Lebensgewohnheiten aneigneten. Die Landärzte sehen tiefer hinein in die Familien und können ihre Diagnosen durch ihre Umweltkenntnisse viel treffender stellen als die Ärzte in den Städten, die ja zumeist nur einen Krankenschein-Patienten auf wenige Augenblicke vor sich haben.

Wir wollen das Salz absolut nicht als ein Krebsmittel hinstellen, aber es ist tausendfach bewiesen, daß der Kochsalzüberkonsum die gesunde Vitalität des Menschen herabsetzt; der Gesundheitszustand des Menschen wird gebrochen und die Anfälligkeit für Gifte erhöht. Ganz sicherlich kann — bei Vorliegen weiterer gesundheitsschädlicher Lebensgewohnheiten und bei nicht gerade robuster Konstitution — das Thema Kochsalz den Zusammenbruch bei Tuberkulose oder Krebs nur fördern, auch den Frühtod des Patienten herbeiführen.

Nerven, Schlaflosigkeit und Salz

Eine ganze Reihe von nervlichen Störungen geht ebenfalls auf die Überschreitung der maximalen Kochsalzmenge zurück, z. B. ständige Unruhe, hastiges Wesen, Zerfahrenheit und Unausgeglichenheit, vorzeitige Übermüdung, Vergeßlichkeit, Planlosigkeit, auch plötzlich entstehende Angstgefühle, Melancholie und Lebensüberdruß u. a. Daß die Schlaflosigkeit mit schwierigem Einschlafen, stundenlangem Wachliegen, ja sogar öfters Schlaflosigkeit bis in die Morgenstunden mit einhergehen, ist nur eine Folge der mehr oder weniger stark angegriffenen Nerven. Diese Zustände können zwar auch in einer schwierigen Lebenslage, Sorgen und Nöten ihren Ursprung haben. Sie können aber ebenso vom Überkonsum der Kochsalzmenge stammen, und wir merken dies gar bald, oft schon nach wenigen Tagen, wenn wir vollkommenen Salzentzug üben und eine lakto-vegetabile Ernährung streng bevorzugen.

Chronische Schlaflosigkeit führt zu völliger Nervenzerrüttung und endet nur zu oft mit Lebensüberdruß. Bis zum unheilvollen Selbstmord — dem grausamsten Frühtod — ist es nur ein kurzer Weg.

Rheumatismus, Gicht — und Salz

Wie wir bereits hörten, kann sich das Kochsalz in den Geweben einlagern. Die Gefährlichkeit besteht aber in erster Linie darin, daß es nicht nur sich selbst im Körper ablagert, sondern ebenso andere, schädliche oder völlig unbrauchbar gewordene Stoffe. Stoffe von besonderer Gefährlichkeit sind die Harnsäure und die Stoffwechselprodukte des Eiweißes. Letztere sind von besonderer Giftigkeit! Rheumatismus bzw. Gicht sind nur Beispiele von vielen „Ablagerungskrankheiten", die das Kochsalz u. a. auslöst.

Im Fleisch, vor allem im „Geselchten" (Geräucherten), im Surfleisch, in Würsten u. a., im Fischfleisch und in den Eiern, haben wir die

Hauptlieferanten dieser gefährlichen Harnsäure und der Stoffwechsel-Abfallprodukte.

Ohne Kochsalz sind ja diese Speisen praktisch ungenießbar, lassen wir daher ab von ihnen. — Wir sehen im Geiste die Köpfe so vieler unserer Freunde ablehnend wackeln — man hat nichts mehr vom Leben — nun gut, dann werden die Nichtbefolger über kurz oder lang Dauergäste in den verschiedensten Rheumabädern in aller Welt — ohne jemals gesund zu werden! —

Noch gäbe es weitere Kochsalz-Krankheiten, so die Erkrankungen der Verdauungsorgane, Polypenbildungen, Struma, Warzenbildungen und nicht zuletzt die Zuckerkrankheit. Bei letzterer hat der Kochsalzverbrauch bei der Ernährung einen besonders verderbnisbringenden Einfluß auf das Blut und die verschiedenen Organe des menschlichen Körpers. Bei allen diesen zuletzt aufgezählten Krankheiten gilt in erhöhtem Maße die völlige Meidung des Kochsalzes.

Noch einige Bemerkungen über das
jodierte Kochsalz und das Meersalz

Bezüglich des jodierten Kochsalzes muß gesagt werden: Das zum Zwecke der Kropfprophylaxe mit einem Zusatz von Jod fabriksmäßig hergestellte Jodsalz müßte in seinem Verbrauch stets ärztlich überwacht werden, da sonst Schäden auftreten.

Die Jodprophylaxe müßte auch auf die Gebiete beschränkt bleiben, in denen der Kropf sozusagen „zu Hause" ist, also in begrenzten endemischen Gebieten bei ärztlich strenger Überwachung. Geschieht dies nicht — und dies wiederholt sich gar oft — und wird dieses Jodsalz unkontrolliert, wahllos und grundlos verwendet, dann gelangt dieses Jod in den Blutkreislauf und kann den nicht unbedenklichen „Jodbasedow" entstehen lassen.

Diese Jodvergiftung löst heftige Reizerscheinungen im Magen-Darm-Kanal aus, und auch nervliche Störungen sind nicht selten.

Diese Jodgefährdung darf nicht verwechselt werden mit einer Jodempfindlichkeit auf Grund einer allergischen Veranlagung, die auch nicht ungefährlich ist.

Da das Wort „Vollsalz" eine verhängnisvolle Irreführung des Verbrauchers verursachen kann, sollte es als Bezeichnung für jodiertes Speisesalz verboten sein.

Das *Meersalz* ist ein aus Meerwasser durch viele Reinigungsprozesse gewonnenes Kochsalz. Es gibt hier verschiedene Markenerzeugnisse, das meist erhältliche „Meersalz" enthält rund 90 Prozent reines Kochsalz mit einigen beigemengten Mineralstoffen und Spurenelementen.

Die allgemein verbreitete Ansicht, daß man *Meersalz* unbeschränkt verwenden dürfe, ist vollkommen falsch. Der zumeist auf den Paketen empfohlene Tagesbedarf von 8 Gramm ist natürlich viel zu hoch.

WIR HABEN ES NICHT MIT KRANKHEITEN ZU TUN, SONDERN MIT FEHLERN DER LEBENSFÜHRUNG.

ARE WAERLAND

3. ZUCKER

Die Natur bringt keine Fehlernährung hervor. —
Die Fehler macht immer nur der Mensch.
PROF. DR. WERNER KOLLATH

Von der Zuckerrübe zum weißen Zucker

Es ist ein weiter Weg von der Zuckerrübe bis zu den Stücken Würfelzucker, die wir gedankenlos in den Tee oder Kaffee werfen, oder zum Staubzucker, mit dem wir die ohnehin so süße Torte oder sonstige „Mehlspeise" nachsüßen, oder den großen Stücken (vom Zuckerhut), die die Hausfrau zum „Konservieren" und zur „Geschmacksverbesserung" der Marmelade oder den Kompotten zufügt. — „So sauber" — „so appetitlich" — „so einmalig süß" — „so gesund und nahrhaft" — so etwa lauten die Lobestiraden der Hausfrauen in aller Welt auf den weißen Zucker, hier herrscht eine einheitliche Weltmeinung zugunsten des weißen Zuckers (ganz ähnlich wie beim weißen Mehl oder dem blendend weißen Salz).

Wie wir beim weißen Mehl und auch beim Salz die Weltmeinung gewaltig korrigieren mußten, ist auch beim weißen Zucker eine grundlegende Richtigstellung nötig, um so mehr, als der Verbrauch des weißen Zuckers in seinen vielfältigen Konsummöglichkeiten so irrsinnig gestiegen ist und vom falsch verstandenen Lebensmittel zum Genußmittel 1. Klasse wurde.

Begeben wir uns also auf den weiten Weg und halten wir die verschiedenen Stationen fest, wie aus der Zuckerrübe, zumeist auf weiten Flächen erstklassigen Ackerbodens angebaut, weißer Zucker entsteht. Die Zuckerrübe bedarf eines gut gedüngten Bodens, sie erschöpft aber den Ackerboden sehr, so daß mit immer größeren Gaben Kunstdünger nachgeholfen wird. Diese immer intensiveren Zusätze an Kunstdünger entwerten biologisch gesehen nicht nur den Ackerboden, sondern auch die Qualität der Bodenfrucht geht mit der Zeit zurück, vor allem aber die Widerstandskraft der Pflanzen gegen ihre Feinde. Dagegen hilft, in der Denkweise eines modernen Landwirtes, nur das Spritzen. Außerdem war man besorgt, daß sich zu viele Unkräuter zwischen den Rübenreihen ansiedeln, die an dem gut gedüngten Boden partizipieren. Um dies zu verhindern, wurden Unkrautbekämpfungsmittel erfunden, die natürlich nicht nur das Unkraut angreifen, sondern auch Schaden an den Rüben selbst auslösen. So ein Mittel ist das neu entwickelte „Systox", ein dem „E 605" ähnliches Mittel.

Wir brauchen keine Pflanzenphysiologen und Biologen zu sein, um zu befürchten, daß alle diese Dünge- und Spritzmittel nur sehr nachteilige Folgen für die Kulturpflanze haben. Die vielen auftretenden Krankheiten sprechen ja eine deutliche Sprache, sei es die Blattfleckenkrankheit, der Wurzelbrand, die Herzfäule, die Trockenfäule, der Rübenrost und andere.

Ein Zwischenspiel: Nach der Ernte läßt man in manchen Gegenden mit Schafzucht die Schafe die Rübenäcker abweiden. Die gar nicht wählerischen Schafe fressen alle Ernterückstände auf, besonders das viele Unkraut ist ihnen willkommen. Starke, robuste Tiere überleben nach bedenklichem Durchfall die „Garnierung" der Pflanzenreste mit den verschiedenen Spritzmitteln, junge oder schwächliche Tiere gehen ein, und die wenigsten Bauern können sich die Zusammenhänge erklären. Auch Ärzte stehen vor einem Rätsel, wenn sie zu magenkranken Patienten gerufen werden. Die Hausfrau erklärt, „nur ganz frisch geschlachtetes Schaffleisch" auf den Tisch gebracht zu haben.

Die Zuckerrüben werden in die Fabrik gebracht, zuerst
1. einem Reinigungsprozeß unterworfen,
2. zerschnitzelt und
3. mit kochend heißem Wasser ausgelaugt.
Um nun den Zuckersaft zu reinigen, werden
4. Ätz-Kalkmengen beigegeben, oder es wird der Saft mit Kalkmilch stark erhitzt.

Dadurch werden die Eiweißstoffe, die Calciumsalze und allfällige vom Vorgang 3 übrig gebliebene Vitamine restlos zerstört!

In diese völlig vitaminlose, mit Ätzkalk vermischte Flüssigkeit wird
5. nun Kohlensäure geleitet, um den überschüssigen Kalk zu fällen. Als Zwischenspiel folgt ein rein mechanischer Vorgang: Die Flüssigkeit wird
6. in Filterpressen gepreßt, damit der Zuckersaft von dem Kalkschlamm getrennt wird.
Sogleich setzt aber wieder die Chemie ein: Es erfolgt

7. eine Behandlung des Saftes mit Schwefeldioxyd, wodurch bei Einwirkung der schwefeligen Säure der Saft gebleicht wird, und

8. anschließend die Neutralisation mit Natriumbikarbonat sowie

9. die Eindampfung zu Dicksaft, welcher

10. in Vakuumbehältern bis zur Kristallisation gekocht wird. Nun erfolgt ein Prozeß, wodurch

11. die Masse durch Ausschleudern in Zentrifugen getrennt wird in Sirup und Rohzucker.

Sirup

Für die Rohzuckergewinnung minderen Grades wird der Sirup

a) blankgekocht,

b) abgekühlt,

c) kristallisiert und

d) mehrmals zentrifugiert.

Endsirup: Melasse mit hohem Gehalt an Nichtzuckerstoffen. Verwendung: Viehfütterung oder Spiritusbereitung.

Rohzucker

Dieser wird in Zuckerraffinerien in Verbrauchszucker verwandelt, wozu

12. eine nochmalige Reinigung mit Kalk-Kohlensäure,

13. eine nochmalige Bleichung mit schwefeliger Säure,

14. eine weitere Filtrierung durch Knochenkohle und ein

15. „Auf-Korn-Kochen" notwendig ist.

Um den letzten Stich gelber Farbe zu verdecken, setzt man bei Vorgang 15 Indanthrenblau (aus dem Anthrazen des Steinkohlenteers) zu. Da das Gelb des Rohzuckers und das Blau des Indanthrenblau sogenannte Ergänzungsfarben sind, ergibt dies die blendend weiße Farbe des Zuckers.

Teerprodukte wurden früher für unschädlich gehalten, bis man sie als sehr bedenklich und auch krebsfördernd erkannte. Wir sind am Ende unseres langen Weges von der Zuckerrübe am Acker bis zum weißen Zucker bei der Hausfrau angelangt, denn das Produkt dieses komplizierten Vorganges ist ein völlig anorganischer Stoff mit dem Namen *Saccharose*, chemisch ausgedrückt $C_{12} H_{22} O_{11}$, kommerziell mit den Namen Staubzucker, Würfelzucker oder Kristallzucker bezeichnet.

Man würde aber als Laie diesen schneeweißen Süßstoffarten gar nicht anmerken, daß bei ihrem Herstellungsvorgang vom Urstoff aus Pflanzen alles entfernt wurde, was für den Menschen so ungemein wichtig wäre, vor allem alle Vitamine, Enzyme, Fermente, die so wichtigen Mineralsalze und pflanzlichen Zellstoffe. An deren Stelle ist die Masse durchtränkt mit anorganischen Stoffen, künstlichen Farbstoffen, mehrfach chemisch anorganisch gebleicht, filtriert, mehrfach total verkocht, so daß dieses in seinem Konsum irrsinnig gestiegene Genußmittel, unter allen möglichen Namen in alle nur möglichen Speisen versetzt, zur Quelle von vielen Krankheiten wurde, Krankheiten, die eben durch den Massenkonsum dieses modernen Süßmittels, Tag für Tag, Jahr um Jahr, eine der Ursachen der Leiden bei den Menschen wurden.

Wer es bezweifelt, der möge besonders sorgfältig die nachstehenden Ausführungen lesen, bei denen wir uns bemühen, ziemlich lückenlos alle jene, gesundheitlich so nachteiligen, Folgen aufzuzählen, die der übermäßige, ständige und höchst unvernünftige Zuckergenuß mit sich bringt. Vorerst noch

die drei Grundirrtümer beim Begriff Zucker.

1. Es ist ein Irrtum, den weißen Zucker, ob Staub-, Würfel-, Hut- oder Kristallzucker, als nahrhaft hinzustellen. Wir verweisen auf unsere vorangegangenen Ausführungen über die fabriksmäßige Herstellung des weißen Zuckers, wo wir feststellen, wie durch 15 verschiedene Herstellungsprozesse alles Lebendige an Vital- und Nährstoffen sowie an Mineralien und Spurenelementen durch mehrfaches Kochen, Bleichen, Neutralisieren, Eindampfen und „auf-Korn-Kochen" entzogen wurde. Das Fehlen all dieser, für unseren Körper so wichtigen „Existenz-Substanzen", darf nun nicht bagatellisiert werden — wie es leider nur zu oft geschieht —, auch dann nicht, wenn unser Wissen um diese „Existenz-Substanzen" noch nicht endgültig abgeschlossen ist.

Auch dürfen wir den Begriff „Kohlenhydrat" beim Zucker in diesem Zusammenhang nicht anwenden, da praktisch alle „Existenz-Substanzen" beim Zucker fehlen. Hier wird bei der Zuckerpropaganda der grundlegende Fehler gemacht, den Zucker als Kohlenhydrat hinzustellen, und da der menschliche Körper Kohlenhydrate braucht, daraus zu schließen, daß der Zucker ein wichtiges Lebensmittel (Mittel zum Leben) sei. Dies ist vollkommen unwissenschaftlich. Es gibt eben noch physiologische Unterschiede zwischen einem naturbelassenen kohlenhydrathaltigen Lebensmittel und dem vollkommen von den Existenz-Substanzen isolierten weißen Zucker. Wenn auch die Ergebnisse der diesbezüglichen Forschung noch nicht abgeschlossen sind, werden Klinik und Praxis ganz zweifelsohne die letzten exakten, wissenschaftlichen Beweise erbringen. Die Physiologen sind aber heute so weit in ihrer Forschung fortgeschritten, daß sie unumstößlich behaupten können, der menschliche Organismus bedürfe keines weißen Zuckers in seiner derzeitigen Zusammensetzung als lebensnotwendigen Energiespender.

Der weiße Industriezucker ist bestenfalls eine in minimaler Menge zu verwertende Geschmackswürze, es darf aber ein Maximum von zwei Teelöffeln für alle Speisen inklusive Getränke am Tage nicht überschritten werden!

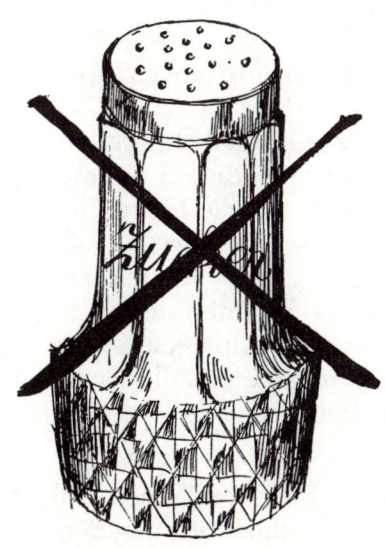

2. Jede darüber hinausgehende Menge von weißem Industriezucker ist bei täglichem Genuß schädlich, ja sogar gesundheitsgefährlich, wie die nachstehenden Ausführungen zeigen werden.

Der Zuckerstreuer ist am Tisch genau so fehl am Platz, wie der Salzstreuer!

3. Ein weiterer Irrtum muß aufgeklärt werden:

Es besteht kein grundsätzlicher Unterschied zwischen weißem und sogenanntem „braunen" Zucker — auch „Roh"-zucker genannt.

Es herrscht leider seit jeher eine weitverbreitete Meinung in der Bevölkerung — auch die Naturmedizin ist noch dieser Ansicht —, daß der „braune" — oder der „Roh"-zucker bekömmlicher sei als der weiße Zucker. Durch neue, genauest geführte Untersuchungen des französischen Biologen und Forschers Henry Gounelle am Pariser Institut „National de Hygiene" wurde der Beweis erbracht, daß der Enzym-Vitamin-Mineralstoff- und Spurenelementegehalt beim weißen wie auch beim braunen Zucker gleich Null ist. Weder der weiße noch der braune Zucker sind aufbauende Elemente in der menschlichen Ernährung, vielmehr sind beide Zuckerarten als ständiges Nahrungs- und Genußmittel gleichermaßen schädlich.

Wenn wir die schädlichen Wirkungen des Zuckers

besprechen wollten, müßten wir vorerst einen ausführlichen Bericht über die neuesten Vitaminforschungen bringen, einen Bericht, der eingehende wissenschaftlich-komplizierte Voraussetzungen in sich birgt, die wir aber beim Großteil unserer interessierten Leser nicht erwarten können. Es würde auch den Rahmen dieses Werkes sprengen, ein Aufklärungswerk für die breite Öffentlichkeit zu sein, und wir verweisen eingehend Interessierte auf die Spezialwerke von Stepp-Kühnau-Schroeder, „Die Vitamine und ihre klinische Anwendung" bzw. „Zucker als Vitaminräuber", ferner auf die Autoren Brucker, Szabo, Kühnau-Schiering, Carlström, Lövgen, Sjögren u. a. Wir begnügen uns daher, die schädlichen Wirkungen des Zuckers aufzuzählen und nur bei besonders wichtigen Störungen und direkten Schädigungen einige wichtige Aufklärungen zu geben.

Zucker ist als „Vitamin-B-Räuber" zu charakterisieren. Der Genuß von Zucker führt zu vielseitigen Störungen des Stoffwechsels. Hiezu zitieren wir Facharzt Dr. M. O. Brucker, „daß die Gefahr des Zuckers nicht so sehr in seiner eigenen Vitamin- und Mineralstoffarmut liegt, sondern in seiner Wirkung als Vitaminverbraucher. Je höher der Zuckergenuß, um so höher Vitaminbedarf bzw. Vitaminverbrauch."

Zucker vergrößert den Vitamin-Bedarf, doch wird durch die heutige Ernährung der Bedarf an Vitamin B nicht mehr gedeckt. Das Vitamin-Manko vergrößert sich mit dem Steigen des Zuckerverbrauches. Dies ist eine der wichtigsten Erkenntnisse der neuesten Vitaminforschung. Vor allem ist dies sehr wichtig für die Vitamine des Vitamin-B-Komplexes.

Mangelsymptome durch Zuckergenuß bei Vitamin B_1:

Das Vitamin B_1 (in der europäischen Nomenklatur „Aneurin", in der amerikanischen Literatur als Thiamin bezeichnet), ist das für den Kohlehydrat-Stoffwechsel wichtigste Vitamin und geradezu unentbehrlich. Auf bio-chemischen Wegen werden bei Mangel an Vitamin B_1 Gehirn- und Herzmuskelfunktionen ungünstig beeinflußt. Neueste Forschungen haben auch die Tatsache erbracht, daß Vitamin-B_1-Mangel eine der Ursachen der Gicht ist. Außerdem kommt es bei Aneurinmangel zu einer Verminderung der Aktivität von Pankreaslipase, wodurch sich wiederum im Fetthaushalt Störungen ergeben. Da auch die Salzsäurebildung des Magens ungünstig beeinflußt wird, kann eine der Ursachen der Appetitlosigkeit hier zu suchen sein.

Bei länger anhaltendem Vitamin-B_1-Mangel durch fortgesetzten oder erhöhten Zuckergenuß kann es zu Magengeschwüren kommen, deren Ausmaß zunimmt, wenn die übliche Schondiät durchgeführt wird, die meistens noch zusätzlich durch viele Weißmehlprodukte einen Vitamin-B_1-Mangel aufweist. Weitere krankhafte Erscheinungen sind auf dem Gebiet des Wasserhaushaltes festzustellen. Vitamin-B_1-Mangel löst Ödeme, seröse Ergüsse und Herzmuskelschäden aus, und auch die verschlechterte Eiweißverwertung wird dem Aneurinmangel zugeschrieben.

Aneurinmangel hat einen ungünstigen Einfluß auf die weiblichen Keimdrüsen; es kommt wiederholt zu Gebärmutterblutungen und Brustdrüsenerkrankungen; bei Männern zu Hodenschwund.

Bei Kindern besteht die Gefahr, daß sie zuviel Süßigkeiten erhalten und grundfalsch zu richtigen Zucker-Schlemmern erzogen werden. Wie oft hört man die mütterliche — noch mehr die großmütterliche Sorge —, daß die Kinder mehr Zucker bekommen sollten, da sie so schlecht aussehen, oder körperlich so schwach sind. Gerade der Aneurinmangel durch Zuckergenuß ist Schuld an diesen körperlichen Mängeln! Appetitlosigkeit bis zur Nahrungsverweigerung, kolikartige Schmerzen, Durchfall, bald wieder Stuhlverstopfung,

Bauchauftreibungen bzw. Schlaffheit des Unterleibes, wassersucht-
artige Erscheinungen, verstärktes Herzklopfen, Atemnot, auch Herz-
erweiterung können — und es ist meist der Fall — durch Vitamin-B₁-
Mangel ausgelöst werden.

Zum Abschluß sei noch erwähnt, daß bei den Frauen durch Zuckergenuß die Gefahren der Wehenschwäche und die Neigung zu Frühgeburten besonders gegeben sind.

Mangelsymptome durch Zuckergenuß bei Vitamin B²
(= Laktoflavin = Riboflavin)

Reichlicher Zusatz von Zucker in der Nahrung löst ganz ähnlich wie
beim Vitamin B₁ auch Vitamin-B₂-Mangelerscheinungen aus.

Diese Laktoflavin-Mangelerscheinungen sind im wesentlichsten charakterisiert durch eine Herabsetzung der Gewebsatmung, Verminderung der Fruchtbarkeit, Störungen in der Ei- und Embryonalentwick-
lung und einen Wachstumsstillstand. Besonders augenscheinlich sind
die Störungen an der Haut, rissige Lippen und Mundwinkel, Ab-
schuppungen, Einrisse und Spalten in den Nasenöffnungen, Augen-
winkeln, am Gesäß oder an der Scheide. Charakteristisch sind die
brüchigen und verhärteten Finger- und Fußnägel. An den Augen ist
der Laktoflavinmangel zumeist schon an der Lichtempfindlichkeit zu
erkennen, dem Brennen und dem sandigen Gefühl unter den Lidern,
dem Tränenfluß, an der frühzeitigen Ermüdung der Augen und der
bald eintretenden Sehminderung zu verspüren. Auch hier treten sehr
oft Darmstörungen auf, verbunden mit Durchfällen bzw. Fettstuhl-
gang. Die tiefgreifenden Stoffwechselstörungen und die anderen genannten Leiden und Beschwerden entstehen aber nicht allein durch
den Vitaminmangel, hervorgerufen durch den Zuckergenuß, sondern
der weiße (oder braune) Industriezucker hat auch direkte, krank-
machende Einflüsse, wie dies von Zuckerforschern (u. a. Dr. M. O.
Brucker) nachgewiesen wurde.

Auch ein weiteres Vitamin, das Nikotinsäureamid bzw. die Nikotinsäure (B³), ist für den ganzen Stoffwechsel und die Zellatmung von
großer Wichtigkeit; es wird durch den Zuckergenuß empfindlich
gestört, und die Forschungsergebnisse bedeutender Autoren haben
hier eine geradezu katastrophale Auswirkung des Zuckergenusses
ans Tageslicht gebracht.

Der Mangel an dem Vitamin Nikotinsäure, hervorgerufen durch den
Zuckergenuß, löst an der Haut Entzündungen aus, besonders an

Händen, Füßen, Nacken und Hals. Schwerste Schädigungen treten am Nervensystem auf, es kann zu Ataxie (unsicherem, torkelndem Gang) kommen, zu Lähmungen, epileptischen Anfällen, ständigem Zittern, selbst zu Bewußtseinsstörungen, Erstarrungsanfällen und schließlich zu schweren Herzmuskelstörungen.

Neben den bisher genannten Vitamin-B-Gruppen, bei denen es durch Industriezucker-Genuß zu Vitaminmangelerkrankungen kommt, seien abschließend noch zwei Vitamine genannt,

Vitamin B5 = Pantothensäure und
Vitamin B8 = Biotin (früher Vitamin H genannt).

Der Mangel an Vitamin B5, Pantothensäure, zeigt sich auch wieder in zahlreichen Störungen des Stoffwechselgeschehens, wie sie aus den vorgenannten Schilderungen bekannt sind.
Der Vitamin-B5-Raub durch Zuckergenuß zeigt sich aber ferner durch nachstehende Auswirkungen.

Vor allem kommt es zu entzündlichen Veränderungen an den Schleimhäuten, ferner, und dies ist besonders bedenklich, zu einer Herabsetzung der Widerstandskraft gegen bestimmte Infektions-erkrankungen, wie Bronchitis (Bronchialkatarrh), Bronchopneumo-nie, (aus einem Bronchialkatarrh sich entwickelnde Lungenentzün-dung), Geschwürbildungen u. a. Auch das vorzeitige Ergrauen der Haare kann auf diesen Vitaminmangel zurückzuführen sein.
Der Mangel an Vitamin B8, Biotin, hat schließlich neben den zahl-reichen Störungen im Stoffwechselablauf Degenerationsvorgänge der Muskulatur, schmerzhafte Gelenksschwellungen, Lähmungserschei-nungen, Herzmuskelentartung u. a. zur Folge.
Der durch den Zuckerkonsum ausgelöste Vitaminmangel wurde zwar bisher in Europa und Nordamerika durch die haushaltsübliche All-tags-Ernährung wieder halbwegs gedeckt.
Fälle von Vitamin-B-Mangelerscheinungen gab es immer wieder, hauptsächlich in der sehr zuckerreichen Ernährungsweise der Wohl-standsphäre. Die soziale Besserstellung breiter Volksschichten er-höhte auch entsprechend den Zuckerbedarf, und die Folge davon war ein bedenkliches Anschwellen des Vitamin-B-Mangels und damit ein Ansteigen aller Vitaminmangel-Erkrankungen, die wir heute gerne als einen Teil der Zivilisationskrankheiten charakterisieren. Hiezu kommt noch eine parallele Ernährungssünde, die ebenfalls zu chronischem Vitamin-B-Mangel führt: das Weißmehl.

Beide zusammen aber sind die Zerstörer unserer unwiederbringlichen Kauwerkzeuge, der Zähne.

Die Einzelheiten über die Zusammenhänge zwischen dem Zahnverfall und der Ernährung können wir uns ersparen; würden wir alle diesbezüglichen Werke in der Weltliteratur zusammentragen, ergäbe dies eine Bibliothek.

Zu den ernährungsbedingten Degenerationserscheinungen gehört der Gebißverfall, dafür lieferten uns die Ärzte unumstößliche Beweise, geradezu klassisch der amerikanische Zahnarzt A. Price und Albert von Haller.

Parallel zu den raschen Steigerungen des Gebißverfalles tritt auch die Zunahme anderer Körperschäden auf, die wir als Zivilisationsschäden zusammenfassen und die wir als Folge der falschen Ernährung mit weißem Zucker und weißem Mehl erkannt haben. Seien es die Stoffwechsel- oder die Kreislaufstörungen, seien es die immer mehr frühzeitig auftretenden Erkrankungen von Magen, Darm, Galle und Leber, seien es die vielen Variationen der Herz- und Gefäßerkrankungen, die Rheuma- und gichtischen Beschwerden so vieler junger Leute und nicht zuletzt die bedenkliche Zunahme der Zuckerkrankheit und sonstiger Blutkrankheiten, sie alle bergen das erschreckende Zeichen des Frühtodes!

Als wir diese Worte im Vortrag gesprochen hatten, bestürmte man uns: „Ja was sollen wir dagegen tun?". Die Antwort konnte doch nur sein: „Meidet die drei weißen Gifte, das weiße Mehl, das weiße Salz und den weißen (oder braunen) Zucker!".

Da gab es einen kleinen Entrüstungssturm.

Liebe Hausfrauen, kocht und backt weiter mit weißem, völlig entwertetem Mehl, salzt fleißig alle Speisen und süßt, wo ihr nur könnt — der Frühtod holt euch alle! Ihr habt die Wahl: Entweder eine einfachere Ernährung und einen längeren, frohen Lebensabend, oder vorzeitige Erkrankungen, Operation und langes Siechtum.

Zuckerwaren — Schokolade und Festtagstorten:

In allen drei, nach allgemein irriger Auffassung so ungemein „nahrhaften" Zuckerwaren, Schokolade und Festtagstorten, ist reichlich Weißzucker enthalten. Kein Wunder, daß bei dem übermäßigen Konsum dieser Süßwaren auch die Gesundheitsstörungen entsprechend auftreten. Besonders betroffen sind die Kinder, deren Gesundheit man durch reichliche Gaben an Zucker, Süßigkeiten, Schokolade usw. in höchst bedauerlicher Unkenntnis völlig untergräbt.

Was gibt es da nicht alles an Süßigkeiten, Bonbons, Drops, Erfrischungsbonbons, Hunderte von Namen! Sie bestehen hauptsächlich aus Zucker, ferner aus Stärkesirup, künstlichen Farbstoffen, Zusätzen an Säuren, wie Weinstein-, Zitronen-, Milch- und noch einer Reihe von anderen Säuren. Vielen Süßwaren sind künstliche Fruchtäther (Aprikosen-Äthyläther, Birnäther, Buttersäure-Amyläther, Valeriansäure-Äthyläther u. a.) und die daraus hergestellten Fruchtessenzen beigegeben.

Die künstlichen Fruchtäther wieder werden aus Fuselölen (!) hergestellt, einem Abfallprodukt bei der Spiritusbrennerei!

Marzipan ist eine sehr gesundheitsgefährdende Süßigkeit, da er aus 70 Prozent Mandeln und 30 Prozent Zucker besteht. Der Blausäuregehalt der bitteren Mandeln ist ja sehr gefährlich.

Pralinen werden mit eigenem Cremepulver gefüllt, einer Mischung von anorganischen Stoffen. Zur Frischerhaltung der Pralinen gibt es das Cordin, ein Salz der Benzoesäure!

Was aber die Bonbons, Pralinen usw. besonders gefährlich macht, sind die Umhüllungen aus Metallfolien, Blattaluminium, Pergaminpapier, Paraffinpapier, bleihaltigem Stanniol u. a. Alle Substanzen, zumeist sehr bedenklicher Art, aus denen die vielen Umschläge der empfindlichen Schokolademassen bestehen, teilen sich der süßen Inhaltsmasse mit und üben ihre nachteilige Wirkung auf den Genießer dieser Süßigkeiten aus.

Wir müssen wiederholen: Die feinsten Bleispuren verteilen sich im ganzen Körper und finden sogar ihren Weg bis in die Keimzellen!
Die Kinderlosigkeit so vieler junger Ehepaare hat eine Reihe von Faktoren als Ursache, nicht zuletzt kann sie im Überkonsum bestimmter Süßwaren liegen!

Die Festtagstorte ist nicht minder aus einer ganzen Reihe lebensfeindlicher Stoffe zusammengesetzt. Wenn wir beim Teig beginnen, so verweisen wir auf unsere Ausführungen beim weißen Mehl, wo wir ja genug lebensfeindliche Stoffe darin kennenlernten.

Der Teig selbst enthält Backpulver, wie Natriumbikarbonat mit Weinstein oder Weinsäure, Natriumphosphat oder Kaliumbisulfat bzw. Aluminiumsulfat.

Als Milch wird zumeist Trockenmilch verwendet, Alkalikarbonate, Wasserstoffsuperoxyd, Phosphorsalz, Benzoesäure oder Paraoxybenzoesäure enthaltend.

Die Butter, Margarine oder das verwendete Hartfett enthalten aromabildende Bakterien, Teerfarbstoffe, Borsäure, Salizylsäure, Natriumfluorid, Benzol, schwefelige Säure, Zinkchlorid, Acetonsuperoxyd, Natronlauge, Ammoniak, Kalk, Magnesia, Nickeloxyd, Nickelsalze, schließlich Farbstoffe.

Die Fabrikationsstoffe der Pergament- oder Zellophanverpackung bei den Fettstoffen wie Chlorzink, Kupferoxydammoniak, Schwefelsäure und Borsäure u. a. ergänzen nur noch den Reigen der chemischen Beifügungen. Wir sind uns ja klar, daß sich die Fabrikationsstoffe des Verpackungsmaterials in kleinsten Mengen, aber tagtäglich, mit dem eingehüllten Fett verbinden.

Die Eier (oder zumeist die Konserveneier) haben bis tief in den Eikörper hinein die eingedrungenen Fremdkörper der Konservierungsmittel, wie Kalk, Borax, Borsäure, Gips, Eisenoxyd, Paraffin, Kollodium, Lösungen von Acetylzellulose in Essigäther, Phenole und dgl. Den Zucker in reichsten Beimengungen kennen wir ja von den vorangegangenen Ausführungen.

Wäre noch das Fruchtmus, die Marmelade oder das Gelee zu betrachten. Da können wir schwefelige Säure, Ameisensäure, Salizylsäure, Zitronensäure Weinsäure, Anilinfarbstoffe, künstliche Aromastoffe und Essigsäure u. a. vorfinden. Die Essenzen oder der Stärkesirup bergen auch Schwefelsäure, Salzsäure, kohlensauren Kalk und benzoesaures Natron.

Diese Aufzählung aller genannten Stoffe in der Festtagstorte ist aber bei weitem nicht lückenlos!

Wir lernten bei der Aufzählung der wichtigsten Zuckerwaren, der Schokolade und der Festtagstorte, daß nicht nur ein enormer Zuckergehalt in diesen Speisen vorkommt, wir mußten auch feststellen, daß sie außerdem noch zahlreiche lebensfeindliche Stoffe bergen, die bei regelmäßigem und übermäßigem Genuß zumindest als sehr gesundheitsgefährlich bezeichnet werden müssen. Sie sind allein nicht lebensbedrohend, aber die Sünden in unserer Ernährung beschränken sich nicht nur auf den Süßigkeitenkonsum, wir lernten und lernen noch viele andere Sünden auf diesem Gebiet kennen. Wenn wir noch die naturwidrige Lebensweise hinzurechnen, werden wir reif für das Siechtum.

Das Süßstoffmittel Saccharin:

Der bekannte künstlich hergestellte Süßstoff wird vielfach wegen seines hohen Süßstoffgehaltes — etwa 500mal größer als Rohrzucker — von den Hausfrauen im Haushalt verwendet, obwohl sich dessen Zusammensetzung doch langsam herumgesprochen hat.

Wir wiederholen den Text, wie Saccharin in A. Jolles „Die Nahrungs- und Genußmittel und ihre Beurteilung" definiert wird:

„Zur Darstellung von Saccharin wird Toluol, ein Produkt des Steinkohlenteers (!), mit konzentrierter Schwefelsäure behandelt. Hierbei entsteht ein Gemisch von Orthotoluolsulfosäure und Paratoluol-Sulfosäure, welches in Wasser gelöst und durch Zusatz von kohlensaurem Kalk zunächst in die Kalksalze dieser Säuren und durch weitere Behandlung mit kohlensaurem Natron in die Natriumsalze übergeführt wird. Diese werden hierauf mit Phosphorpentachlorid gemischt und durch Chlor in die entsprechenden Sulfochloride verwandelt. Durch Einwirkung von Ammoniakgas entsteht aus dem Orthotoluol-Sulfochlorid das Orthotoluol-Sulfonamid, welches durch Oxydation mit Kaliumpermanganat in das Anhydrid der Ortho-Sulffamino-Benzoesäure (Saccharin) übergeht."

Es gibt aber noch eine andere Herstellungsart. Wenn der Leser dieses Befundes noch zu wenig beeindruckt sein sollte, verweisen wir auf die Tatsache, daß Saccharin sogar Kupfergeräte angreift und auf den menschlichen Körper ähnliche Wirkungen auslöst wie der tägliche Alkohol-, Koffein- und Nikotinkonsum, nämlich die Salzsäuresekretion steigert und eine bedenkliche Reizung der Nierensekretion zur Folge hat.

Klingt es nicht wie ein Hohn, wenn uns ein Süßstoff-Fachmann aufklärt, daß es noch viel schädlichere Süßstoffe als Saccharin gebe, wie z. B. Dulcin oder Sukrol, wo bei der Herstellung das bekannte Giftgas Phosgen eine Rolle spiele! Die Chemie ist aber nicht stehengeblieben in der Herstellung weiterer Süßstoffe mit noch höherem Süßgehalt, erzeugte z. B. die „Süßhilfe", das Süßmittel „Ultrasüß". Wir wollen einem vorlauten Fragesteller zuvorkommen, der sicherlich wissen will, warum denn die „Süßstoffe" nicht amtlich verboten werden. In einem europäischen Lande hatte ein kluger Finanzminister die Süßstoffsteuer erfunden, die ihm rund drei Millionen jährlich eintrug. Da „gut Beispiel — gut folgen tut", wird sich wohl kaum ein Finanzminister diese Steuer entgehen lassen.

Die idealen Süßstoffe: die Cyclamate
(Assugrin — Makerol — Sucaryl u. dgl.)

Der Mensch von heute muß vielfach naturwidrig leben, das bringt
die berufliche Hast des Alltags mit sich.

Unser Vater ging noch jeden Morgen von seinem Wiener Außen-
bezirk ins Ministerium in der Inneren Stadt zu Fuß. Auch am Abend,
wenn die Bürohockerei nicht allzu spät beendet wurde, ging er zumeist wieder zu Fuß heimwärts. Seine sitzende Lebensweise brauchte
eben einen Ausgleich, und er beneidete einen seiner Berufskollegen,
der am Abend, der großen Entfernung wegen, zwar mit der Bahn
heimfuhr, aber dann eine Stunde Holz hackte, seinen Garten betreute
oder im nahen Wald spazierenging.

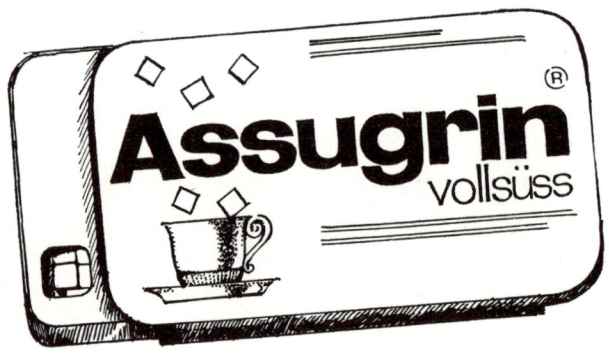

Dies wäre heute undenkbar, schon aus Zeitmangel. Die verkürzte
Nachtruhe — damals gab es auch noch kein schlafraubendes Fernsehen — und die noch zusätzlich größeren Fahrten am Morgen und
Abend, wie es die Großstädte mit sich bringen, machen es heute unmöglich. Und so fahren Tausende von Großstadt-Büromenschen
morgens und abends mit Autobussen, Straßenbahnen oder eigenen
Wagen zur Arbeitsstätte und benützen im Büro selbst die Rolltrep-
pen und Fahrstühle.

Trotz der verkürzten körperlichen Tätigkeit blieb aber die Ernährung die gleiche, viel zu viel Kalorien und Kohlehydrate werden konsumiert. Die Fettpolster am Körper werden regelmäßig gespeichert.
Die zweite Folge: das körperliche Übergewicht.

Der bewegungsarme Mensch neigt viel eher zu Erkrankungen aller
Art; vor allem die Zunahme der Zuckerkrankheit, der Arteriosklerose, der Herzinfarkte usw. sind nur ein Spiegelbild der naturwidri-

gen Lebensart und vor allem der völlig falschen Ernährung. Diese körperlich so wenig tätigen Menschen müssen, um ernstliche Erkrankungen weitgehendst zu vermeiden, konsequent darangehen, eine Umstellung in der Ernährung vorzunehmen.

Während körperlich tätige Menschen mehr zu Fleischspeisen neigen, sind die sogenannten „Büromenschen" mehr Anhänger von konzentriert wirkenden Kohlehydraten, also Speisen vorwiegend aus Mehl und Zucker. Gerade die ausgesprochenen Süßspeisen („Mehlspeisen") und auch Süßgetränke werden bevorzugt, wie die bekannten Ernährungswissenschaftler, Professor John Yudkin und Doz. Dr. M. O. Brucker in umfangreichen Erhebungen feststellten. Mit Recht fordern sie daher eine radikale Aufgabe des weißen Zuckers. Daß sie in den Ernährungsgewohnheiten der städtischen Bevölkerungsteile auf Widerstand stießen, ist erklärlich, denn gerade diese Menschengruppe ist besonders auf Süßspeisen eingestellt, nicht minder auf gesüßte Getränke. Zugegeben, es ist auch nicht leicht, auf jahrzehntelange Ernährungsgewohnheiten zu verzichten.

Immer wieder werden wir in unseren Vorträgen gefragt: „Ja wie sollen wir nun richtig süßen?".

Diese berechtigte Frage wollen wir wegen der Wichtigkeit eingehender beantworten.

Es wurde in den Vereinigten Staaten bereits 1937 der zwar anorganische Süßstoff Natriumcyclamat entdeckt, der wie Zucker süßt, jedoch ohne Kalorien und Kohlehydrate, gesundheitlich keine Nachteile birgt. Eine ganze Reihe von Cyclamaten kam unter verschiedenen Namen als modernes Süßmittel auf den Markt und wurde sehr bald auch in Europa bekannt. Wie nicht anders zu erwarten, waren nach fühlbarem Rückgang des weißen Industriezuckers bald Nachrichten veröffentlicht worden, daß die Cyclamat-Süßstoffe dennoch gesundheitsschädlich seien. Gerade von Amerika, wo diese neuen Süßstoffe entdeckt wurden, kamen diese alarmierenden Nachrichten. Die Behörden reagierten sofort voreilig, und es kam zu Einschränkungen des Verbrauches von Cyclamaten für Nahrungsmittel und Getränke des allgemeinen Bedarfes. Die beunruhigte Öffentlichkeit wurde aber durch weitere Presseberichte in eine fast panikartige Erregung versetzt, als sogar die Behauptung aufgestellt wurde, daß die Cyclamate eine krebserzeugende bzw. krebsfördernde Wirkung hätten.

„Cyclamate, das schleichende Gift in Millionen Kaffeetassen", wurde zu einem Schlagwort.

Daraufhin kam es zu einem totalen Verbot der Cyclamate.

Die Preise für Ackerböden für den Zuckerrohr- oder Rübenanbau stiegen wieder.

Daß die Erzeuger dieser Süßstoffe diesen Verleumdungsfeldzug nicht hinnehmen konnten, lag auf der Hand, und nun wurden die umfangreichsten und strengsten Untersuchungen beantragt und auch durchgeführt.

Wir wollen uns nur auf die wissenschaftlichen Ergebnisse dieser Untersuchungen beschränken.

Sowohl groß angelegte Versuche an Tieren als auch an Menschen, die sich freiwillig zu diesen Versuchen zur Verfügung stellten, ergaben,

„daß keinerlei Gründe zu einer Beunruhigung über die Giftigkeit bzw. krebsfördernde Wirkung der Cyclamate gegeben sind".

Weitere diesbezügliche Großversuche erbrachten endgültige wissenschaftliche Klärung, so unter anderem, daß gerade für die Diabetiker das Cyclamat als Süßstoff ein unabdingbarer Bestandteil der Diät bleiben müsse.

In zahlreichen anderen Staaten, so auch in Deutschland, kamen die wissenschaftlichen Untersuchungen zu den gleichen Ergebnissen, so daß sowohl die totalen Verbote, wie auch die vorsorglich in manchen Staaten getroffenen Einschränkungen des Cyclamat-Verkaufes wieder aufgehoben wurden. Jede ärztliche Empfehlung von Cyclamat als Süßstoff statt Zucker wird sich an die von der Weltgesundheits-Organisation empfohlene Dosis von 50 mg/kg Körpergewicht halten, eine Menge, die im täglichen Gebrauch praktisch überhaupt nie erreicht wird. Die *Tagesmenge* von 50 mg/kg Körpergewicht für einen 70 kg schweren Menschen entspricht einer erlaubten Anzahl von 90 der handelsüblichen Süßtabletten. Erst über dieser Tagesdosis wären Unverträglichkeitserscheinungen zu erwarten. Der praktische Höchstbedarf liegt sogar in den Sommermonaten mit dem erhöhten Getränkebedarf bei etwa 30 Stück!

Cyclamate gibt es in fester, würfeliger Form, wie auch flüssig für den Küchengebrauch. Genaue Gebrauchsanweisungen belehren die Hausfrauen eingehend.

Trotz dieser erfolgten Aufklärung über die Cyclamate als einwandfreie Süßstoffe halten wir das Thema gerade für unsere Hausfrauen für so wichtig, daß wir zum Abschluß noch zwei wissenschaftliche Gutachten von anerkannten Autoritäten bringen, die wohl die allerletzten (hie und da noch immer wieder auftauchenden) Bedenken gänzlich zerstreuen werden.

So faßte Professor Dr. Zöllner seine umfangreichen wissenschaftlichen Ausführungen über die Cyclamate wie folgt zusammen:

„Auch wenn — was unwahrscheinlich ist — der gesamte Rohrzucker in unserer Ernährung durch Cyclamat ersetzt werden sollte, sind unseres Erachtens keine Gefahren zu erwarten. Das gleiche gilt auch für Kinder, deren Zuckerzufuhr meistens überschätzt wird. Dem Fehlen von ungünstigen Nebenwirkungen der Cyclamate stehen zweifelsohne wertvolle ernährungsphysiologische Eigenschaften gegenüber.

Substanzen, die unter Erhaltung des Geschmackswertes helfen, Kalorien bzw. im Falle der Diabetiker Zucker einzusparen, sind in unserer Ernährung unentbehrlich geworden. Wir halten es geradezu für unverantwortlich, Diabetiker durch unbegründete Warnungen und die publizistische Erzeugung einer Furcht vor unbewiesenen Nebenwirkungen von der Verwendung eines Süßmittels abzuhalten. Da kein Anhalt für eine Gefährdung der Gesundheit durch Cyclamate feststellbar ist, sehen wir keinen Grund für eine Beschränkung des Einsatzes dieser wertvollen Bereicherung der Diät. Wir sind im Gegenteil der Ansicht, daß die Cyclamate auf Grund ihrer guten geschmacklichen Eigenschaften und ihrer Kochfestigkeit als Zuckerersatz nach wie vor besonders gut geeignet sind."

Ergänzt werden diese Ausführungen durch Privatdozent Dr. H. Mehnert, Vertreter der Bundesrepublik Deutschland bei der Weltgesundheitsorganisation:

„Es wäre unverantwortlich, vom Gebrauch von Süßstoffen abzuraten und damit den mit Sicherheit zu erwartenden verstärkten Zuckerverzehr der Bevölkerung zu fördern. Daß dieser die Entwicklung der Fettsucht und ihrer Folgekrankheiten begünstigt, ist gewiß. Daß hingegen die Verwendung von Cyclamat-Süßstoffen schädlich ist, muß beim derzeitigen Stand der wissenschaftlichen Forschung und auf Grund der vieljährigen, bei Millionen Menschen in aller Welt gewonnenen Erfahrungen als völlig unwahrscheinlich angesehen werden."

Von den auf dem Markt bisher erschienenen Cyclamat-Süßmitteln ist das Assugrin, als das bekannteste Schweizer Süßmittel-Präparat, ein verbessertes Cyclamat in reinster Form mit den Vorteilen, unschädlich zu sein und keinerlei Nachgeschmack zu haben. Wir konnten in jahrelangem täglichem Gebrauch feststellen, daß die mit Assugrin gesüßten Speisen oder Getränke ihre geschmackliche Eigenart nicht im geringsten einbüßten.

Auch die anderen Cyclamat-Süßstoffe besitzen die gleichen wohltuenden Eigenschaften.

Die Erfindung und Herstellung der Cyclamate bedeutet mit Recht eine große und sehr erfolgreiche Wende in der Ernährung der Menschen, da diese nun den weißen Industriezucker aufgeben können, ohne auf ihre süßen Speisen und Getränke verzichten zu müssen. Die Cyclamate tragen wesentlich dazu bei, daß wir unsere „Fettpölster" abbauen, und sobald wir nur etwas „erleichtert" sind, merken wir deutlich, wie wir uns nicht nur agiler, sondern vor allem gesünder und wohler fühlen.

In diesem Sinne sind die Cyclamate die zu empfehlenden, modernen *Süßstoffe!*

Der beste Süßstoff: Honig

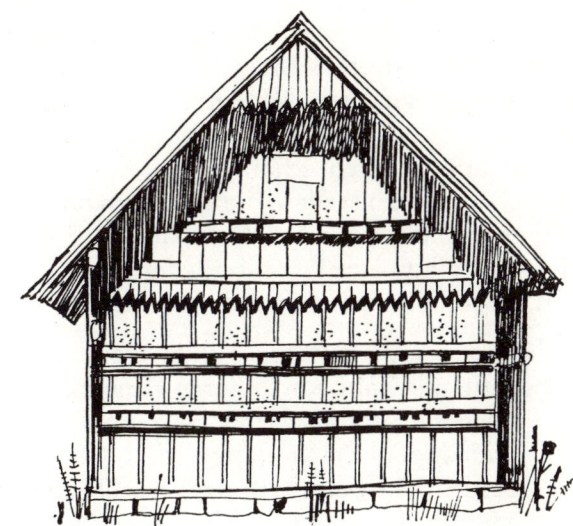

*Je weniger Bienenstöcke —
desto ärmer das Land!*

BIENENVATER BLEI

Der echte, unverfälschte Bienenhonig wird wohl immer und überall als der natürlichste, beste und bekömmlichste Süßstoff angesehen.

Honig ist aber auch eines der besten Heilmittel, die uns Mutter Natur schenkt. Honig vertreibt oft die langwierigsten Leiden! Die Sprichwörter, daß ein Bienenstock zehn Ärzte vertreibt oder, daß eine Bienenhütte zwei Dutzend Ärzte brotlos macht, kennzeichnen die Heilwirkung des Honigs mehr, als weitere langatmige Abhandlungen über dieses Thema.

In unserem ersten Werk, „Gesundheit durch Heilkräuter"*, haben wir dem Heilwert des Honigs ein ausführliches Kapitel (Anhang B, ab Seite 563) mit über 130 Rezepten gewidmet, und wir verweisen unsere Leser darauf.

* Richard Willfort, „Gesundheit durch Heilkräuter", Linz, 11. Auflage

DIE FETT-ARTERIOSKLEROSE

Gewiegte Ärzte stellen die Diagnose schon in dem Augenblick, in dem der Patient ins Ordinationszimmer kommt: Arteriosklerose oder auch Atherosklerose, Arterienverkalkung. Sie ist das medizinische Sorgenkind unserer Tage, denn zu Großvaters Zeiten war diese Krankheit sozusagen ein Vorrecht des Alters, heute aber — da kommen 40- bis 45jährige Männer und Frauen ins Ordinationszimmer herein und bringen schon rein äußerlich alle Kennzeichen mit, um eine Diagnose zu stellen, die sich dann nach Beantwortung nur einiger Fragen vollauf bestätigt. Gar bald wird der Arzt herausfinden, daß eine Reihe von Familienmitgliedern zu ihm kommt, es gibt ja Familien, in denen die Arteriosklerose fast bei allen Angehörigen auftritt.

Neben den erbbedingten Fällen weiß der Arzt, daß es eine nicht unbedeutende Zahl von äußeren Einwirkungen gibt, wie
seelische Einwirkungen, besonders wenn sie schwerwiegend sind und längere Zeit anhalten,
berufliche Überarbeitung mit viel zu wenig Ruhepausen,
Mißbrauch von Genußgiften, schwere Weißweine, Schnäpse, Liköre, Rum, auch geringer, aber regelmäßiger Nikotingenuß und nicht zuletzt, sich dem Mokkagenuß schon in den Vormittagsstunden hingeben.

Die größte Bedeutung kommt der Ernährung zu, der Urquelle unseres Wohlbefindens, aber auch zumeist der Hauptursache allen körperlichen Übels.

Gerade in jüngster Zeit hat dies Wissenschaft und Erfahrung immer mehr erkannt und kann es in erdrückender Anzahl von Beweisen bestätigen.

Beim Ernährungsproblem sind drei Faktoren besonders zu berücksichtigen, die von ausschlaggebender Bedeutung sind:
die Überernährung im allgemeinen,
die Fettmenge, die mit der Ernährung dem Körper zugeführt wird,
die Fett-Art, die für die Zubereitung der Speisen verwendet wird.

Zur Überernährung ganz allgemein ist zu sagen: „Neben der richtigen Wahl der Nahrungsmittel ist für den heute zumeist bewegungsarmen Menschen doppelt so wichtig, daß er sich Nahrung nicht über den richtigen Hunger hinaus zuführt."

Sowohl zuviel zugeführtes Eiweiß als auch zuviel zugeführte Stärke-Zuckerstoffe und zuviel zugeführter Fettstoff werden vom menschlichen Körper gezwungenermaßen als belastendes Speicherfett abgelagert. Dieses dem Körper so aufgezwungene Speicherfett macht ihn übergewichtig und schwerfällig, leistungsschwach und kurzatmig. Solche Verfettung durch unrichtige, aber noch mehr durch Überernährung, zwingt das Herz zu übermäßiger Arbeit selbst bei Körperruhe; frühzeitige Arteriosklerose ist der Abschluß dieser verfehlten Lebensweise.

Die Überernährung ist aber nicht ein Problem der Gegenwart, schon die alten Ägypter kannten sie. Sie kleideten die diesbezügliche Warnung in die Worte:

„Die Menschen ernähren sich von einem Viertel dessen, was sie essen — von den restlichen drei Vierteln leben die Ärzte."

Wenn wir über die Menge und die Art des Fettes, die wir bei unserer Ernährung benötigen, sprechen, berühren wir die Grundpfeiler der ganzen Ernährung. Das Fettproblem wurde zum Hauptthema aller ernährungswissenschaftlichen Tagungen der letzten Jahre, und in einer reichen Fülle von Literatur äußern sich Ärzte, Biologen und ausgesprochene Ernährungsforscher darüber.

Als Ergebnis aller diesbezüglichen Bemühungen kam die Erkenntnis, daß den Fettstoffen die Entstehung von arteriosklerotischen Gefäßveränderungen zukommen. Die Arteriosklerose hat zwar eine vielgestaltige Ursache, jedoch spielt ein hoher Cholesterin-Gehalt des Blutes eine wichtige Rolle, und gerade das Fett in der Ernährung ist es, das diese arteriosklerotischen Veränderungen auslöst. Auch wurde ferner festgestellt, daß der Cholesterin-Gehalt des Blutes ganz parallel geht mit den anderen Fettbestandteilen desselben. Je weniger andere Fettsubstanzen im Blute enthalten sind, desto weniger Cholesterin birgt das Blut. Es wäre somit erstrebenswert, den Cholesterin-Gehalt des Blutes zu senken. Es ist aber falsch, nun einfach die Fettzufuhr in der Ernährung zu drosseln, denn dies ginge wieder auf eine Reduzierung der Gesamt-Energiequelle zurück. Weitere Forschungen brachten zutage, daß nicht alle Fette in der Ernährung den gleichen Einfluß auf den Cholesterin-Gehalt des Blutes haben.

Wir müssen drei Arten von Fettsäuren unterscheiden:

Gesättigte Fettsäure:

(Milch, Sahne, Käse, Fett, hauptsächlich Schweinefett)
Diese vermehren den Blut-Cholesterin-Gehalt.

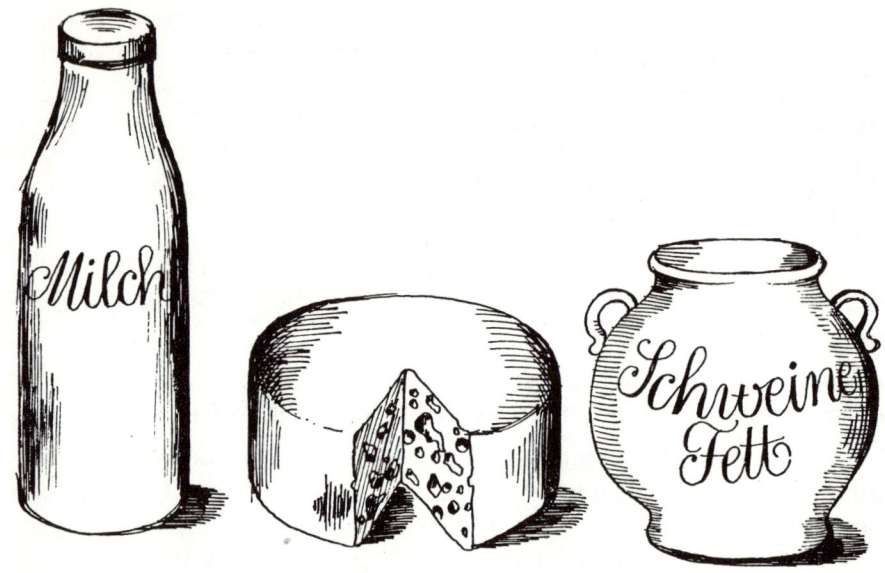

Einfach ungesättigte Fettsäure:

(Butter, kaltgeschlagenes Palm- und Olivenöl, kaltgeschlagenes Rapsöl, Erdnußöl)
Diese nehmen bezüglich der Fettsäure eine Mittelstellung ein.

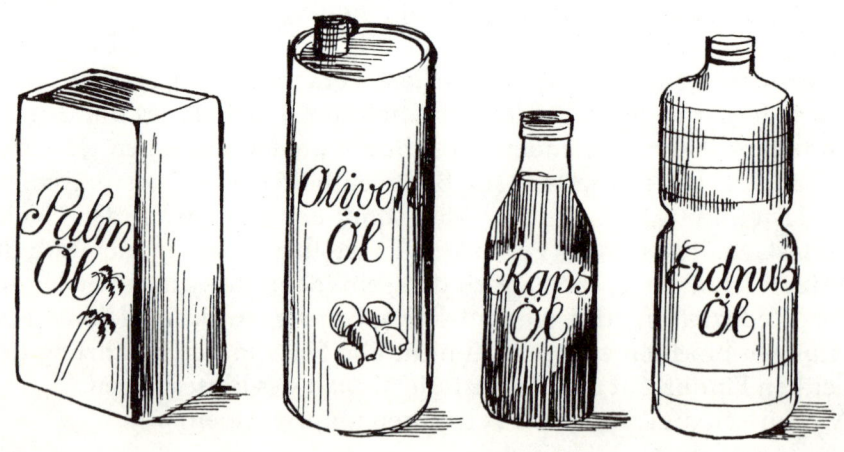

Mehrfach ungesättigte Fettsäure:

(kaltgeschlagenes Weizenkeimöl, Sonnenblumenkernöl, Maisöl, Sojaöl, Distelöl, Baumwollsamenöl, Reisöl).
Diese senken den Blut-Cholesterin-Gehalt.

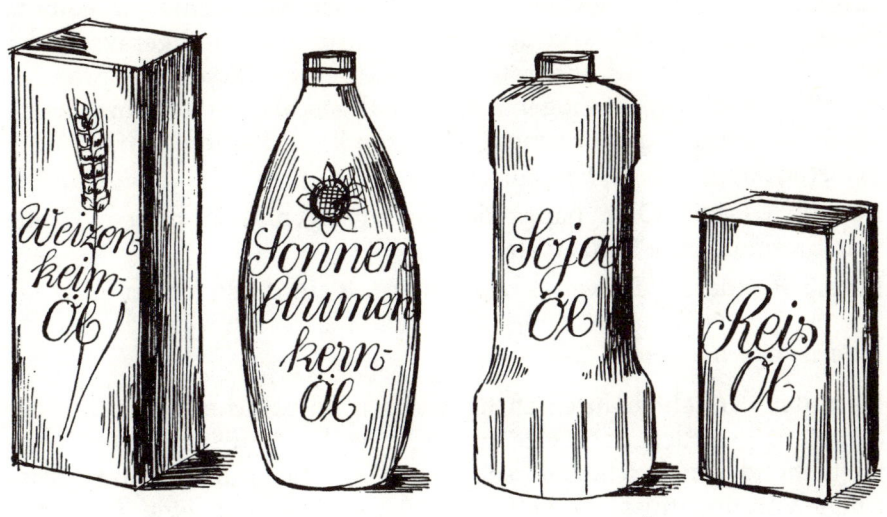

F e t t a r t	durchschnittlicher Fettsäuregehalt in %		
	gesättigte	ungesättigte	mehrfach ungesättigte
Schweinefett, Speck, Hühnerfett	55	33	4
Palmöl, Olivenöl, Raps, Butter	35	25 — 30	15 — 20
Weizenkeimöl, Maisöl, Sonnenblumenkernöl, Sojaöl, Reisöl, Baumwollsamenöl, Mohnöl, Distelöl	10 — 15	25	55

Die Begriffe „gesättigt", „einfach ungesättigt" bzw. „mehrfach ungesättigt" leiten sich aus bio-chemischen Vorgängen ab und sind feste

Begriffe in der Fett-Chemie. Sie stehen in Zusammenhang mit dem inneren Bau der Fett-Moleküle, und es sind in jeder der einzelnen Fettarten alle drei Fettsäuren enthalten. Es gibt erhebliche Unterschiede in der Zusammensetzung, der Gewinnung und der Aufbewahrung der Fette. Viele pflanzliche Öle verwandeln sich durch Stehenlassen an der Luft von mehrfach ungesättigten in gesättigte Fette. Stets guter Verschluß der Gefäße ist daher eine unbedingte Notwendigkeit. Auch von der Aufbewahrung in Blechgefäßen oder Metallbehältern wird abgeraten, da nachteilige Oxydationsprozesse vor sich gehen. Nur die sogenannten „kaltgeschlagenen" (durch keine Hitzeeinwirkung gewonnenen) Pflanzenöle enthalten einfach oder mehrfach ungesättigte Fettsäuren!

Bei pflanzlichen Ölen hängt der Fettsäuregehalt in hohem Grade vom Standort der Pflanzen ab.

Eines besonderen Hinweises bedarf es noch auf die sogenannte

Hydrierung der Fette:

Darunter versteht man einen technischen, künstlichen Vorgang, der das Ranzigwerden der Fette und Öle verhindern, zumindest aber weitgehend hinausschieben soll. Auch werden durch den Hydrierungs-Vorgang flüssiges Fett oder ölartige Fette in eine möglichst feste Form gebracht. Wie nicht anders zu erwarten ist, geschieht dies auf Kosten der Qualität der Fette, denn gerade die mehrfach ungesättigten, somit biologisch gesehen die hochqualifizierten Fette, verlieren den Anteil an mehrfach ungesättigter Fettsäure.
Dies trifft bei den Margarinen vielfach zu.

Die Margarine, die ihre Entstehung einer Verordnung Napoleons I. während der historischen Kontinentalsperre im Jahre 1806 verdankt, wird heute nach modernen Verfahren durch künstliche Härtung von Ölen aus rein pflanzlichen Produkten gewonnen. Sie besteht im Durchschnitt zu 20 bis 30 Prozent aus künstlich gehärtetem Fett aus Erdnuß-, Soja- oder Baumwollsamenöl. Zusatz an Kaltpreßölen ist unterschiedlich.

Es gibt bereits nicht gehärtete Margarinesorten im Handel, und man findet im Reformhaus Spitzenqualitäten, die den strengsten biologischen Forderungen entsprechen. Durch einen Zusatz von wertvollen Keimölen (Weizenkeimöl) enthalten sie ebensoviel Vitamine wie die Sommerbutter.

Daher ist allein schon die Forderung nach einer einheitlichen Verbesserung der Margarine-Herstellung aller Marken im biologischen Sinne ein Gebot der Stunde!

Starkes Erhitzen der Fette und Öle zerstört vollkommen ihre guten Wirkungen. Beim Erhitzen der Öle bis zum sogenannten Rauchpunkt — zum Beispiel beim Backen von Omelettenteig oder bei der Herstellung von Pommes frites — zersetzen sich die Fette vollständig und werden schwerste Darmgifte. Der sogenannte „Rauchpunkt" ist jener biologisch gefährliche Augenblick, wenn die Hausfrau in der Küche Türen und Fenster aufreißt, um den Fettqualm mit dem stechenden Geruch loszuwerden. Der gleiche Qualm und Geruch ist in der Umgebung der Wurstbratereien bei Volks- und Kirchweihfesten wahrzunehmen.

Bei diesem „Rauchpunkt" bildet sich das schwere Lebergift Akrolein. Viele Menschen können aber diesem Genuß nicht widerstehen und trinken dazu womöglich noch ein eiskaltes Bier.

Ein schwer auszurottender Hausfrauen-Fehler ist, Backfett oder Backölreste in einem Töpfchen zu sammeln und beim nächsten Anlaß wieder zu verwenden! Bildet Euch, Ihr Hausfrauen, nur nicht ein, weiß Gott wie tüchtig Ihr da seid und bemüht Euch nicht, einen zärtlich anerkennenden Blick Eures gerade zusehenden Gatten zu erhaschen! Ihr fördert vielmehr schwerste Leberstörungen und Herzinfarkt!

Diese kurzen Ausführungen zeigen deutlich, daß es bei unseren Hausfrauen vieler Aufklärung bedarf; vor allem dürfen wir nie müde werden, immer darauf hinzuweisen, die Ernährung mengenmäßig, und hier wieder besonders den Fettverbrauch, einzuschränken. Wir müssen unsere Hausfrauen eindringlichst bitten, nur noch mit den mehrfach ungesättigten (höchstens einfach ungesättigten) Fetten die Speisen zu bereiten und den Küchenbetrieb auf die sogenannte „Öl-Küche" umzustellen.

Wir verkennen nicht, daß sich damit eine gewisse Umgestaltung so mancher Ernährungsgewohnheiten ergeben wird. Nehmen Sie aber das anfängliche Opfer auf sich und handeln Sie nur im Sinne der Gesunderhaltung Ihrer Familie.

Das Fettproblem muß zu einem Familien-, ja zu einem Volksproblem werden. So schränken wir weitgehend nicht nur die Arteriosklerose als Alterskrankheit ein, sondern auch bei den Jungen, denn diese heimtückische Krankheit schleicht schon in jüngeren Jahrgängen herum.

PFLANZLICHE ÖL(FETT)LIEFERANTEN

Es wäre in den Gesundheitsbestrebungen der Menschheit schon ein großer Fortschritt, wenn der Tierfettgenuß eine Einschränkung erfahren und dafür die Pflanze mit ihren so vielseitigen und so überaus bekömmlichen Fettmitteln, den pflanzlichen Ölen, die sie bietet, mehr in den Vordergrund unserer Ernährung gestellt würde.

Die reichste Ansammlung von Fetten und Ölen finden wir in den Samen und Früchten der Pflanzen.

Sie sind für die menschliche Ernährung und Gesunderhaltung von allergrößter Bedeutung!

RICHARD WILLFORT, „GESUNDHEIT DURCH HEILKRÄUTER!"

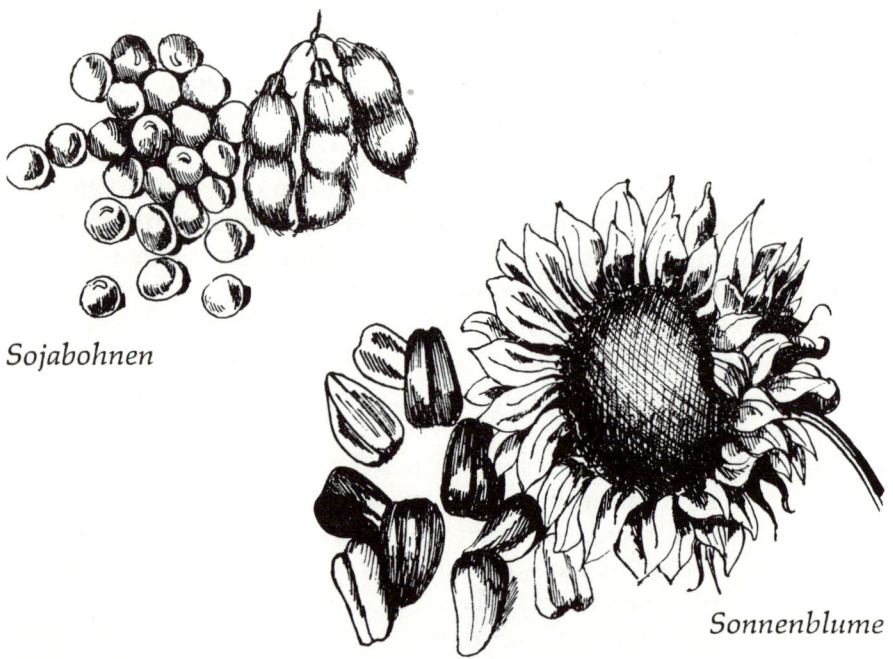

Sojabohnen

Sonnenblume

Das Speiseöl spielt im Haushalt eine wichtige Rolle. Die pflanzlichen Öle haben im Gegensatz zu den tierischen Fetten vorerst keinen Bestandteil an tierischen Stoffwechselrückständen, zum anderen weisen sie einen hohen Gehalt an fettlöslichen Vitaminen A und E auf, sind also insgesamt wertvoll für die Volksernährung — wenn sie auf natürlichem Wege schonend gewonnen werden!

CURT LENZNER, „GIFT IN DER NAHRUNG"

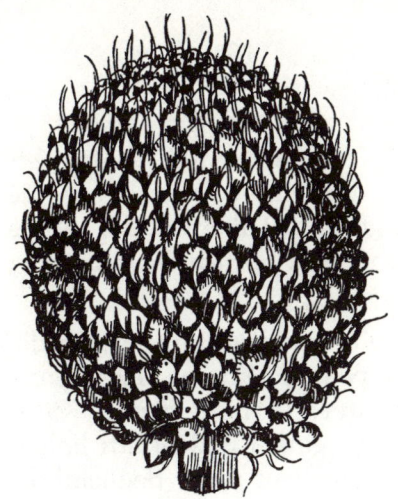

Ölpalmfrucht

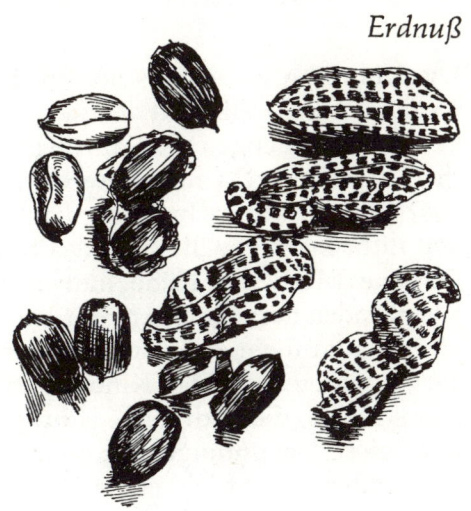

Erdnuß

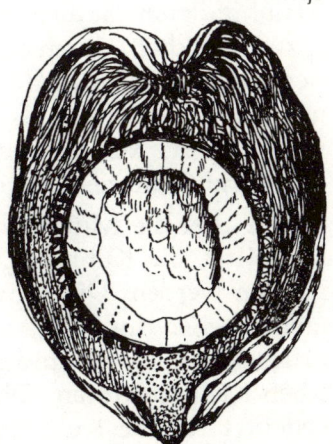

Kokosnuß

Baumwollsaat

MILCH UND MILCHPRODUKTE

Die vielgepriesene Milch:

Bei keinem Naturprodukt und seinen Nebenprodukten werden wir
solche Enttäuschungen erleben wie bei der Milch. Zwar lernen die
Schulkinder den Spruch „Milch ist eine gesunde Labe, von der Wiege
bis zum Grabe", doch warten wir ab, ob dieser Spruch wirklich ganz
stimmt.

Die Kuhmilch ist allein schon in ihrer Zusammensetzung durch die
Grundstoffe Eiweiß, Fett, Zucker, Vitamine und Mineralsalze in ganz
bestimmten Mengen als Nahrungsmittel in erster Linie für das Kälbchen bestimmt. Da nun unsere Mütter zu einem bedenklich hohen
Prozentsatz nicht mehr in der Lage oder auch aus purer Bequemlich-
keit nicht mehr gewillt sind, das Kleinkind selbst zu stillen, muß die
tierische Milch der Kühe immer mehr für die Ersternährung der
Kleinkinder herangezogen werden. Diese von den modernen Menschen kaum mehr empfundene Unstimmigkeit zeigt sich deutlich in
der Zunahme der ersten Kinderkrankheiten, den sogenannten Milchnährschäden, die noch keine richtige Klärung gefunden haben. Dabei
wäre diese Unstimmigkeit ganz einfach zu erklären, wenn nur noch
ein bescheidenes biologisches Einfühlungsvermögen bestünde. Die
Milch — ob von der Kuh oder der Mutter — ist doch ein Drüsen-
sekret, das dem Kinde oder Kälbchen unmittelbar von Körper zu
Körper über den Mund (Maul) nur mit Schleimhautwänden über-
führt wird. Dies ist nach wie vor beim Kälbchen der Fall, aber beim
Kleinkind zumeist nicht mehr. Die Muttermilch wird dem Kleinkind
(bzw. Kälbchen) durch das Saugen direkt zugeführt, sie kommt ohne
Berührung mit der Luft und ohne Änderung der Wärme in den Magen. Die Muttermilch als die allererste Grundnahrung wird auf diese
Weise in der vollkommenen, biologischen Natürlichkeit und Güte
dem Kind (Kälbchen) zugeführt.

Stillen aber die Mütter ihre Kinder nicht mehr selbst, muß das Ersatzmittel, die Kuhmilch, vorerst in einem weitentlegenen Stall ge-
molken werden. Die Gewinnung der Kuhmilch geschieht heute immer seltener durch das natürliche Melken, sondern durch maschi-
nelles, gefühlloses Absaugen mit elektrisch angetriebenen, metalli-
schen Melkapparaten. Dieser technisierte Vorgang ist unbiologisch,
bedeutet für die Kuh eine Qual und degradiert die Kuh selbst zu

einem Melkapparat. Die so gewonnene Milch kommt nun in Berührung mit Gefäßen aus verzinntem Eisen oder Aluminium und wird von dort wieder in ebenfalls metallene Kannen zusammengeschüttet.

Die Milchsäure sorgt schon für die Einverleibung von freien Metallverbindungen der metallenen Milchgefäße und Apparate, und die nicht immer hundertprozentig sterilisierten Melkapparate und diversen Milchkannen sind Niederlassungen zahlreicher Krankheitskeime.

Abgesehen von Krankheitskeimen, die schon aus dem Tierkörper in die Milch gelangen können, wurden auch Erreger menschlicher Krankheiten in der Milch festgestellt. Wir können es nicht ganz unterlassen, einige Zahlen anzuführen und möchten uns auf die „Süddeutsche Molkereizeitung" berufen. Einfache Rohmilch kann in 1 Liter auf den Markt gebrachter Milch 500 bis 1000 Millionen Kleinstlebewesen enthalten, und bitte wörtlich, „dauererhitzte oder hocherhitzte Milch *sollte* nicht mehr als 30.000, keinesfalls aber mehr als 100.000 lebende Keime pro Kubikzentimeter aufweisen."

Was sagen dazu die enthusiastischen Rohmilchtrinker?

Rohmilch darf man daher nur aus nachgewiesen einwandfreien Stallungen unbesorgt trinken.

Wenn nun diese „dauererhitzte bzw. hocherhitzte" heimgebrachte Milch am häuslichen Herd nochmals durchgekocht wird, verliert sie nicht zur Gänze die heimgebrachten Keime, sicherlich aber die letzten allfälligen Reste an Vitaminen, Enzymen und Fermenten, die unser Körper so dringend bräuchte und die stets an der Milch so gerühmt werden.

Der Milchsäurebazillus beginnt seine Tätigkeit sofort nach der Entnahme der Milch aus dem Euter. Die darauf alsbald eintretende Versäuerung der Milch wird durch Neutralisierung der Säure infolge Beigabe von Alkalien, z. B. doppelkohlensaures Natron, gestoppt. Dies ist zwar laut Lebensmittelgesetz verboten, doch da ein Milchtransport besonders in der warmen Jahreszeit ohne diesen Zusatz praktisch nicht möglich ist, stillschweigend geduldet. Durch die auch nur geringsten Beigaben werden die Vitamine C und D in der Milch großteils zerstört, die Milch ist biologisch entwertet, und die Folge zeigt sich bei den Kindern, den Hauptgenießern dieser „Köstlichkeit", nämlich Milchnährschäden, Rachitis, die Barlowsche Krankheit u. a. Bei den Erwachsenen zeigen sich die „Erfolge" dieser Entwertung der Milch deutlich in Vitamin-Mangelkrankheiten verschiedenster Art. Nun sind wir aber erst beim halben Transport der Milch. Es folgt nun der Transport der Milch von der Molkerei in das Milchgeschäft, neuerliches „Umschütten" und schließlich die Heimholung durch die Hausfrau. Was macht die „so überaus gesunde Milch" da noch alles mit?

Da eine Reihe von Biologen und Ärzten nun doch die Entwertung der Milch erkannt hat und darüber auch entsprechend schreibt, ist man nun in jüngster Zeit darangegangen, die Milch wieder vitaminreicher den Konsumenten auszufolgen, braune Flaschen anstatt der lichtdurchlässigen zu verwenden und überhaupt eine Vitamin-D-Erhöhung zu erzielen. So wurde besonders der vermehrte Weidegang empfohlen, da das Weidevieh hiedurch einer erhöhten Sonnenbestrahlung ausgesetzt ist, was wieder für die Aktivierung des Vitamin D als wichtig erkannt wurde. Der tägliche Weidegang mit Austrieb und Eintrieb stellte sich aber oft als zu kostspielig heraus. Die Überdosierung des Vitamin D in sonnenarmen Zeiten durch Vigantol-Beigaben löste meist Schäden aus; Vergiftungserscheinungen und Aderverkalkungen waren die sichtbaren Folgen. So kann eine künstlich vitaminisierte Milch nicht unbedingt empfohlen werden.

Hocherhitzte Milch ist wiederum auch nicht empfehlenswert, da sie zwar weitestgehend sterilisiert ist, aber die knochenbildenden Salze neben den Vitaminen sehr ungünstig beeinflußt werden. Die Folgen sind ja bekannt!

Auf der Suche nach weiterer Verbesserung der Milch durch höchst unbiologische Verfahren kam man schließlich auf das Bestrahlen der Milch mit ultravioletten Strahlen. Auch dieses Verfahren war erneut ein Fehlschlag, da sich herausstellte, daß zwar das Vitamin D angereichert wird, jedoch die Vitamine A, B[1], B[2] und das Vitamin C sehr geschädigt werden. Außerdem entstehen durch die Bestrahlung toxische (giftige) Nebenprodukte: das Suprastin, Toxisterin und das Tachysterin, die wieder durch eigene chemische Verfahren entfernt werden müssen. Die Behauptung, daß durch das Bestrahlen der Milch deutliche, antirachitische Wirkungen ausgelöst werden, trifft nach den diesbezüglichen Arbeiten von K. H. Wagner nicht zu.

Schließlich sei noch erwähnt, daß man zeitweise auf die Fütterung mit eingesäuerten Rübenblättern und Rübenschnitzeln der Zuckerrüben sehr großen Wert legte, bis man entdecken mußte, daß durch diese Überfütterung die Colibakterien ungewöhnlich zunehmen! Richtiger Weidegang auf nicht mit Kunstdünger bestreuten Weiden bzw. Stallfütterung mit wertvollem Heu, gesunde, saubere und gut durchlüftete Stallungen sind noch immer die beste Gewähr, gesunde Milchtiere zu halten. Man hat noch immer viel zu wenig bedacht, daß eine Reihe von Chemikalien, die dem Futter beigemengt werden (DDT!), mit der Milch wieder ausgeschieden werden. DDT zur Desinfektion der Stallungen ist im Fett der Milch nachgewiesen worden.

Der Zusatz von Konservierungsmitteln (Formalin, Borsäure sowie in Packungen fix fertige „Konservierungsmittel") ist striktest abzulehnen, da diese Mittel beim Milchgenießen, vor allem bei den Kleinstkindern, schwerste gesundheitliche Schäden auslösen!

Wie ernst das Problem „*Milch*" ist, zeigt Prof. W. v. Haller, der nachgewiesen hat, daß innerhalb *eines* Jahres in Deutschland (nur Bundesgebiet) 1800 Fälle von Frühtod und 38.000 Erkrankungen an Tuberkulose durch Infektion von *Milch* entstanden sind! Die Pasteurisierung von Milch ist *keine* Garantie, daß sie tatsächlich keimfrei ist.

Sterilisierte Kindermilch als Nahrungsmittel für Säuglinge und Kleinkinder wird von K. H. Wagner nach genauen biologischen und chemischen Untersuchungen abgelehnt. Evaporierte (= eingedampfte) Milch enthält kein Vitamin C!

Bei der Erzeugung von Trockenmilch gehen durch die Hitzeeinwirkungen die Fermente und Vitamine größtenteils zugrunde.

Die meisten künstlichen Kindernährmittel enthalten als Hauptbestandteil Trockenmilch, und es können nach einer Ärzteerklärung die damit ernährten Kleinkinder nicht gedeihen und müssen anfällig für Krankheiten werden. In Japan sind in einem Jahr mehr als 40 Kinder nach dem Genuß von Milchpulver einem Frühtod erlegen, und über 4000 Kinder sind schwer erkrankt.

Auch die Sahne (= Rahm, Obers) wird vielfach verfälscht. Es werden oft geschlagenes Eiweiß, Stärkemehl oder Gelatine zugesetzt. Kunstsahne-Sorten kamen oft auf den Markt mit Beigaben von Magermilch und Erdnußöl, ja sogar konzentrierter Walfischtran und „Kunstmilch" wurden beigegeben. In Westdeutschland sind rund

5,3 Prozent Säuglinge in einem Jahr durch unrichtige Ernährung gestorben.

Das ist unsere so viel gepriesene Milch!

Kleine Geheimnisse über die Butter

„An der Butter wird es doch nichts auszusetzen geben!", meinen doch fürs erste viele Leser unserer Ausführungen. Butter ist doch das natürlichste, einwandfreieste, wohlschmeckendste, am leichtesten verdauliche und gesündeste Fett für unsere Ernährung!

Leider haben wir bei unseren kritischen Betrachtungen doch einiges auszusetzen, selbst an diesem so „idealen" Fett.

Das fängt schon bei der Zubereitung der Butter an. Daß die Butter, die auf unserem Frühstückstisch so einladend bereitsteht, nicht immer aus unserer milchreichen Gegend stammt, sondern aus Holland, Schweden oder Dänemark weit angereist kommt, nur so „nebenbei". Daß diese Butter entsprechend „präpariert" werden mußte, um den weiten Weg bis zu unserem Frühstückstisch oder Kochtisch in der Küche zu überstehen, wird doch jedermann einleuchten. Doch auch bei weit kürzeren Anmarschwegen, von der nahen Molkerei bis zum Kühlschrank der Hausfrau, muß die Butter auch entsprechend behandelt werden, um den idealen Vorstellungen der Hausfrauen und aller Familienmitglieder zu entsprechen. Verfolgen wir nun ein wenig nur den „Butterweg":

Durch sinnvoll konstruierte Separatoren wird doch der Rahm, das Ausgangsprodukt, von der Milch gewonnen. Werden diese Separatoren Tag für Tag immer auf das allergründlichste gereinigt? Zur „Vorsicht" wird dieser gewonnene Rahm doch vorerst noch in Pasteurapparate geleitet, um auf mindestens 80 bis 90 Grad Celsius „hochpasteurisiert" zu werden. Um aber andererseits diesen Rahm doch wieder „etwas" geschmackvoll zu machen, „veredelt" man ihn mit aromatisierenden Bakterienkulturen, die fabriksmäßig hergestellt werden! Die Beigabe von Diacetyl (ein chemisches Butteraroma) zur Verbesserung des Butteraromas ist zwar verboten, genau so wie die Streckung der Butter mit Margarine oder noch anderen Ergänzungsstoffen. Aber bei Goethe heißt es doch schon so nett: „Grau, lieber Freund, ist alle Theorie!".

Peinlich, daß der japanische Forscher R. Kinosita das so vielfach angewendete „Buttergelb", chemisch ausgedrückt ein Dimethyl-Aminoazobenzol, als krebserregend bezeichnete. Man kann sich lebhaft den Sturm der entrüsteten Erzeuger dieses Buttergelbes vorstellen; es half aber nichts, denn nicht nur Rattenversuche erbrachten einwandfreie Beweise, daß dieser teuflische Farbstoff in kleinsten Mengen noch nach Jahren Krebsschäden auslösen kann, auch eine Reihe weiterer Forscher bestätigten die Entdeckung des Japaners. Alle diese Fälschungsmöglichkeiten beweisen die Notwendigkeit der streng betriebenen Lebensmittelkontrollen durch die Organe der Lebensmittelpolizei.

Die Konservierung der Butter, natürlich mit chemischen Zusätzen, wäre auch noch zu erwähnen.

So wird die Butter sehr oft mit Salizylsäure „haltbar" gemacht, ebenso auch mit Fluornatrium. Daß die wasserlöslichen Fluorverbindungen gefährliche Gifte sind, hat man noch viel zu wenig bedacht, obwohl der diesbezügliche Spezialforscher R. Zangger in seinem Werk über Gewerbehygiene und Gewerbekrankheiten berichtet, daß es in Städten bereits tödliche Vergiftungen durch angewendete Fluorpräparate gab.

Was die Chemie nicht alles vermag! Das Konservierungsmittel „Fett-Abacterin" macht sogar die Butter tropenfest! Höher geht es nicht mehr!

Wir wollen das Butter-Thema mit einigen Aufklärungen über das Verpacken der Butter abschließen.

Butter für den Großkonsum der Städte wird als „Faßbutter" zumeist aus dem Ausland eingeführt. Die Holzfässer werden vorher mit einer Natrium-Salizylanalidlösung behandelt. Auch eine Kasein-Formalinlösung wird vielfach angewendet. Dann wird die Butter randvoll eingegossen. Die Rechtfertigung ist in der Molkereizeitung nachzulesen: „Nicht das Packmaterial ist maßgebend, sondern die hygienischen Bedingungen beim Verpackungsvorgang!" Die Fässer werden oft mit einem eigens präparierten Packpapier vorher ausgeschlagen. Das Packpapier wurde vorerst entsprechend präpariert, mit Chlorzinklösung, Schwefelsäure oder Kupferoxydammoniak. Dafür ist diese Butter dann „billige Kochbutter".

Frische Butter in größeren Würfeln wird zumeist in Albuminpapier eingeschlagen, dem Kochsalz und Salpeter als Konservierungszusätze beigegeben wurde. Für die Kleinpackungen werden Alu-

miniumfolien bevorzugt, die mit verschiedenen chemischen Zusatz-
stoffen versehen sind, um die Lagerfestigkeit der Buttermassen zu
erhöhen. Es wird auch Butter in verschlossenen Blechdosen angepriesen. Der Inhalt ist entweder sogenannte „präservierte Butter",
das ist mit Fetten, Ölen vermischte Butter oder auch „Gefrischte
Butter", aus alten verdorbenen Butterresten, durch verschiedene
Chemikalien „aufgefrischt".
Diese kleinen „Butter-Geheimnisse" haben nicht Anspruch auf Vollständigkeit, denn bei dem enormen Butterverbrauch ist immer wieder Anlaß gegeben, dieses Nahrungsmittel mit „neuen Geheimnis-
sen" zu versehen.

Das Milch-Lebenselixier — Joghurt

Das Joghurt ist ein aus Voll- oder Magermilch hergestelltes, biologisch hochwertiges Nahrungsmittel. Die Umwandlung von frischer
Milch zum Joghurt besorgen zwei Bakterienarten, der Bacillus bul-
garicus und das Thermobacterium Joghurt, innerhalb von drei bis
fünf Stunden bei einer Temperatur von 45 Grad Celsius.

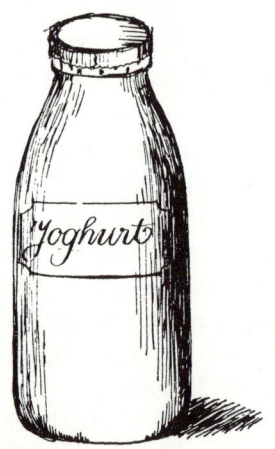

Daß dieses hochwertige Nährmittel ursprünglich aus Bulgarien
stammt, hat sich ja dank der zugkräftigen Werbung langsam herumgesprochen, die zumeist einen gesundheitsstrotzenden Bulgaren
darstellt, der laut Werbespruch sein Patriarchenalter dem Joghurt
verdankt.
Dies ist auch richtig, denn nichts hilft so wie Joghurt, die ungemein

wichtige Darmflora wieder in Ordnung zu bringen oder sie zu erhalten.

Wir kennen ja das allzu wahre bäuerliche Sprichwort, daß „der Tod im Darm sitzt!".

So gesund Milch für unser körperliches Wohlbefinden ist, kann Milch anderseits auch für unsere Gesundheit ein sehr gefährliches Nährgetränk werden. Eine Darminfektion durch schädliche Milchbakterien wäre gar nicht ausgeschlossen.

Wir hören, lieber Leser, Ihr Entsetzen: Ja weiß denn der Autor nicht, daß die Milch pasteurisiert werden muß, also keimfrei gemacht wird? Gewiß sind wir hinlänglich darüber im Bilde, aber ist das Pasteurisieren der Milch denn wirklich ein restloser Schutz gegen Bakterien? Denken Sie nur einmal gründlich nach, durch wie viele Hände und Gefäße die Milch von der pasteurisierenden Molkerei bis zu Ihnen daheim geht und wie Sie selbst die Milch dann unsachgemäß behandeln, bis sie konsumiert wird. Das Pasteurisieren oder das „übliche Abkochen" der Milch allein bildet absolut keinen garantierten Schutz gegen gewisse Bakterien und ihre auslösenden Infektionskrankheiten. Wir wollen nicht sogleich schwarz sehen und an die Erreger der Bauchtuberkulose oder der so gefährlichen Bangschen Krankheit denken, sondern wir wollen uns nur der vielen Menschen erinnern, die einfach auch gekochte Milch nicht vertragen, da Milchgenuß manchmal Durchfälle auslöst. Allein nach der Umstellung vom winterlichen Heufutter auf das frische Grünfutter der Kühe gibt es doch alljährlich bei vielen Menschen Darmerkrankungen, obwohl sie alle pasteurisierte Milch tranken. Wenn verseuchte, abgekochte Milch andererseits von Menschen genossen wird, die an Verstopfung leiden, bleiben Milcheiweißreste zumeist ein bis zwei Tage im Darm zurück, eine Zeit, die genügt, daß die sehr zählebigen, durch Kochen nur betäubten Bakterien in der sehr günstigen Darmwärme von 37 Grad zu neuem Leben erwachen und nun der Darmtätigkeit so manchen bösen Streich spielen können. Wir wiederholen: Das allgemein übliche Pasteurisieren oder „Abkochen" der Milch bildet keinen „garantierten" Schutz für das Aufkommen von leichten bis schweren Infektionskrankheiten durch Milchbakterien. Das Joghurt ist zwar auch ein Milchprodukt, schließt die Gefahren einer Darminfektion durch schädliche Milchbakterien jedoch aus. Die genannten Joghurtbakterien, deren Nährboden die Milch ist, verbrauchen den Milchzucker und liefern statt dessen Milchsäure.

Da Joghurt säuerlich schmeckt, glauben Laien vielfach, daß Joghurt einfach eine Art Sauermilch ist. Zwischen der Sauermilch und Joghurt ist aber ein wichtiger Unterschied. Gekochte oder rohe Milch wird durch „Stehenlassen" von den Luftbakterien zersetzt und zu Sauermilch umgewandelt.

Diese Luftbakterien vermögen aber nicht, die durch Pasteurisieren oder Kochen nur in ihrer Lebensäußerung zeitweise ausgeschalteten Bang-, Tuberkel- oder sonstigen schädlichen Bazillen zu vernichten. Sauermilch kann daher unter bestimmten Voraussetzungen (erkrankte Kuh, längere unsachgemäße Behandlung und Aufbewahrung der Milch u. a.) sehr gefährlich, wenn nicht lebensgefährlich werden, da sich zu den unter Umständen in der Frischmilch vorhandenen Bakterien noch die Luftbakterien gesellen.

Die Joghurtbakterien kommen durch das von ihnen „fabrizierte" Joghurt in den Darm, vernichten alle schädlich wirkenden Bakterien und bauen eine gesunde, biologisch richtige Darmflora auf, vorausgesetzt, daß Magen und Darm durch eine völlig falsche Ernährung und Lebensweise nicht hochgradig übersäuert sind und ein bedenklicher Mangel an Vitaminen, Fermenten, Mineralsalzen und sonstigen Spurenelementen vorherrscht. In diesem Falle kann auch Joghurt kein Wunder wirken, es ist vorher eine grundlegende Ernährungs- und Lebensumstellung nötig.

Joghurt entlastet den Magen durch Aufspalten des Milchzuckers, entlastet aber auch die Lebertätigkeit, da Joghurt viel weniger Galle benötigt als Milch, im besonderen gekochte Milch. Die Milch, roh oder gekocht, gerinnt im Magen zu mehr oder minder etwas schwer verdaulichen Klümpchen. Joghurt ist dagegen im Magen eine ganz feinflockige Masse, die den Magen absolut nicht belastet, sondern befähigt, wertvolle Aufbaustoffe der richtigen Verdauung zuzuführen.

Während Sauermilch nicht von Stoffwechsel-Erkrankten eingenommen werden darf, kann Joghurt unbedenklich — natürlich nicht eiskalt und in richtiger Menge — genossen werden. Joghurt ist ein ganz vorzügliches Mittel, eine gesunde und geregelte Darmtätigkeit wiederherzustellen und zu erhalten.

Ein Kranker benötigt bis zur Wiederherstellung seiner normalen Darmtätigkeit zumeist längere Zeit hindurch täglich eine Joghurt-Portion von 200 bis 250 Gramm. Mit nur einigen Fläschchen durch

ein paar Tage ist es da nicht getan! Der Magen- und Darmgesunde
kann sich begnügen, ein- oder zweimal wöchentlich Joghurt in seinen Speiseplan einzubauen.

Joghurt sollte den Kleinkindern und der heranwachsenden Jugend
verabreicht werden; die Eltern würden da einen ungeahnten Beitrag
für die gesunde Entwicklung der Kinder leisten!

Vereinzelt hören wir den Einwand, Joghurt sei geschmacklich nicht
gerade anziehend, schmecke „fad" und werde abgelehnt. Nur allzu-
oft stammen diese ablehnenden Urteile von Menschen, die durch Eß-
und sonstige Lebensgewohnheiten einen öden, übersäuerten Magen
haben, von Menschen, die nur Speisen bevorzugen, die auch den
unmittelbaren Alkoholgenuß „rechtfertigen", von starken Rauchern,
deren feine Geschmacksnerven schon arg „verräuchert" sind, wie
auch deren ganze Verdauung durch den Nikotineinfluß bereits im
argen liegt. Hie und da findet man auch Menschen, die eine echte
Überempfindlichkeit gegen Milch und Milchprodukte haben.

Es gibt jedoch so viele Möglichkeiten, Joghurt nicht nur geschmacklich, sondern auch nährwertmäßig wesentlich zu verbessern. Wer
gesüßte Speisen bevorzugt, kann in vielen Varianten Joghurt zu
einer Süßspeise nach seinem Geschmack zubereiten. Eine Regel sei
aber besonders beachtet: niemals weißen Zucker dem Joghurt beifügen! Zum Süßen eignet sich Melasse, Traubenzucker oder das
köstlichste Süß- und zugleich Heilmittel: Honig! Von den künstlichen Süßmitteln empfehlen wir Assugrin. Mit Natursäften bzw.
Frucht- oder Beerenzusätzen kann man Joghurt ganz einmalig wertvoll machen und geschmacklich zugleich verbessern.

So seien nur beispielsweise empfohlen:

Brombeer-, Himbeer-, Erdbeer-, Heidelbeer-, Johannisbeer-, Sand-
dornbeer-, Stachelbeer-, Apfel-, Birnen-, Kirschen- oder Orangen-
säfte ohne Zucker.

Außer den reinen Säften können auch die genannten Früchte oder
Beeren selbst, in kleinen Stückchen oder als Brei bereitet, beigegeben
werden.

Voraussetzung ist aber immer, daß die Früchte oder Beeren vollreif
und völlig frisch und einwandfrei sind! Überreife oder leicht ange-
faulte Früchte oder Beeren verderben nicht nur den Geschmack, sie
können auch erneut Darmfunktionsstörungen auslösen. Natürlich
ist auch die Beigabe von einigen Tropfen frisch gepreßten Zitronen-
saftes ohne weiteres möglich, wodurch wir nicht nur den Vitamin-C-

Bedarf ergänzen, sondern auch dem Genießer eines mehr säuerlich schmeckenden Joghurts entgegenkommen.

Für Joghurt-Genießer mit Verdauungs- und Stuhlgangsschwierigkeiten sei ein Leinsamen- bzw. Feigen-Joghurt empfohlen.

Für 200 Gramm Joghurt nehme man einen halben bis einen gehäuften Eßlöffel fein gemahlenen Leinsamen und rühre diesen gut in das Joghurt ein. Süßen kann man mit den vorgenannten Süßmitteln.

Für 200 Gramm Joghurt nehme man drei bis vier lauwarm gut gewaschene Feigen, schneide diese in möglichst feine Streifen und lege sie durch 24 Stunden zugedeckt in Joghurt. Zitronenbeigabe nach persönlichem Geschmack.

Beide Joghurt-Arten werden am vorteilhaftesten am Abend genommen, etwa zwei Stunden nach dem Abendessen. Vollkommen falsch ist es, diese so verdauungsfördernden Speisen am Morgen nüchtern einzunehmen.

Sehr zu empfehlen ist auch das Getreide- bzw. Weizenkeim-Joghurt.

Für 200 bis 250 Gramm Joghurt nehme man zwei gehäufte Eßlöffel entweder geschrotete Weizenkörner oder Weizenflocken bzw. Weizenkeime. Auch Hirse oder Buchweizen kann verwendet werden. Die Mischung kann mit Fruchtsaft oder Fruchtmus bzw. Zitronensaft, ganz nach eigenem Geschmack, verbessert werden.

Mischungen von Joghurt mit Würzkräutern (Anis, Kümmel u. dgl.) oder Mischungen mit fertigen Pflanzenextrakten bilden eine willkommene Abwechslung. Mit Joghurt lassen sich nicht nur die wohlsckmeckendsten Salatsaucen herstellen, sondern auch Brotaufstriche in vielen Varianten.

Einige Kartoffeln, in der Schale gekocht, auskühlen lassen, schälen, fein zerdrücken oder passieren und mit Joghurt, Schnittlauch und etwas Kümmel gut durchmischen. Auf Vollkornbrot-Schnitten streichen.

Das wäre ein überaus gesundes und bekömmliches Abendbrot!

Jedes biologisch ausgerichtete Kochrezeptbuch unterrichtet noch über viele Joghurt-Speisen.

Abschließend noch einige wichtige Joghurt-Regeln: Das Salzen von Joghurt können wir nicht empfehlen, da die Gefahr besteht, daß wir durch das Salzen unsere Tageshöchstmenge an Salz (3 Gramm!) überschreiten. Hier können wir auf Konto „Geschmack" keine Konzessionen machen!

Desgleichen empfehlen wir nicht, allzu gekühltes Joghurt — soeben dem Kühlschrank entnommen — einzunehmen.

Das Beifügen von frischem Rahm verfeinert zwar den Joghurt-Geschmack, doch verliert Joghurt dadurch — wenn auch mäßig beigefügt — seine so einmalige leichte Verdaulichkeit.

Von einem vielbegangenen Irrtum soll aber abschließend gewarnt werden:

Man mische niemals fertiges Joghurt mit Süß- oder Sauermilch! Die Meinung, daß sich die hinzugefügte Milch nun durch Stehenlassen in Joghurt verwandelt, ist falsch! Die sparsamen Hausfrauen glauben, Joghurt-Reste so noch besser verwerten zu können. Die Luftbakterien zersetzen nicht nur die Milch, sondern auch das durch die Milchbeifügung verdünnte Joghurt, das alle seine Vorteile gegenüber der Sauermilch einbüßt.

Joghurt, richtig bereitet, richtig und immer wieder angewendet, ist für Magen und Gedärme eine so einmalig gesunde und wohlbekömmliche Speise, die gar nicht genug empfohlen werden kann; Joghurt ist im besten Sinne ein Lebenselixier!

Nochmals: Der Tod sitzt im Darm!

Er kann sich dort einnisten;

Joghurt verhindert in Magen und Darm sein Einschleichen!

Gesundheitsspeise Topfen (Quark)

In unserer Jugend galt der Topfen als eine minderwertige Speise; die ärmlichen Bevölkerungskreise bereiteten mit Topfen die sogenannten Topfenknödel oder den Topfenstrudel. Auch als Brotaufstrich, gemischt mit Schnittlauch, fand er viel Verwendung. Wegen seiner Herkunft, durch das Gerinnen der Milch sich abscheidende Casein, wurde der Topfen auch als wertlos und nicht nahrhaft bezeichnet.

Weilten wir bei Großmutter am Lande, war unser erster Gang zur Nachbarin, denn wir waren sicher, daß wir auf ein so gut mundendes, dick aufgestrichenes Topfenbrot eingeladen würden. Selbst Großmutter war überrascht über unseren seltsamen Geschmack. Heute sind uns die Topfenbrote der guten Nachbarin vollkommen klar, und wir wissen auch den Grund unserer Vorliebe für dieses „Arme-Leute-Essen". Als Stadtkind war die Ernährung zu Hause eher alles andere als nach heutiger biologischer Auffassung richtig. Die wertvollen Aufbaumittel für den heranwachsenden Menschen sind ja gerade im Topfen in idealer Weise enthalten. Von den so wichtigen Kalziumverbindungen, den unentbehrlichen Aminosäuren, den Vitaminen und sonstigen wertvollen, bestverdaulichen Nahrungsfetten wußte man ja kaum etwas oder gar nichts, aber eines stand sicher fest, sie fehlten unserem Körper, daher unser erster Weg nach der Ankunft am Lande zur Nachbarin!

Wir fühlten instinktiv, da war man „anders" satt als daheim in Wien, wo es zwar immer einen reich gedeckten Tisch gab, aber arm

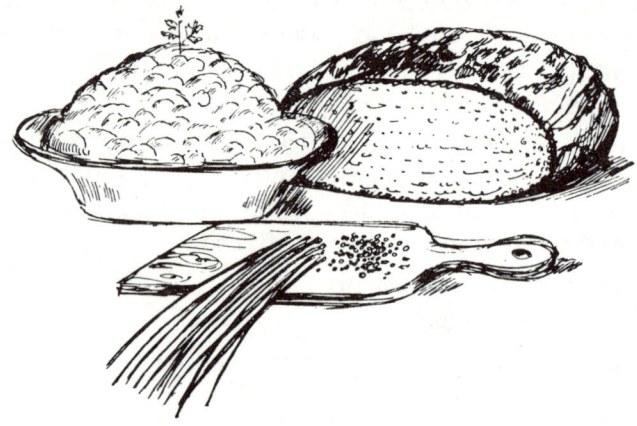

Topfen mit Schnittlauch und Schwarzbrot: Ein gesundes Abendessen

an allen biologisch wertvollen Aufbaumitteln. Außerdem mußte in Wien alles gut durchgekocht sein, gebacken oder gebraten — nun, der Leser dieser Zeilen ahnt schon, wo wir hinzielen.

Diese Zeiten sind längst vorbei; Topfen ist keine minderwertige Speise mehr, ja er wurde sogar zu einer erstklassigen Gesundheitsspeise befördert, die viel mehr in unsere Ernährungsfolgen eingereiht werden sollte!

Topfen erfüllt alle Forderungen der modernen biologischen Ernährung, als ein leichtverdauliches eiweiß-, mineralstoff-, milchfett- und vitaminreiches Nahrungsmittel.

Topfen wurde zu einer der bekömmlichsten unter den Gesundheitsspeisen und hat die vielfältigsten Verwertungsmöglichkeiten in der Küche.

Dem Eiweiß im Topfen kommt eine große Bedeutung zu, denn es gehört zu den biologisch wertvollsten Eiweißarten und enthält fast alle unentbehrlichen Aminosäuren in reichlichem Maße. Das Topfen-eiweiß wird vollständig verwertet, und außerdem ist Topfen sehr preiswert.

Hundert Gramm Topfen enthalten nur 2 Gramm Fett, dafür aber 17 Gramm Eiweiß und einen sehr hohen Anteil an Mineralstoffen, die der Mensch so nötig braucht, wie etwa Kaliumverbindungen, Kalziumverbindungen für unsere Zähne und den Knochenaufbau, extrem hohe Anteile an Phosphor, Kalk und noch eine Reihe ande-rer wichtiger Mineralstoffe. Das Fett, vorwiegend in den sogenann-ten fetthaltigen Topfensorten, ist als Milchfett enthalten und gehört zu den bestverdaulichen Nahrungsfetten. Da es bereits bei Körper-temperatur flüssig wird, ist es in feinstverteilter Form enthalten.

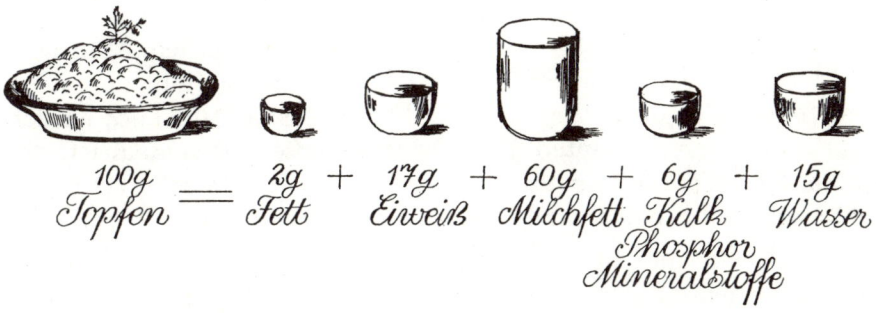

$$\underset{\text{Topfen}}{100g} = \underset{\text{Fett}}{2g} + \underset{\text{Eiweiß}}{17g} + \underset{\text{Milchfett}}{60g} + \underset{\substack{\text{Kalk} \\ \text{Phosphor} \\ \text{Mineralstoffe}}}{6g} + \underset{\text{Wasser}}{15g}$$

Von den im Topfen enthaltenen Kohlehydraten sei besonders der Milchzucker erwähnt, der bewirkt, daß bestimmte, im Darm enthal-tene Nährstoffe, wie Kalzium, bedeutend leichter aufgenommen wer-den können. Sehr wichtig ist dies bei Kindern, jedoch auch bei Schwangeren, Stillenden und bei älteren Menschen.

An Vitaminen sei erwähnt, daß im Topfen reichliche Mengen Vita-mine der B-Gruppe enthalten sind, darunter das Lactoflavin, das im menschlichen Stoffwechsel als Baustein für viele Enzyme (Fermente) eine große Rolle spielt. Der Mangel an diesen Enzymen beeinträch-tigt eine Reihe von Lebensvorgängen und stört den Stoffwechsel-ablauf in den Körperzellen.

Aus diesen Ausführungen ersehen wir, wie wichtig der einst so geringschätzig beurteilte Topfen für unsere Ernährung ist.

Jedes bessere Kochbuch liefert eine ganze Reihe von biologisch richti-gen, sehr gut schmeckenden Topfengerichten.

Die viel zuwenig bekannte Molke

Schon seit Menschengedenken ist die Molke ein Naturheilmittel.

Die Molke (= Molken = Käsewasser = Sirte) ist bei der Käsebereitung aus geronnener Milch ablaufende Flüssigkeit. Sie enthält Milchzucker, Vitamine und Mineralstoffe von der Milch sowie Fett und Eiweiß.

Zur Käsebereitung selbst wird die Molke nicht verwendet, es sei denn zur Bereitung eines eigenen Diätkäses. Molke ist ein Naturheilmittel vorzüglich bei Stoffwechselleiden, speziell aber bei Leber-, Galle- und Nierenleiden. Molkekuren werden zur Behandlung der Lungentuberkulose mit Erfolg angewendet, desgleichen hilft die Molke bei Kreislaufstörungen den Körper zu entschlacken und dadurch zu entlasten.

Molke kann zu Hause aus Sauermilch hergestellt werden. Man läßt die Milch einige Tage in Schüsseln stehen, bis sie gerinnt und seiht diese Sauermilch durch ein Tuch ab. Der Rückstand im Tuch ist der Quark (= österr. „Topfen"), die ausgepreßte Flüssigkeit ist die Molke. Durch den Gärungsprozeß enthält die Molke sehr wertvolle Bakterien, die bei den Molke-Kuren so heilsam wirken.

Doch soll man auch hier nicht zuviel einnehmen, täglich ein Likörglas Molke genügt. Übertreibung löst eine Übersäuerung des Magens aus.

DAS FLEISCH ALS TEIL DER MENSCHLICHEN ERNÄHRUNG

Das Grundübel in unserer Ernährung: Der Großteil der Menschen will nicht mehr wie einst nur am Sonntag seinen Braten oder sein Huhn im Topf haben, er begnügt sich auch wochentags nicht mehr mit Gemüse- und Getreidespeisen. Heute ist es doch praktisch so, daß die Menschen schon zum Frühstück einige Blätter Wurst aufs Brot wünschen, irgend etwas „Gesottenes" oder „Gebratenes" am Teller zu Mittag vorfinden wollen und sich auch am Abend nicht mit einer Scheibe Käse und Schwarzbrot begnügen können.

Wir bedenken gar nicht, daß Fleischnahrung mit beachtlichen Nährwertverlusten verbunden ist. Riesenmengen von Getreide, Milch, Kartoffeln sind nötig, um diese ungeheuren Fleischmassen zu produzieren.

Man hat errechnet, daß ein Ochse während eines Jahres soviel frißt, wie sechs Männer im gleichen Zeitraum benötigen. Mit der Milch, Kleie und den Kartoffeln, die ein Schwein verzehrt, bis es schlachtreif ist, kann man doppelt soviel Menschen ernähren, wie aus dem gewonnenen Fleisch des geschlachteten Schweines. Zeigen diese beiden Fälle nicht deutlich, daß die Fleischerzeugung eine ungeheure Verschwendung des landwirtschaftlichen Bodens, wertvollster Nahrungsmittel und schließlich auch der Arbeitskräfte in der Landwirtschaft darstellt?

Die volkswirtschaftlichen Gründe gegen den übermäßigen Fleischkonsum stehen aber hier nicht weiter zur Diskussion, hier seien vor allem die gesundheitlichen Nachteile noch weiter erörtert.

Das Übel beginnt ja bereits bei den Futtermitteln der Schlachttiere, wenn dem Futter Antibiotika zugesetzt werden. Diese Antibiotika (= „gegen das Leben gerichtete Stoffe") behindern zwar das Wachstum von schädlichen Bakterienarten im Tier, richten sich aber auch durch die Fleischnahrung des Menschen gegen das Leben der Menschen selbst!

Nach den neuesten Untersuchungsergebnissen ist der Einfluß der Antibiotika auf die nachweisliche Abtötung der Darmflora bei Mensch und Tier nicht ungefährlich. Vorbildlich sind da die holländischen Tierärzte, Tierzüchter und Biologen, die ein gesetzliches Verbot der Anwendung der Antibiotika bei der Tierzucht erreichten.

So wird Penicillin, Streptomycin, Aureomycin, Chloramphenicol,

Terramycin u. a. als Zusatz zum Vieh- und Geflügelfutter verboten. Der Kreis ist aber nicht geschlossen, denn durch die Anwendung dieser Mittel beim Futterpflanzenanbau gerät die ganze Biologie des Bodens in höchste Gefahr.

Die Pflanzen werden schwer geschädigt, die wiederum das Hauptnahrungsmittel unserer Schlachttiere bilden.

Die Gefahren des Fleischgenusses beginnen nun im erhöhten Maße, sobald das Schlachtvieh getötet ist, denn mit diesem Augenblick beginnt sich das Fleisch zu zersetzen. Dieser Zersetzungsvorgang wird durch Einfrieren, durch Räuchern, Pökeln und Dosierung zu verhindern versucht. Die äußerst giftigen Fäulnisalkaloide werden nur zum Teil an ihrer Ausbreitung gehindert; die täglich immer wieder vorkommenden Fleisch-, Wurst- und Fischvergiftungen beweisen dies nur zu deutlich. Die Hausfrau versucht nun, dieser Gefahr durch weitere Behandlung des Fleisches zu begegnen, doch die Maßnahmen, wie Kochen, Braten und Backen sind auch keine hundertprozentige Gewähr, und so müssen die höheren Kochkünste der Hausfrauen, Garnierungen und Bereitung delikater Soßen, wenigstens geschmacklich die Zersetzungsvorgänge verdecken. Wurstvergiftungen sind noch viel häufiger und bedenklicher als Fleischvergiftungen. Das Kochen der Würste bietet keine hundertprozentige Gewähr, daß alle giftigen Zersetzungsbakterien vernichtet wurden. Die Würste liegen nun oft tagelang im Metzgerladen herum, oft nicht minder lange im Haushalt, und so treten Wurstvergiftungen nur zu häufig mit schweren Störungen in den Nervenzentren auf. Nach Statistiken der erfaßten Fälle führen 30 bis 40 Prozent der Wurstvergiftung zum Frühtod!

Interessant ist, daß in vielen Gegenden, nach dem österlichen Fasten — hauptsächlich bei der ländlichen Bevölkerung — ein erhöhter Fleisch- und Wurstkonsum zu den Osterfeiertagen auch prompt eine abnorm hohe Anzahl von Vergiftungen auslöst, da gerade Wurstwaren mit den besonders leicht zersetzlichen Anteilen an Blut und Innereien, vor der Fastenzeit schon bereitet, in mangelhaften Kellern aufbewahrt oder nur oberflächlich geräuchert, zum Verzehr bei festlichen Anlässen dienen.

Die Konservierung von Fleisch und Fleischwaren

Das Pökeln:

Die gebräuchlichste Fleischkonservierung ist das Pökeln. Das Fleisch wird mit einem Gemisch von Kochsalz, Salpeter und Industriezucker eingerieben oder in eine Flüssigkeit aus diesen drei Chemikalien gelegt, in der es etwa 10 bis 14 Tage verbleibt. Dadurch wird das Fleisch einer Schrumpfung ausgesetzt, denn diese wasserentziehende Lauge entzieht dem Fleisch das Fleischwasser. In diesem Wasser sind beachtliche Mengen von wichtigen Nährstoffen enthalten, so Eiweißstoffe, Enzyme, Vitamine und Mineralstoffe, alles für die Ernährung lebensnotwendige Stoffe und Substanzen. Diese Lauge wird nach Abschluß des Einpökelns weggeschüttet. Das so entwertete Fleischgewebe wird nun durch reichlich Salzbeigabe und verschiedene Ingredienzien chemischer Natur geschmacklich wieder aufgebessert. Abgesehen davon, daß Salpeterreste in der Fleischfaser verbleiben, sich durch Bakterieneinwirkung zu schön rot gefärbtem Stickoxyd-Hämoglobin verwandeln, wodurch dieses wertlose Fleisch eine prachtvolle rote Farbe erhält und von den ahnungslosen Hausfrauen als besonders begehrenswert zu jedem geforderten Preis gekauft wird. Dieses so vergiftete Pökelfleisch wird in beachtlichen Mengen genossen. Der Zusatz von Industriezucker und Kochsalz — beide ganz wesentliche gesundheitsschädliche Stoffe — vergrößert nur noch den Giftigkeitsgrad dieses „Genußmittels".

Ein allgemeiner Irrtum muß mit Nachdruck richtiggestellt werden: Durch das Pökeln werden die fäulniserregenden Keime nicht vernichtet, gerade der die Wurst- und Fleischvergiftungen auslösende Bacillus enteritidis bleibt nach dem Pökelprozeß lebensfähig. Dieser Bazillus hat, wie einwandfrei festgestellt wurde, eine solche Lebenskraft, daß er sich während des Pökelvorganges sogar noch vermehren kann! Als man dies entdeckte, wußte die Chemie sofort ein wirksames Gegenmittel: Borsäure.

Tausende amerikanischer Soldaten, die sich von diesen „neuesten" Fleischkonserven ernährten, starben auf den Philippinen, bis die Lebensmittelindustrie und vor allem die Gesundheitsbehörden endlich doch Bedenken gegen diese giftige Beimengung hatten.

Zum Thema Konservierungsmittel der Fleischindustrie zitieren wir wörtlich den Wissenschaftler H. van der Upwich:

„Konservierungsmittel werden der Nahrung zugesetzt, um die Zellen der Mikroorganismen (d. s. Bakterien und Schimmelpilze) in ihrem Wachstum zu hemmen. Diese chemischen Stoffe beeinträchtigen jedoch auch die Zelltätigkeit, vor allem die Atmung der Zellen des menschlichen und tierischen Organismus; alle Zellen enthalten das plastische Eiweiß, das mit Enzymen aller Art ausgestattet ist."

Eine Reihe von „Konservierungsmitteln" sind heute gang und gäbe, die alle, wie u. a. Benzoesäure und ihre Derivate, Borsäure, Chlor, Peroxyde, Schwefelige Säure, Papain, Formaldehyd und Salze unter den verschiedensten Namen, schwere gesundheitliche Folgen haben. Sie lösen erregende und dann lähmende Wirkungen auf die Zellen aus, verändern sehr nachteilig die Eiweißstoffe, vermindern die Verdaulichkeit, wirken selbst in kleinsten Mengen oft zerstörend auf die Schleimhäute, gehen teilweise ins Blut über und werden zumeist erst nach 12 bis 20 Stunden im Harn ausgeschieden. Sie häufen sich somit sehr lange an und wirken doppelt und dreifach giftig! Da „Frischfleisch" keinerlei Konservierungsmittel enthalten soll, ist es ein grober Unfug, wenn dieses als „Frischfleisch" deklarierte Fleisch „nur" trocken mit Borsäure abgerieben wird, da so die gesundheitlichen Folgen nicht viel minder nachteilig sind. Wie viele Hausfrauen loben ihren Fleischhauer, da er — wie feinfühlend! — immer nur „zartes" Fleisch für sie bereit hat. Wie ahnungslos sind die Hausfrauen, denn sie haben ja keine Ahnung von den aus den USA eingeführten Mitteln, „Fleischzartmacher" genannt, die das Bindegewebe des Fleisches angreifen, wobei der eingedickten Masse noch fürsorglich, damit die Zersetzung andererseits doch nicht zu schnell vor sich gehe, Glyzerin, Paraffinöl und dergleichen zugegeben werden.

Über das Räuchern:

Der Autor ist schon hart, denn nun wird er gleich gegen das Räuchern zu Felde ziehen und dem Leser die Folgen des angenehmen Räuchergeschmackes vor Augen führen, auch wenn viele Leser überzeugt sind, daß wir im Rauchfleisch (süddeutsch: „Geselchtes") den besten Appetitanreger besitzen, wenn alle Geschmacksreize versagen. Auch hören wir immer wieder den Hinweis, daß wir im Räuchern (Selchen) die älteste Konservierungsform besitzen. Unsere Ahnen haben doch in ihren Urwäldern (siehe Tacitus!) die Bären-

und Hirschkeulen geräuchert, dies nun auch anzutasten, sei doch ein Zeichen höchster Traditionslosigkeit! Bei aller Achtung vor Biologie und moderner, naturnaher Ernährung, aber der Angriff auf das Räuchern sei ein starkes Stück!

Und dennoch müssen wir erklären, daß das Räuchern eine Entwertung des Fleisches bedeutet und eine grobe Schädigung des Genießers auslöst, wenn auch die Schädigung nicht unmittelbar in Erscheinung tritt. Es fängt der ganze Jammer schon damit an, daß dem Räuchern das nun sattsam bekannte Pökeln vorangeht, um das Fleisch entsprechend „vorzubereiten", d. h. um das Fleisch für die Aufnahme der Rauchgase aufnahmsfähiger zu machen. Der Rauch durchdringt die Fleischstücke nun besser, verleiht ihnen nicht nur den einmaligen Geschmack, sondern auch die für das Auge so „wohltuende Farbe".

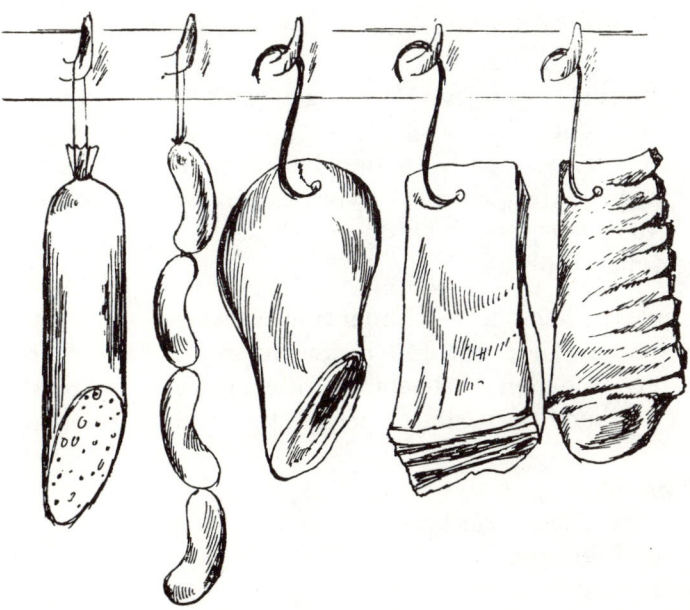

Wurst- und Fleischstücke, geräuchert, im Fleischerladen auf Stangen aufgehängt und dadurch stunden- und tagelang den Luftbakterien ausgesetzt.

Die Rauchprodukte, wie Kreosot, die empareumatischen (= brenzeligen) Stoffe, Formaldehyd, Essigsäure, Ameisensäure und eine
weitere Folge der verschiedensten schädlichen Spurenelemente, saugen sich in alle noch so großen Fleischstücke vollständig ein. Daß sich
die desinfizierenden Rauchbestandteile nach dem Selchen (Räuchern)
aus dem Fleisch verflüchtigen, ist ein grundlegender Irrtum. Sie verbinden sich mit dem Fleisch und bilden anschließend nur zu oft geschmacklich schwer zumutbare Veränderungen. Die Räuchergase
stören die Verdauung, und daher sind diese Rauchprodukte sehr
starke Gifte für die Bakterien des Darmes.

Es gibt auch eine sogenannte „Schnellräucherung", wo man sich statt
der Raucheinwirkung des Holzessigs bedient. Das Fleisch wird in
diesen Holzessig getaucht, der in die Fleischschichten eindringt. Nach
dem Urteil des berühmten Wiener Internisten und Ernährungs-
forschers von Noorden ist dies „ein ganz minderwertiges Verfahren,
und es bedeutet eine Verkümmerung des Geschmacksinnes, daß
solche Ware von den Verzehrern abgenommen wird".

Wurstvergiftungen bei der bäuerlichen Bevölkerung sind auch deshalb in erhöhtem Ausmaße festgestellt worden, da neben dem Mangel an peinlichster Hygiene dem sogenannten „Wurstbrat" — trotz
aller Verbote und Aufklärungen — immer wieder Mehl zugesetzt
wird. Besonders bei den Blut- und Leberwürsten ist der Zusatz von
Mehl sehr bedenklich, da diese Wurstwaren am schnellsten dem völligen Verderb ausgesetzt sind und diese Wurstvergiftungen zum
unweigerlichen Frühtod führen.

Gerade unsere Haustiere — Rinder und Schweine — sind in der Regel
keine gesunden Tiere und fallen den mannigfaltigsten Krankheiten
zum Opfer. Von den Viehseuchen, die latent in mehr als offiziell
bekannten Fällen in den Ställen noch immer hausen, seien genannt:

der Milzbrand,
die Maul- und Klauenseuche,
die Kuh- und Schafpocken,
die Tollwut und der Rotz,
die Rindertuberkulose,
die Strahlenpilzkrankheit,
die Vergiftung durch Paratyphusbazillen,
der Schweinerotlauf.

Außerdem beherbergen die Schlachttiere in ihren Organen auch eine Reihe von tierischen Schmarotzern, die auf den Menschen übertragen, bei diesem nicht nur Störungen des Allgemeinbefindens, sondern auch Erkrankungen bedenklicher Form auslösen können. So kann z. B. das Entstehen einer schweren Blutarmut auf die Übertragung von Fischbandwurm (Bothriocephalus latus) oder auch von Rinderbandwurm (Taenia saginata) bzw. Schweinebandwurm (Taenia solium) zurückzuführen sein.

Dabei ist außerdem zu bedenken, daß die sogenannten desinfizierenden Räuchersubstanzen, Phenole und die brenzeligen Stoffe, ihre schwere Giftigkeit von der Ursubstanz — vom Teer — erhalten. Wie giftig dieser Steinkohlenteer ist — und um den handelt es sich ja —, zeigt die Tatsache, daß Arbeiter in Teerbetrieben oft an Hautentzündungen und Hautwucherungen leiden, der sogenannten Teerdermatitis. Das Ende dieser Hauterkrankungen ist oft Hautkrebs!

Ein englischer Arzt und Biologe führt die geradezu beängstigende Zunahme des Lungenkrebses bei den Straßenbauarbeitern auf die Einatmung des Teerstaubes der Straßen zurück.

Auch der bekannte „Schornsteinfegerkrebs" hat die gleiche Ursache: Teer und Teerprodukte. Teerschädigungen führen unweigerlich zum Frühtod. Durch den „Genuß" von Geselchtem werden nun diese überaus schädlichen Teerrückstände dem Körper einverleibt, obgleich dies nur ein Teil jener Teermengen ist, die der Körper durch den Genuß von Lebensmitteln erhält, die zum Zwecke der Konservierung und des „Schönens" der Nahrung entsprechend „behandelt" wurden!

Das Schweineschmalz:

Wir beobachten selbst, wie zahlreiche Hausfrauen mit einem Steinguttopf aus Großmütterchens Erbe zum Fleischhauer eilen, um sich diesen Topf mit frischem Schweineschmalz vollgießen zu lassen. Andere Hausfrauen sehen wieder verächtlich auf diese „Tüchtigen", denn sie waren um vieles tüchtiger: Sie schleppten den „schönen", „rosigen" Bauchfilz nach Hause, schnitten ihn in kleine Waffeln und ließen diese am häuslichen Herd aus. Das gab dann neben dem „garantiert" echten Schweineschmalz noch eine Schüssel „Grammeln", für die Familie ein begehrtes Abendbrot.

Das Schweineschmalz ist ein sogenanntes Depotfett, aus dem Bauchwandfett, dem Gekrösefett und dem Netzfett des Schweines gewonnen. Wir müssen uns daran gewöhnen, von den Lobliedern auf das Schweinefett sehr viel zu streichen, da diese nur von den Großschlächtereien gesungen werden, damit sie ihre großen Fettvorräte los werden. Tierisches Fett ist ziemlich vitaminfrei, sogar das fettlösliche Wachstums-Vitamin A ist nur in feinsten Spuren enthalten. „Reichlicher Vitamin-C-Gehalt" ist ein propagandistischer Unsinn der Fetthändler.

Schweinefett ist eher als eine Ernährungsschlacke (Waerland) zu bezeichnen.

Der zweite große Unsinn ist die Behauptung, Schweinefett sei ein wertvolles Volksnahrungsmittel. Es ist leider ein Volksnahrungsmittel, aber ein ungesundes und sollte weitestgehend aus der Ernährung ausgeschaltet werden. Die Speicherung von tierischem Fett in unserem Körper führt zu Stoffwechselstörungen. Daher sind die Milch- und Pflanzenfette am wertvollsten und sollten wegen ihrer erhöhten Verträglichkeit eigentlich stets bevorzugt werden!

Die tierischen Schlachtfette (besonders Schmalz und Talg) sind auch schwer verdaulich und schon deshalb ungesund, weil sie Wasser, Salze und tierische Stoffwechselschlacken im Körper gleichzeitig binden. Das Riesenangebot an tierischem Schlachtfett — Hunderttausende Tonnen werden jährlich von Amerika nach Europa geliefert — rührt daher, daß tierisches Fett eben billiger ist als die pflanzlichen Fette. Aber auch in kleineren, europäischen Schlachthäusern wird das Tierfett einem Raffinierungs- und einem Fetthärtungsprozeß unterworfen. Vielfach ist das Schweineschmalz außerdem gebleicht, wodurch die Hausfrauen geneigt sind, für diese „blendweiße" Ware einen höheren Preis zu zahlen. Daß sie aber einen zahlenmäßig nicht feststellbaren Tribut auf unsere schwere Gesundheitsgefährdung bezahlen, fällt den wenigsten Hausfrauen ein.

Hier wäre noch eine ungeheure Aufklärungsarbeit zu leisten, vor allem durch die Hauswirtschaftsschulen, Haushaltsseminare, Frauenberufsschulen u. a.

Durch die genannten chemischen Behandlungen des Schweinefettes, zu denen sich oft noch weitere „Verbesserungen" gesellen, wird der ganze naturgemäße Zusammenhang der Fettmasse gestört, was beim Menschen wieder Stoffwechselstörungen auslöst.

Störungen zwischen dem Fett- und Eiweißstoffwechsel führen gar bald zu Geschwulstbildungen!

Es ist ein hohes Verdienst der Biologin Johanna Budwig, einen neuen, sehr interessanten Beitrag zum aktuellen Krebsproblem geliefert zu haben.

Infektion vom Grillspieß!

Eine bekannte Delikatesse sind saftige Hühnchen oder andere Fleischsorten vom Grill, die aber auch eine bedenkliche Gefahr in sich bergen.

Wird nämlich tiefgekühltes Fleisch vor dem Grillen schlampig, d. h. zu kurz aufgetaut, kommt es unter Umständen zu sehr gefährlichen Vergiftungen!

Die tiefgefrorenen Fleischwaren können bereits beim Paketieren mit Salmonellen infiziert werden. Die Salmonellen sind Darmbakterien, die bei Mensch und Tier Paratyphus und schwere, ja sogar tödliche Fleischvergiftungen auslösen. Durch zu kurzes Auftauen erreicht in der Folge die Grillhitze nicht jene Höhe, die unbedingt nötig ist, um diese Erreger im Fleisch völlig zu vernichten.

Eine weitere Gefahr besteht darin, daß durch den Grillapparat, der mit Salmonellen infiziert in einem schlecht gelüfteten, unhygienischen Nebenraum steht, diese gefährlichen Bakterien auch auf andere Lebensmittel oder dort abgestellte Fleischsorten (bereits gebratenes, abgestelltes Bratenfleisch) übertragen werden.

Alles gefrorene Fleisch muß daher immer richtig aufgetaut werden. Das englische Gesundheitsinstitut hat diesbezüglich exakte Untersuchungen vorgenommen und eine Mindestzeit von 7 bis 8 Stunden bei normaler Zimmertemperatur, das Fleisch gut zugedeckt, vorgeschrieben. Die Grillhitze muß 200 Grad Celsius erreichen und mindestens eine halbe Stunde lang einwirken, um die so gefährlichen Salmonellen-Bakterien restlos abzutöten. Erneute Vergiftungsgefahr besteht für übriggebliebene Fleischmengen, und diese Reste müssen sorgfältigst erneut eingefroren und dann wieder entsprechend aufgetaut werden.

Nur so können wir das biologisch zwar völlig wertlose, doch geschmacklich gute und zumindest ungiftige Fleisch genießen!

DIE NICHT UNBEDENKLICHEN EIER

Hühnereier

Viele Menschen halten den Verzehr von Eiern allein schon deshalb für unbedenklich, da das Eiinnere von einer Kalkschale so gut eingeschlossen ist, daß keinerlei schädliche Einflüsse von außen das Eiinnere ungünstig beeinflussen können.

Dies lehrte man uns bereits im Elternhaus, und um so unbedenklicher genossen wir die Eier im Glas, die Eierspeisen, die „kernweichen" öder die „harten" Eier. Dann gab es noch eine ganze Reihe von sehr beliebten Speisen, bei deren Herstellung Eier reichlich Verwendung fanden, besonders Kuchen und bestimmte „Mehlspeisen". Wir erinnern uns auch noch des Tages der Großjährigkeit, wo wir von Großmutter als besonderes Zeichen dieser Stunde ein Gläschen „Eierlikör" vorgesetzt bekamen, den sie höchstpersönlich „gebraut" hatte. Die Hausfrauen von heute werden zum größten Teil an dieser Geschichte nichts finden. Die Eier haben noch immer starken Absatz, und die „Mehlspeisen", Torten sowie sonstige Kuchen sind noch genau so beliebt wie einst. Es fällt uns daher schon etwas schwer, die „Ei-Begeisterung" einschränken zu müssen, da das Thema tatsächlich einer gewissen Reform bedarf.

Da hat sich fürs erste eine Erkenntnis des Biologen Ragnar Berg herumgesprochen, der behauptete, der Nährwert der Eier sei viel zu hoch veranschlagt, da ein Ei nicht höher zu bewerten sei als eine Kartoffel. Außerdem werden die Mütter ernstlich gewarnt, den Kindern bis zum vollendeten fünften Lebensjahr Eier oder Speisen mit Eiern vorzusetzen, da der überhohe Gehalt an Lezithin für die Gesundheit und Entwicklung der Kinder mehr oder minder schädliche Folgen zeitige. In den ersten fünf Jahren werden bei den Kindern durch den Eiergenuß die Nerven so ungünstig angeregt, daß diese Kinder nervös und reizbar sind. Bei reichlichem Eiergenuß — interessanterweise mehr beim Genuß von konservierten, sogenannten „Kalkeiern" — werden diese Kinder sowohl geistig als auch sexuell frühreif. Vernünftige Mütter werden dies daher weitestgehend berücksichtigen. Es gibt aber leider auch unvernünftige Mütter, die um diesen Nachteil der Eierernährung wissen und dennoch den Kindern reichlich Speisen, aus Eiern hergestellt, vorsetzen, um die Entwicklung der Kinder zu fördern. Dies sind dann zumeist jene Kinder, die als auffallend altklug gelten und bemüht sind, Erwachsene nachzuahmen.

Auch erreichen diese Kinder eine sexuelle Frühreife, die sich in allen möglichen sexuellen Unarten austobt, da eine natürliche Entwicklung übersteigert wurde. Die Mütter tun damit ihren Kindern — besonders den Mädchen — einen sehr schlechten Dienst, da hier so manche Ursache zu suchen ist, warum später Ehen aus rein sexuellen Gründen scheitern, da die junge Frau mit unrichtigen, nicht biologisch-natürlichen Voraussetzungen in die Ehe tritt. Wir mußten dies hier einmal ausführlicher behandeln, da wir dies viel zuwenig in anderen Werken berücksichtigt oder als „überalterte" Ansicht vorfinden.

Die allgemeine, besonders unter den Hausfrauen übliche Ansicht, daß die Eier durch ihre Kalkschale förmlich hermetisch abgeschlossen sind, muß als vollkommen falsch erklärt werden. Die Kalkschale hat Hunderte feinster Poren, die jederzeit alle Arten von Bakterien und schädlichsten Pilzen einlassen. Das längere Liegen der Eier an der Luft hat einen Ausgleich der Luftdruckverhältnisse zur Folge: Das Wasser im Ei verdunstet rascher als man glaubt, und in diesen Hohlraum dringt Luft von außen ein, geschwängert mit zahllosen schädlichen Bakterien.

Diese schädlichen Bakterien finden sofort reichlich Nahrung im Inneren des Eies und haben somit Gelegenheit, ihr Zerstörungswerk zu beginnen und auszubauen. Daher nun die „weise" Erfindung, die Eier zu „konservieren".

Die primitivste Konservierung der Eier ist das Einlegen in Kalk. Die unbiologische und total falsche Methode erkennt die Hausfrau sofort: Erstens zerspringen diese Eier leicht beim Kochen, und zweitens verändert sich der Eiinhalt so nachteilig, daß sich das „Eiklar" nicht mehr „schlagen" läßt.

Das Einlegen der Eier in eine Mischung von Kochsalz, Borax und Salpeter statt in Kalk ändert gar nichts, denn diese Stoffe dringen auch durch die Poren der Kalkschale in das Eiinnere und lösen die eben beschriebenen Nachteile genauso aus.

Weitere Konservierungsmethoden haben sich nicht bewährt; sie sind entweder schwer durchführbar oder haben sich sogar als schädlich erwiesen. Wir wollen uns die vielen Namen ersparen, unter denen die verschiedenartigsten Konservierungsstoffe und -methoden kursieren. Eines ist jedenfalls sicher, daß alle diese Mittel mehr oder weniger in das Eiinnere eindringen, allein schon geschmacklich nachteilige Folgen auslösen.

Jedenfalls sind diese chemischen, meist namentlich geschützten Konservierungsmittel für das Ei und daher für die Gesundheit des Konsumenten nachteilig, und daher können unsere Hausfrauen beim Eieinkauf, besonders in den Großstädten, gar nicht genug Vorsicht walten lassen.

Dies gilt auch besonders in bezug auf den Einkauf von fertigen Teigwaren der mannigfachsten Art und Namen, da hier Eier in unvorstellbar großen Mengen benötigt werden. Bei der Herstellung der vielen Teig- und Konditorwaren werden ja keine richtigen Eier (ob frisch oder konserviert) verwendet, sondern die in Großindustrien hergestellten Trockenei-Fabrikate. Wie viele Hausfrauen wissen, daß diese Trockeneierfabrikate fast ausschließlich aus China eingeführt werden, wo u. a. der größte diesbezügliche Betrieb täglich etwa vier Millionen Eier in Trockenware umsetzt? Zusätzlich kommen auch bei uns Trockeneifabrikate aus Holland, Polen, Dänemark und auch aus Frankreich auf den Markt und finden sich in der Küche unserer Hausfrauen ein, natürlich noch mehr in den Bäckereien und Konditoreien.

Schließlich sei noch der flüssigen Eikonserven gedacht. Zu beschreiben, was da alles an lebensgefährlicher Chemie beigegeben wurde, würde unsere Abhandlung über das Ei übermäßig ausdehnen. Wir beschränken uns nur auf den warnenden Hinweis, daß diese giftdurchsetzten Eipräparate bei der Herstellung der vielen Fleisch- und Fischmayonnaisen in zahllosen Varianten Verwendung finden.

Wir müssen immer wieder darauf hinweisen, daß diese feinsten Giftmengen, mit Giftmengen aus anderen Nahrungsmitteln unserer so üppigen Nahrungsmittel-Industrie addiert, Wirkungen erreichen, die für den menschlichen Körper einen bedrohlichen Stand erklommen haben. Zwar kann der Körper mit seiner biologischen Abwehrkraft diese Gifteinwirkungen oft längere Zeit niederhalten, doch werden, allein schon durch das zunehmende Alter des Menschen, die Abwehrkräfte immer mehr geschwächt, und eines Tages lösen diese angesammelten Gifteinwirkungen Krankheiten aus, deren Ursache selbst der beste Arzt nicht sogleich zu erkennen vermag.

Leider haben die Gesundheitsbehörden praktisch in der ganzen zivilisierten Welt Jahrzehnte verschlafen. Nur so war es möglich, daß gerade die chemische Lebensmittelindustrie so üppig ins Kraut schießen konnte. Es ist ja heute bereits fast so weit, daß wir, in erster Linie in den dichtbesiedelten Städten, kaum mehr wirklich reine und biologisch vollinhaltliche Nahrungsmittel erhalten.

Enten- und Gänseeier

Durch ihre Lebensweise in vielfach verseuchten Abwässern, schlammigen Uferrainen und der nicht wählerischen Ernährung mit allen möglichen und unmöglichen Abfällen vom Haushalt oder der Natur werden die Enten zu gefährlichen Nahrungsmitteln für die Menschen. Das Entenfleisch wird durch Braten und Backen größtenteils zwar biologisch gesehen wertlos, doch wenigstens nicht gesundheitsschädlich. Gefährlich dagegen erscheinen die Enteneier, die immer wieder einmal Paratyphusbakterien enthalten.

Diesbezügliche genauest durchgeführte Untersuchungen ergaben, daß durch die oben erwähnte „Schlamm- und Unratnahrung" schädliche Keime durch die ebenfalls porösen Kalkschalen der Enteneier in das Eiinnere gelangen. So wurden bei diesen Untersuchungen durch längere Zeitspannen bei fünf Prozent untersuchten Enteneiern Keime festgestellt, die u. a. Enteritis (Darmentzündung), Paratyphus oder Typhus auslösen. Das gleiche gilt von Gänseeiern. Wenn schon derlei Eier verwendet werden, müssen sie unbedingt vorerst mindestens zehn bis zwölf Minuten gekocht werden. Konservieren ist überhaupt nicht ratsam! Die Gänse- und Enteneier mit viel „Schlamm- und Unratnahrung" haben auch nach dem Kochen oder Backen immer einen leicht unangenehmen Geruch und Geschmack.

Trephoneier

Vor einiger Zeit wurde mit viel Reklameaufwand der Genuß von angebrüteten Eiern (Trephoneier) angepriesen. Durch diesen Genuß erhoffte man eine Zellverjüngung im menschlichen Körper und berief sich, jedoch völlig unrichtig, auf den berühmten Prof. Alexis Carrel, den Pariser Chirurgen und Zellforscher.

Man ging der Sache nach und stellte in einwandfreien Untersuchungen fest, daß man hier anscheinend einem großen Irrtum verfallen ist und diese angebrüteten Eier für den menschlichen Genuß untauglich sind. Die von der Bebrütung plötzlich ausgeschalteten Eier gehen leicht in einen Verwesungsprozeß über, und es ist die Gefahr der Vermehrung allenfalls vorhandener Salmonellen-Keime gegeben. Schwere Gesundheitsschädigungen sind daher nicht ausgeschlossen. Die Behörden haben aus diesem Grunde diese Eier für den menschlichen Genuß als untauglich erklärt und den Verkauf wegen der gesundheitlichen Gefährdung verboten. Die Schädlichkeit dieser Eier wird nochmals besonders betont, da es unverbesserliche Anhänger dieser „Zell-Verjüngungs-Theorie" gibt und besonders Frauen sich diese „Trephoneier"-Kur aufschwatzen lassen.

Von auch nur teilweise in Verwesung befindlichen Eiweiß- und Dotterteilen kann doch niemals eine Zellverjüngung im menschlichen Körper stattfinden.

Dies erinnert uns an die Lobpreisungen über halb angefaulten Käse, der auch als „so gesund" hingestellt wird!

Die Menschen haben scheinbar schon vielfach alle natürlichen Zusammenhänge verloren. Nur frische, lebendige Ernährung vermag uns biologisch zu erneuern, doch niemals alte oder überkonservierte oder gar bereits in Fäulnis und Verwesung übergehende Lebensmittel. Dies scheint ein Fluch an den Menschen zu sein, daß sie durch Aufgabe der einfachen Natürlichkeit auch die natürlich-logische Denkweise verlieren.

„Arme Menschheit!"

ESSIG — SCHÄDLICH UND HEILEND!

Essig kann zu einem scharfen Gift werden. Die wenigsten Menschen wissen dies.

Er ist in seinem Ursprung ein Stoffwechselprodukt der Essigbakterien.

Der handelsübliche Essig wird aus alkoholhaltigen Flüssigkeiten durch Essiggärung hergestellt. Man kann ihn auch aus reiner Essigsäure durch Verdünnung mit Wasser erhalten. Die Essigsäure ist eine stechend sauer riechende und auch stark ätzende Flüssigkeit von so hoher Giftigkeit, daß bei Konserven mit nur zwei bis drei Prozent Essigsäuregehalt die Bakterien und Fäulniserreger sofort zugrunde gehen. Essigsäure unverdünnt — irrtümlich statt Speiseessig verwendet — führt in den allermeisten Fällen den Frühtod herbei. Die Todesursachen sind äußerst starke Verätzungen der Speiseröhre, Luftröhre und der Schleimhaut des Magens. Als „Erste Hilfe" gäbe es nur: reichlichst Olivenöl oder ein anderes Speiseöl z. B. Sonnenblumenöl schluckweise einnehmen, anschließend Magen auspumpen und wieder Öl einnehmen.

Wenn nun die Essigsäure zu Speiseessig mit Wasser so stark verdünnt wird, daß die Essigsäure nur noch vier bis fünf Prozent der Flüssigkeit ausmacht, wirkt die Säure noch immer schädlich, besonders wenn reichlich Speisen mit so einem „Speiseessig" genossen werden.

Eine weitere Herstellungsart von Essig besteht darin, diesen aus der Gärung von alkoholischen Flüssigkeiten zu gewinnen. Sauer gewordene Weinreste (Weinreste, die in Fässern länger gelagert haben), verdorbenes Bier oder Branntwein, dienen als Grundlage für diesen „Gärungsessig". Auch diese Essigart ist bei längerem oder größerem Konsum schädlich, wenn auch z. B. beim Weinessig versichert wird, daß „nur" naturechte, unverdorbene Weine hiezu Verwendung finden. Der Destillationsessig wiederum hat Holz (!) als Ausgangsbasis, hauptsächlich Laubholz, und die Endprodukte sind nicht uninteressant:

als flüssiges (auch teils flüchtiges) Produkt entsteht Holzteer, als festes Erzeugnis wird Holzkohle genannt und schließlich als flüssiges oder flüchtiges Produkt wird der „echte" Holzessig gepriesen. Acht Gramm dieses Holzessigs wirken beim Menschen bereits tödlich.

Durch besondere Reinigungsverfahren unter Verwendung von Ätzkalk (!) und konzentrierter Schwefelsäure (!) wird dieser Holzessig nun zum Speiseessig erklärt!

Die Gärungsessige wie auch die Holzessigsorten sind zwar zurückgegangen und wichen dem sogenannten „Spritessig", der wiederum in einem Schnellessigverfahren aus Kartoffelsprit oder Melassesprit u. a. hergestellt wird.

Da der Essigbedarf ständig steigt — man bedenke nur den ungeheuren Bedarf von Essig zur Herstellung von Fischkonserven und Marinaden —, suchte man nach neuen Essigherstellungsarten. Die chemische Industrie hat auch hier wiederum „Einmaliges" geleistet. Essig wird aus Calciumkarbid bzw. Acetylen hergestellt! Da diese Essigsäureherstellung mit Hilfe von Quecksilberkatalysatoren vollzogen wird, fand der holländische Biochemiker J. C. van der Sluis in solsolcherart hergestelltem Essig auch prompt Quecksilber!

Man komme uns nicht mit den gesetzlichen Bestimmungen aus neuerer Zeit, wo derart schwere Bedrohungen der menschlichen Gesundheit nicht mehr möglich seien. Wie kann man theoretische gesetzliche Bestimmungen bei diesem ungeheuren Bedarf an Essig praktisch durchsetzen und derartige so schwer gesundheitsgefährdende Essigerzeugungen verhindern? Ein Lebensmittelkontrollor sagte uns auf unsere diesbezügliche Frage: „Aber schauen S', Herr, wir können ja nicht in jedes Mauseloch hineinschauen, ob da verbotener

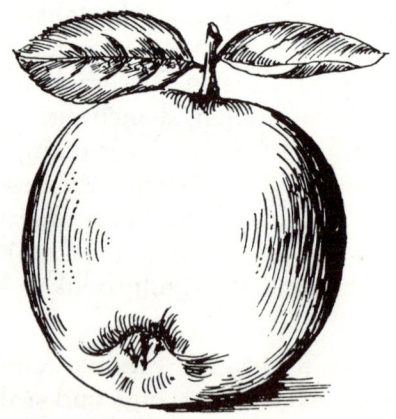

Der Apfel, Ursprung für den so bekömmlichen Apfelessig

Essig erzeugt wird, wir haben ja Hunderte andere, noch viel wichtigere Kontrollen durchzuführen!"

Der Verbrauch an Essig hat unvorstellbare Formen angenommen. Während die Hausfrauen im alten Rom den Essig selbst durch Ansatz von Datteln und Feigen in eigenen Essigtonkrügen bereiteten, fuhr im Mittelalter der Essigverkäufer bereits von Haus zu Haus, wie die gegenständliche Szene von Künstlerhand festgehalten wurde.

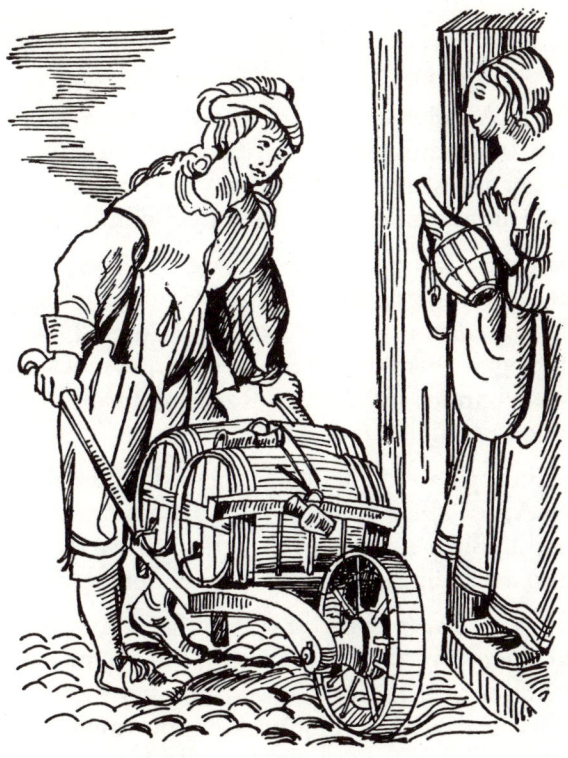

Die Steigerung des Essigbedarfes der Gegenwart geht parallel mit den steil aufwärts steigenden Kurven der gesundheitlichen Störungen der Menschen.

Überkonsum an sauren Speisen, mit anorganischen, rein chemischen Essigprodukten versetzt, löst immer zahlreicher werdende Beschwerden über nervöse Störungen aus, welche sich in Zittern, Lähmungserscheinungen, heftigsten Kopfschmerzen auswirken. Daß die Übersäuerung von Magen, Darm und Blut den Körper auf das schwerste schwächt, liegt auf der Hand.

Jede Schwächung unserer Körperkräfte macht uns aber anfälliger für so viele Leiden und schwerstes, oft unheilbares Siechtum.

Vom Siechtum zum Frühtod ist nur noch ein kurzer Leidensweg.

Wie können wir den furchtbaren Gefahren, die im zu konzentrierten und mengenmäßig zu großen Konsum von Fabriksessig liegen, entgehen?

Ganz einfach: durch dessen völlige Meidung und Bevorzugung eines ganz natürlichen, biologisch wertvollen Essigs.

Im sogenannten Apfelessig haben wir ein hervorragendes Naturmittel, das sich bei richtigem, nicht übertriebenem Gebrauch in der Küche zum Säuern bestimmter Speisen vollkommen schädigungsfrei eignet. Darüber hinaus ist er auch ein Naturheilmittel!

Das Henselwerk in Magstadt bei Stuttgart erzeugt aus garantiert ungespritzten, ganz gesunden Äpfeln einen biologisch einwandfreien Apfelessig, der über alle Reformhäuser Deutschlands und Österreichs bezogen werden kann. Der reine Apfelessig Biona, ein Produkt des Verbandes Schweizer Reformhäuser, ist ebenfalls ein Obstessig, der empfohlen werden kann.

In beiden Essigfabrikaten ist der Essig nicht aus den Schalen und Gehäusen der Äpfel allein hergestellt, sondern aus den ganzen Äpfeln, also einschließlich des Fruchtfleisches, da er dadurch besonders wertvoll ist und auch für Heilzwecke verwendet werden kann.

Den sogenannten „Apfelessig mit Honig", der auch im Handel vorkommt, können wir aber nicht empfehlen. Um dieses Essig-Honig-Gemisch haltbar zu machen, müßte es bei mindestens 70 Grad Celsius pasteurisiert werden. Honig darf aber niemals über 45 Grad Celsius erhitzt werden, da er ansonsten alle Vitamine, Fermente und eine Reihe weiterer Aktivstoffe verliert. Überhitzter Honig hat keine Heilwerte mehr, ist biologisch gesehen wertlos und nur ein unschädliches Genußmittel. Nun gibt es noch einen zweiten „Apfelessig mit Honig" (zumeist in Plastikflaschen, die wir überhaupt ablehnen), der zwar nicht erhitzt, aber dessen Konservierung durch Beigabe von SO_2 — schweflige Säure! — bewirkt wurde. Wir können aus gesundheitlichen wie biologischen Gründen auch diese Essig-Art nicht empfehlen und raten zum reinen Apfelessig, wo es uns freisteht, etwas Honig selbst nach fallweisem Bedarf beizufügen. Der reine Apfelessig hat auch ohne Honigbeigabe noch immer eine ganz hervorragende Geschmacks- und Heilwirkung.

Worin besteht nun, neben den Eigenschaften eines köstlichen Gewürzmittels, die Heilwirkung des einwandfreien, natürlichen, „chemielosen" Apfelessigs? Zwei Teelöffel Apfelessig, verdünnt mit zwei Teelöffel Wasser, am Morgen, nüchtern vor dem Frühstück eingenommen, erzielt einen besseren Stuhlgang.

Die lästig juckenden Hämorrhoiden verlieren durch tägliches Abtupfen mit echtem Apfelessig den Juckreiz und gehen auch langsam zurück.

Gegen Hautleiden, Ekzeme und Leberflecke bewähren sich tägliche, leichte Einreibungen mit Apfelessig sehr gut. Nur muß, um den Erfolg sicherzustellen, auch eine diätische Umstellung erfolgen, da bei fleisch- und eiweißreicher Ernährung kein Erfolg zu erwarten ist.

Die winterlichen Infektionskrankheiten, vor allem grippöse Erscheinungen, gehen rasch zurück durch Einreibung des ganzen Körpers mit verdünntem Apfelessig und ein bis zwei kleine Gaben von verdünntem Apfelessig, vor dem Frühstück und dem Abendessen eingenommen.

Wir betonen, daß durch diese Erfolgsmeldungen aus der praktischen Volksheilkunde niemand abgehalten werden soll, den Arzt aufzusuchen. Die Leistungen der Medizin sind gewiß bewunderungswürdig, doch dürfen wir nicht jedes Mittel der Naturheilkunde sogleich als Quacksalberei hinstellen.

In gar vielen Fällen haben sich die einfachen Hausmittel der Naturheilkunde bestens bewährt, wo alle Medikamente und Methoden der offiziellen Medizin so gar keinen Erfolg brachten.

„Im Einfachen liegt es!" lautet eine weise Erkenntnis des großen Paracelsus.

II. KAPITEL

Der Schaden aus weiteren, direkten Einwirkungen der Umwelt auf den Menschen

*Unsere Welt wird von einer Krise
bedroht, deren Ausmaß denjenigen zu
entgehen scheint, die die Macht haben,
große Entscheidungen über Gedeih
und Verderb zu fällen.*

*Eine neue Art zu denken ist notwendig,
wenn die Menschheit weiterbestehen will.
Diese Bedrohung abzuwenden,
ist das dringendste Problem unserer Zeit.*

PROF. DR. ALBERT EINSTEIN

1. GEFAHR DURCH PFLANZEN ODER TIERE

Von echten Giftpflanzen — heilenden Giftpflanzen — Pflanzen, die nur die üble Nachrede haben, giftig zu sein, oder für ungiftig gehalten werden, jedoch bedenkliche Giftpflanzen sind.

In unseren Breiten sind bei sechs bis sieben Dutzend Pflanzen als Giftpflanzen anzusprechen (einschließlich Schwämme und Pilze), die chemische Stoffe, wie Alkaloide, Glykoside, ätherische Öle oder andere organische Verbindungen enthalten. Diese können schon in kleineren oder kleinsten Mengen bei Mensch oder Tier Schädigungen (Vergiftungen) auslösen. Der Gehalt an Giftstoffen ist in den einzelnen Pflanzenteilen je nach Jahreszeit, Alter der Pflanze und Standort verschieden.

Die Auswirkung beim Menschen ist auch sehr verschieden und richtet sich nach der körperlichen Konstitution, dem Alter des Menschen und danach, ob er den betreffenden Giftstoff nüchtern oder mit vollem Magen eingenommen hat. Die meisten Giftstoffe bei den Pflanzen sind sehr giftig und lösen, wenn nicht rechtzeitig ärztliche Hilfe eintrifft, den Frühtod aus.

Die Vergiftungserscheinungen sind zumeist Muskelerschlaffung, Zuckungen, Erinnerungsstörungen, Benommenheit, Störungen des Sprechvermögens, tiefer, betäubender Schlaf, Bewußtlosigkeit, Zusammenbruch der Herztätigkeit und Tod. Bis zum Erscheinen des Arztes versuche man so rasch wie möglich eine Entleerung des Magens, aber nur, wenn der Vergiftete noch bei Bewußtsein ist und noch verläßlich richtig schluckt und nichts in die „falsche Röhre" kommt. Ein bis zwei Eßlöffel Kochsalz in einem Glas lauwarmen Wasser lösen und in einem Ansetzen austrinken lassen. Einen zweiten Zug wird der Vergiftete nämlich nicht mehr machen, weil dies so widerlich schmeckt. Es ist auch nicht notwendig, wenn der erste Zug halbwegs genügend war. Der Magen wird sich raschest entleeren. Das Kochsalz reizt zur Magensaftabsonderung, und im nächsten Augenblick kommt bereits der Guß.

Dieser Kochsalztrank paßt zu jeder Vergiftung, wirkt prompt und ist gefahrlos, auch bei Kindern. Alles andere überlasse man dem Arzt. Die entscheidende erste Hilfe wurde geleistet.

Das Seltsame an den Giftpflanzen ist die Tatsache, daß diese zumeist tödlichen Giftstoffe gleichzeitig auch als Heilstoffe wirken, und die berüchtigtsten Giftpflanzen sind auch die wertvollsten Heilpflanzen; natürlich nur unter ganz bestimmten Voraussetzungen, Anwendung in ganz bestimmten Verdünnungen (homöopathische Anwendung) und ausschließlich unter ärztlicher Verordnung und Kontrolle.

Am Lande herrscht noch vielfach unter dem Volk die Meinung, daß getrocknete Giftpflanzen unschädlich seien und dann als „Kräutertee" unbedenklich verwendet werden können. Diesem gefährlichen Aberglauben kann gar nicht oft genug entgegengetreten werden. Bei nur wenigen Giftpflanzen läßt mit dem Trocknen der Pflanze die Giftwirkung nach; bei einer Reihe von Giftpflanzen, die auch gleichzeitig Heilpflanzen sind, steigt die Giftwirkung, infolge von noch nicht näher erforschten Oxydationsvorgängen.

Alljährlich gibt es Opfer der Giftpflanzen und Giftschwämme. Zumeist sind es Kinder, die den Frühtod erleiden.

Wann werden endlich unsere Schulbehörden darangehen, den Schulkindern im Naturkundeunterricht die Giftpflanzenkunde ausführlicher nahezubringen? Wir führten einmal eine interessante Befragung von Schulkindern durch. Von 100 Kindern kannten 82 Kinder die Tollkirsche nicht! Dazu in einer Gegend, wo in den Wäldern die Tollkirsche zahlreich gedeiht! Dafür aber wußten die Kinder genau die Anzahl der Nationalräte, Bundesräte, der Minister und die Wahltermine zu diesen Institutionen! Ein Gegenstück: Wir trafen einen Schulmann, der alljährlich die Mühe nicht scheute, Giftpflanzen der Gegend auszugraben, in Blumentöpfe einzusetzen und diese vor den Gangfenstern der Klassen, mit Namenschildchen versehen, auszustellen. Bei giftigen Sträuchern stellte er blühende Zweige in Wassergläser. Er erklärte alle Pflanzen sehr genau, und durch tagelanges Ansehen der Pflanzen in den Schulpausen prägten sich die Kinder die Giftpflanzen fürs ganze Leben ein. Das war eben ein geborener Pädagoge! Wo ein guter Wille, ist auch immer ein Weg, um gute Ideen auszuführen!

Die wichtigsten Giftpflanzen:

Das *Bilsenkraut*, auf Schuttplätzen, an Wegen und lichten Waldrändern gedeihend.

Die *Einbeere*, in schattigen Wäldern und im Gebüsch vorkommend.

Der *Blaue Eisenhut* ist zumeist in den Alpen, auf den Almen zu Hause.

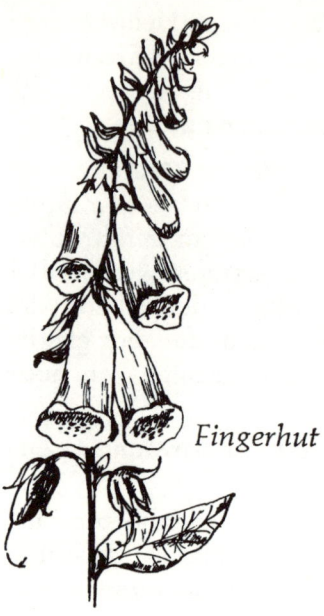

Fingerhut

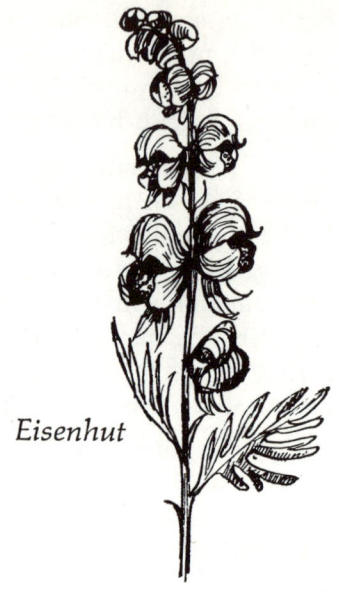

Eisenhut

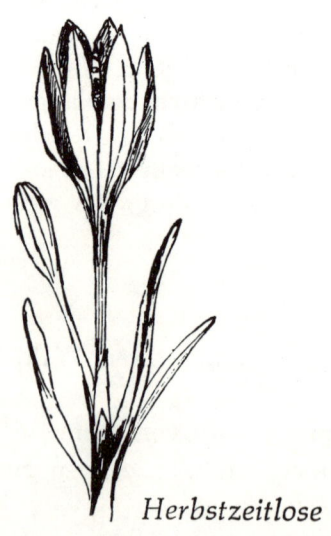

Herbstzeitlose

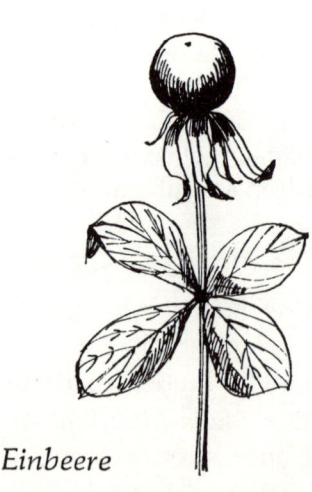

Einbeere

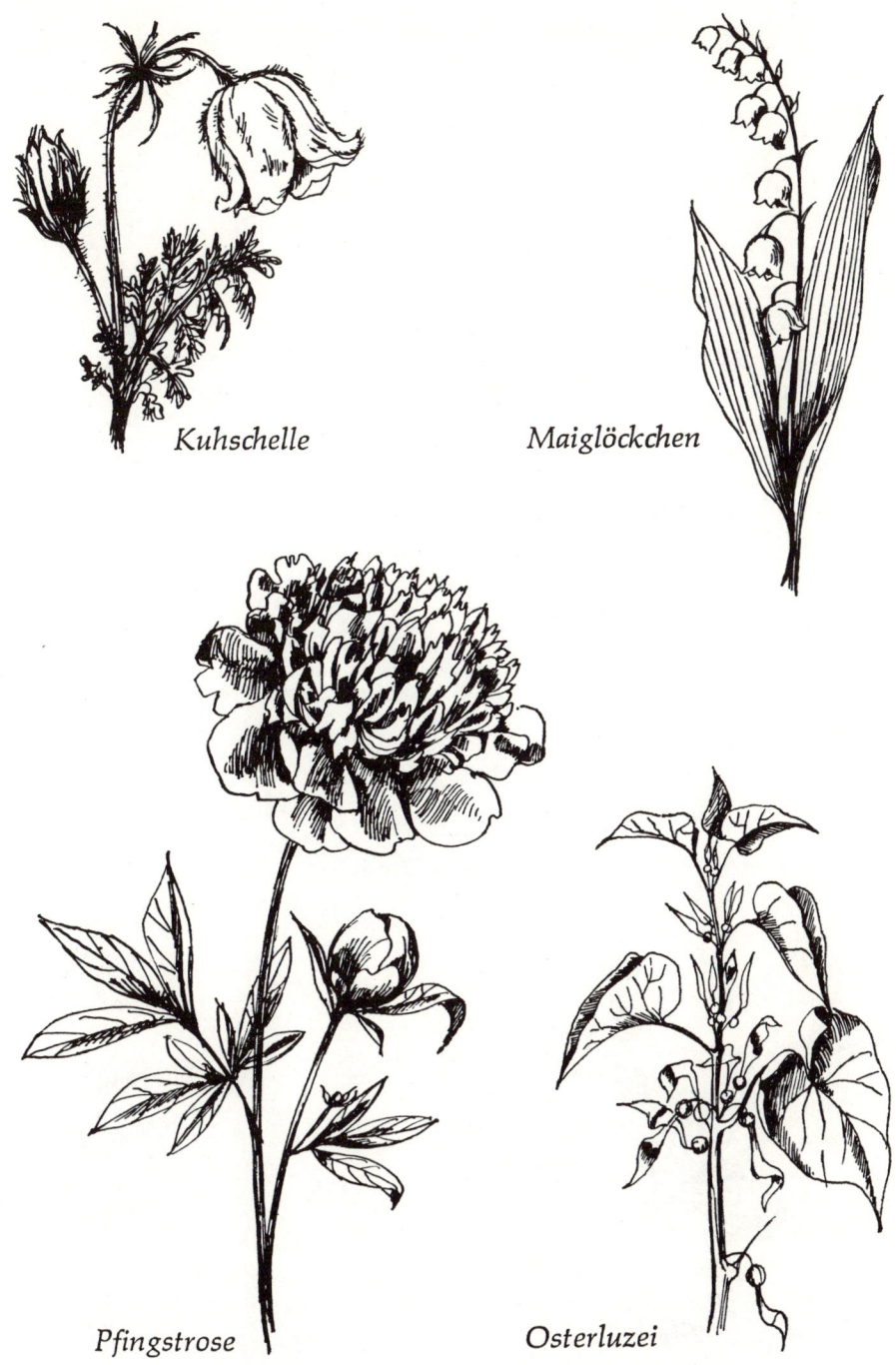

Kuhschelle

Maiglöckchen

Pfingstrose

Osterluzei

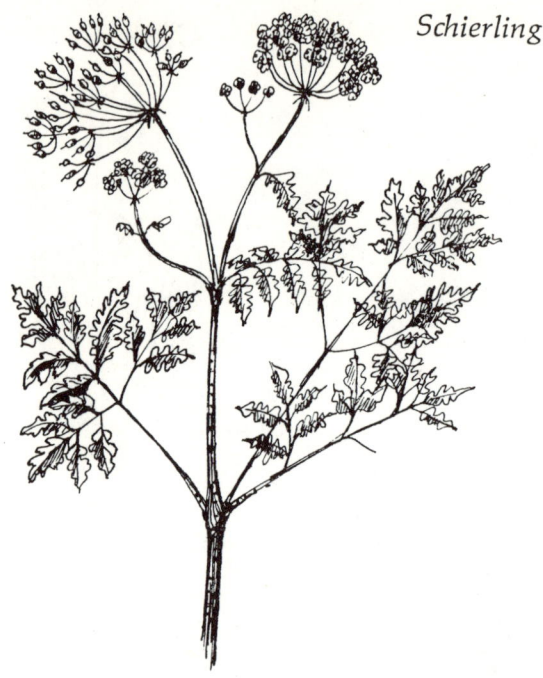

Schierling

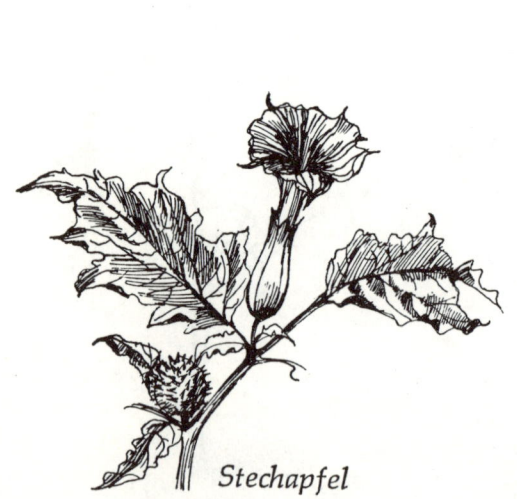

Stechapfel

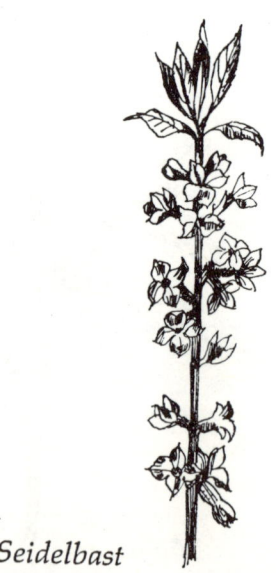

Seidelbast

Der *Rote Fingerhut* gedeiht in lichten, reinen Fichtenwäldern, auf Schlägen oder Lichtungen.

Der *Weiße Germer* ist ebenfalls eine Alpen- und Alpenvorlandpflanze.

Der *Giftlattich* besiedelt die Schuttplätze.

Das *Gnadenkraut* bevorzugt wieder feuchte, sumpfige Wiesen.

Die *Hahnenfuß-Arten* sind leider als Giftpflanzen zu wenig bekannt.

Der *Giftige Hahnenfuß* bevorzugt nasse Wiesen und etwas schlammige Orte, während der

Knollige Hahnenfuß auf sonnigen, trockenen Wiesen gedeiht.

Ferner die *Haselwurz*, vereinzelt in Laubwäldern zu finden.

Die *Herbstzeitlose*, die von Ende August an alle Wiesen und Weiden bevölkert.

Die *Kuh-* oder *Küchenschelle*, die trockene Kalkböden liebt, während die

Berg-Kuhschelle unter Naturschutz steht.

Der *Lolch*, eine Grasart, ist ein Getreideunkraut.

Das beliebte *Maiglöckchen* ist leider auch eine Giftpflanze, nicht minder der

Echte Mohn und

der *Bittersüßnachtschatten* und der *Schwarze Nachtschatten*, von denen ersterer in Auwäldern, Waldschlägen und auch auf Dünen gedeiht, während sein Vetter als ein lästiges Gartenunkraut sich die Feindschaft der Gärtner zugezogen hat. Auch die so beliebte

Schwarze Nieswurz, auch *Schneerose* genannt, ist eine Giftpflanze, so wie die meist verkannte

Osterluzei, ein typisches Weingarten-Unkraut.

Die *Wilde Petersilie* als Unkraut in Gärten, Äckern und im Getreide sollte ja nicht mit der *Echten Petersilie* verwechselt werden; leider ist auch die so beliebte

Pfingstrose, in allen Gärten vorkommend, eine Giftpflanze.

Die *Rebendolde*, wenig bekannt, wird vom Weidevieh ob ihrer gefährlichen Giftigkeit instinktiv gemieden.

Die *Schierling-Arten*, von denen der *Gefleckte Schierling* traurige Berühmtheit erlangte, da man damit den Philosophen Sokrates vergiftete.

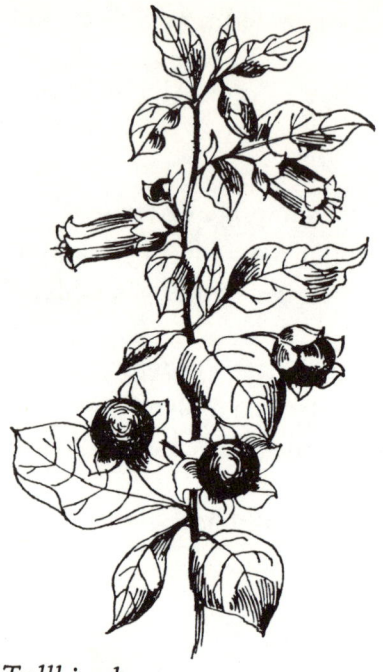

Tollkirsche

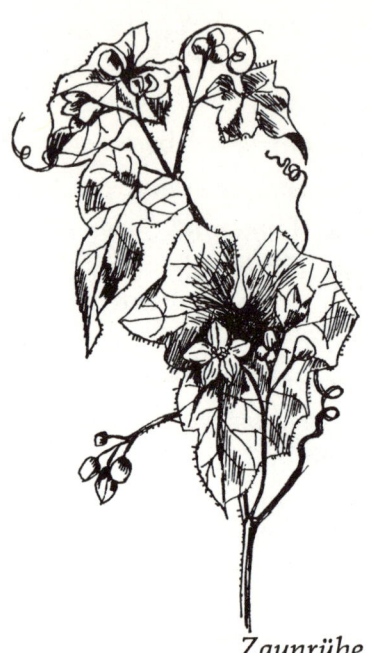

Zaunrübe

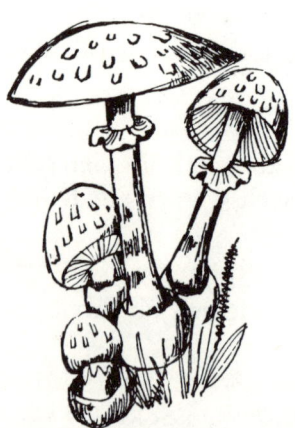

Knollenblätterpilz

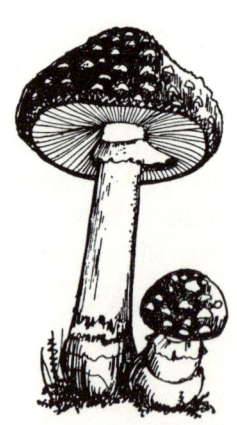

Fliegenpilz

Die *Schwalbenwurz*, auf trockenen Schutthalden zu finden.

Der *Rote Seidelbast*, der uns im Walde als Vorfrühlingsbote so entzückt, ist sehr giftig.

Der *Stechapfel*, wegen seines starken Giftes zu einer traurigen Berühmtheit geworden, ist die bekannteste Giftpflanze unserer Breiten.

Die *Tollkirsche*, für Kinder so gefährlich wegen ihres „so" süßen Saftes, schließlich die

Zaunrübe, ein lästiges Unkraut in Weingärten, zwar ständig bekämpft, aber nicht ausrottbar.

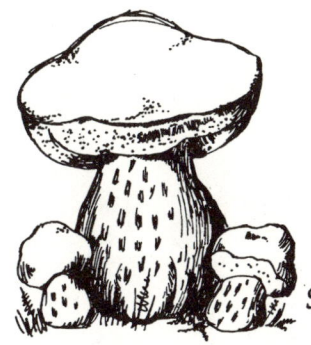
Satanspilz

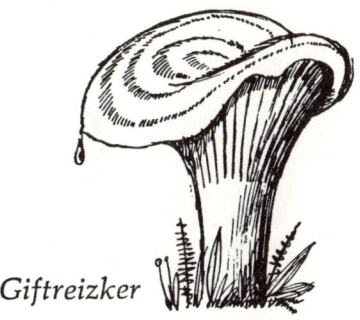
Giftreizker

Zur Gruppe der *Giftpilze* gehören eine Zahl lebensgefährlicher Arten, so der *Grüne Knollenblätterpilz*, der *Fliegenpilz*, der *Satanspilz*, die sehr gefährlichen *Giftreizker*, um nur wenige zu nennen.

Viele Menschen sind schon durch giftige Pilze vorzeitig gestorben, was durch gute Aufklärung in der Schule zu vermeiden gewesen wäre! Auch darüber sollte die Schuljugend immer gründlich aufgeklärt werden! Oft aber kennen unsere Lehrer selbst die Giftschwämme und -pilze nicht. Vor einem Gemüsestand am Wiener Naschmarkt mit vielen prachtvollen Pilzen erklärte uns ein Schulmann: Ich esse außer Eierschwammerl keine Pilze, da ich die giftigen und ungiftigen nicht auseinanderkenne! Die armen Schulmädchen, die doch einmal Hausfrauen und Mütter werden!

Als *Erste Hilfe* bei Pilzvergiftungen sei angeraten: Erregen von Erbrechen und Durchfall durch Kochsalzlösung, entsprechende

Brech- und Durchfallmittel aus der Apotheke, darauf Tierkohle. Der Arzt ist unbedingt raschest beizuziehen!

Zuletzt seien drei Pflanzen etwas näher beschrieben, die in breitesten Bevölkerungskreisen wegen ihrer Giftigkeit falsch beurteilt werden.

Die harmlose *Kartoffel*, so bekömmlich, ist unter bestimmten Voraussetzungen auch giftwirkend.

Die schwarzen Beeren des Zierstrauches *Liguster*, der als Einzäunungsstrauch in Gärten sehr beliebt ist, gelten als harmlos, sind aber *sehr giftig*.

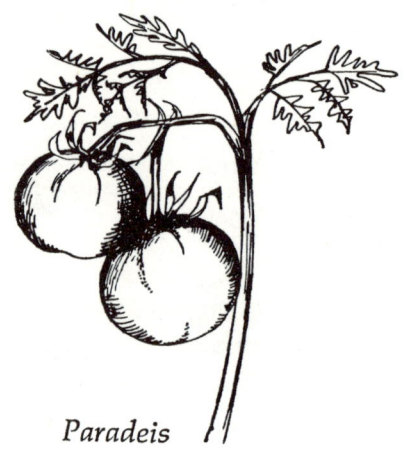

Paradeis

Die *Tomaten*, auch *Paradeiser* genannt, werden von manchen Hausfrauen als zumindest „etwas" giftig beurteilt, sind aber ganz harmlos. Wäre nur ein Quentchen Giftstoff in den Tomaten, wäre der Autor dieses Buches schon längst gestorben, da er rohen Tomaten-Salat zu seinen bevorzugten Salatarten zählt!

Die Kartoffel — so bekömmlich — auch giftig!

So wohltuend, ja sogar heilend Kartoffeln sein können, so gefährlich kann ihr Genuß — auch gekocht — werden, wenn sie stark keimen und bereits grünen. In diesem Zustand verlieren die Kartoffeln
durch Kochen das Gift Solanin *nicht*, das außerdem in erhöhtem
Maße enthalten ist.

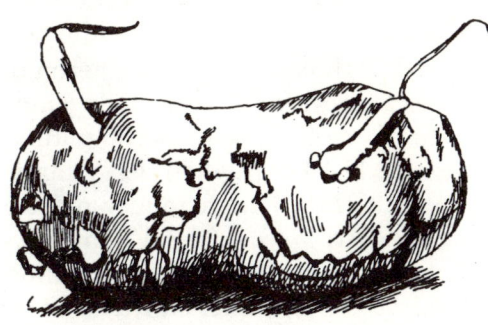

Keimende Kartoffel

Der Genuß stark keimender Kartoffeln kann zu mehr oder minder
argen Magenbeschwerden führen. Erst ein bis zwei Stunden nach
dem Genuß treten Übelsein, Erbrechen von gallig gefärbtem Magen-
inhalt, Verstopfung, Apathie und Erschöpfung ein. Es gab auch
schon wiederholt Fälle, wo erst am achten oder neunten Tag nach dem
Genuß stark keimender Kartoffeln bei vollem Bewußtsein und
Schmerzlosigkeit der Tod eintrat.

Die Hausfrauen nehmen dieses Thema viel zu leicht!

Gegen Winterausgang müssen die stets dunkel gelagerten Kartoffeln immer genau durchgesehen werden; nur ganz leicht keimende
Kartoffeln dürfen noch benützt werden, wenn die Stelle um die Keime
herum sehr gründlich und tief ausgeschnitten wird. Auch müssen
in diesem Falle die Kartoffeln vor dem Kochen stets geschält werden.
So verschwenderisch dies klingen mag: Wir werfen zu keimen be-
ginnende Kartoffeln auf den Komposthaufen!

Allein schon durch die zu lange Lagerung wird fast die Hälfte des
Vitamin-C-Gehaltes verbraucht, und durch das Schälen vor dem Kochen werden die Kartoffeln um weitere 20 bis 25 Prozent vitamin-

ärmer! Die Keimkartoffeln, zwar gut ausgeschnitten, geschält und gekocht, sind dennoch, biologisch gesehen, wertlos!

Gut erhaltene und gut gelagerte Kartoffeln verlieren durch Kochen fast die Hälfte der Vitamine, durch Braten oder gar durch „Aufwärmen" geht der restliche Vitamin-C-Gehalt gänzlich verloren!

Es gibt aber Hausfrauen, die aus lauter Sparsamkeit die Bratkartoffeln einige Male „aufwärmen".

Biologische Bedenken werden nicht anerkannt, hat doch die Mutter und sogar die Großmutter dies immer schon getan!

Wir wiederholen dennoch unermüdlich: Bratkartoffeln oder gekochte, aufgewärmte Kartoffeln sind biologisch vollkommen wertlos! Bratkartoffeln sind darüber hinaus noch wegen der Röstfette schädlich! Die Wichtigkeit der Vitamine wird von den sonst so tüchtigen Hausfrauen noch immer nicht ganz anerkannt. So hören wir oftmals: „Ach, immer das Vitamin C —, als ob es nicht auch andere Vitamine gäbe, die nicht so empfindlich sind!" Wir wollen nicht müde werden, es immer zu wiederholen:

Nur das biologische Gleichgewicht *aller lebensnotwendigen Vitamine* wird in unserem Körper voll wirksam. Wo auch nur ein Vitamin fehlt, kommt es in unserem Körper zu *Mangelerscheinungen:* Wir werden leicht müde, abgespannt, nervös, reizbar, unsere Leistungen lassen nach; wir werden anfällig für Grippe und die meisten Infektionskrankheiten.

Vermeintliche Giftnahrung, die aber keine ist!

Tomaten (Paradeis)

Wegen ihrer Zugehörigkeit zur botanischen Familie der „Nachtschattengewächse", die fast nur Giftpflanzen beherbergt, werden auch die Tomaten trotz aller Aufklärung noch öfters für giftig erklärt. Wir wollen nicht müde werden, wieder zu erklären: Der Solaningehalt — ähnlich wie bei der Kartoffel — ist so gering, selbst in sehr unreifen Früchten, daß er auch in diesem unreifen Fruchtstadium vollkommen unschädlich ist.

Ein weiteres, nicht zutreffendes, aber weit verbreitetes Unrecht an der Tomate:

Der hohe Gehalt an *Oxalsäure* mache die Tomate ungenießbar! Dieser Irrtum ist nur auf eine Verschiebung des Dezimalpunktes in einer Nährwertanalyse zurückzuführen, die immer wieder falsch abgeschrieben wurde. Erst der dänische Ernährungsforscher Ragnar *Berg* überprüfte die Nährwerttabellen und wies den Rechenfehler nach!

Der kaum wahrnehmbare Säuregeschmack in der Tomate ist, wie bei den meisten Obstsorten, die *Apfelsäure*, also eine der harmlosesten Pflanzensäuren, die in unserem Körper aufgenommen, zu Kohlensäure und Wasser verbrannt wird. Sie wirkt also gar nicht als Säure! Auch die Zitronensäure ist in kleinsten Mengen vorhanden, viel weniger als in manchen Früchten, über die man sich nicht im geringsten aufregt und die man unbedenklich genießt.

Tomaten (Paradeiser)
als Frucht, Saft und Mark

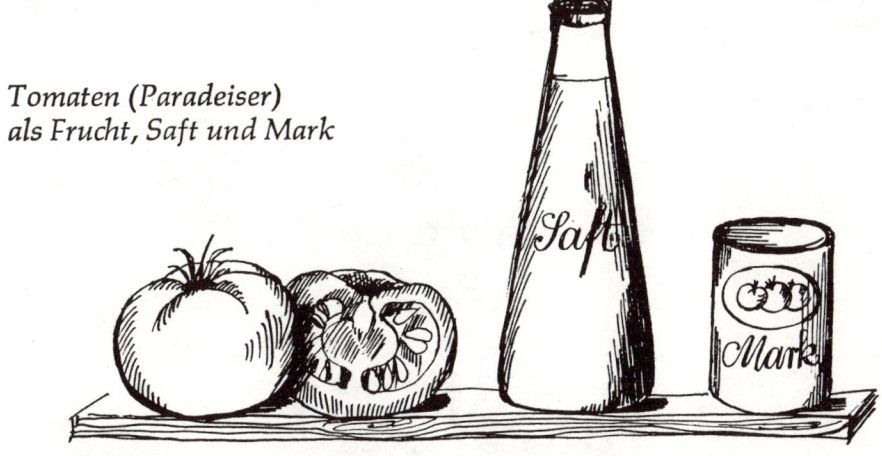

Die vielen Vitamine, Enzyme und sonstigen Aufbaustoffe machen die Tomate zu einer biologisch ganz wertvollen Frucht, die nicht genug gelobt werden kann; wertvoll für die Blutbildung im Alltag, für blutarme Kinder oder nach starkem Blutverlust nach Operationen, bestens geeignet für die Verbesserung des Nervensystems, für die Besserung der Sehfähigkeit.

Als neueste Entdeckung sei noch gemeldet, daß der regelmäßig genossene Tomatensaft ein sehr wirksamer Infektionsschutz, besonders in der Katarrh- und Grippezeit ist! Diese so saftreiche Gemüsefrucht verdient wahrlich das Prädikat einer Heilpflanze und wir empfehlen sie in allen Zubereitungsformen, als Gemüse, Salat und Saft wärmstens für die Schlankheitsdiät, für die Gallen-, Leber-Schonkost, für Kreislauf- und Herzdiät, Nierendiät und für Diabetiker. Die schonend zubereiteten und konservierten Tomatensäfte, jedoch kochsalzlos, sind die besten Vitaminquellen, besonders in der zweiten Winterhälfte, wo kein Frischgemüse oder nur zu hohen Preisen am Markt zu haben ist, die Obstvorräte im Keller zur Neige gehen und die nötige, aufbauende Nachtruhe zur Faschingszeit eine oft drastische Kürzung erfährt.

Liguster

Der Liguster, auch Rainweide genannt, der bekannte Heckenstrauch mit seinen markanten schwarzen, sehr auffallenden Beeren, ist als Einzäunungsstrauch sehr beliebt. Diese schwarzen Beeren gelten beim Volk nur zum Teil als giftig, während die meisten Menschen sie als ungiftig bezeichnen. Auch in den botanischen Werken ist die Meinung über die Giftigkeit dieser Beeren geteilt.

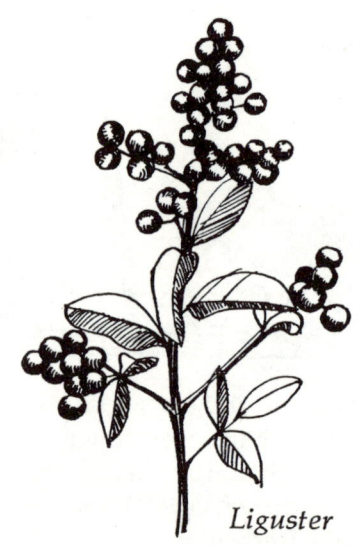

Liguster

Prof. Dr. Wilhelm Falk von der Universitäts-Kinderklinik Graz entschloß sich, diese Zweifelsfrage zu lösen und kam zu einem sehr interessanten Ergebnis: Von rund 600 Kindern, die mit der oberflächlichen Diagnose „Ligustervergiftung" in das Kinderspital eingeliefert wurden, waren 210 Kinder (meist sehr gesunde und körperlich robuste) nur ganz leicht giftanfällig und erholten sich sehr rasch von einer leichten Benommenheit. Dagegen waren 147 Kinder — rund 30 Prozent aller Fälle — bereits von deutlichen Vergiftungserscheinungen befallen; es kam zu heftigem Erbrechen und Durchfall. Bei 89 Kindern waren die Vergiftungen schwerer Natur und machten eine intensive Behandlung erforderlich, um die Kinder am Leben zu erhalten. 14 Kinder — rund zwei Prozent — starben kurz nach der Einlieferung in die Klinik an den Folgen des Ligusterbeeren-„Genusses". Interessant, daß diese Kinder etwas schwächlicher Natur waren. Jedenfalls ist durch diese genaue, wissenschaftliche Feststellung erwiesen, daß wir die Ligusterbeeren unbedingt zu den giftigen Beeren zählen müssen, und die Kinder müssen darüber im Elternhaus und besonders in der Schule aufgeklärt werden.

Giftige Tiere

Auch in der Tierwelt gibt es eine Reihe von „Gifttieren", die Giftstoffe in ihrem Blut, in den Geweben oder in eigenen Giftdrüsen erzeugen und aufbewahren.

Quallen und manche Raupenarten verursachen bei Berührung ein mehr oder weniger starkes Hautbrennen mit anschließender Hautentzündung, Eiterbeulenbildung u. dgl., ausgelöst durch die Giftstoffe in den Brennhaaren und Nesselkapseln. Skorpione und Hautflügler, wie Bienen, Wespen, Hummeln, Hornissen u. dgl. sind mit Giftstacheln und anhängenden, sekretliefernden Giftdrüsen ausgestattet. So ein Skorpionstich kann unter Umständen sehr gefährlich werden!

Durch Stiche oder Bisse sind eine ganze Reihe von Schlangen, Spinnen, Tausendfüßlern, Läusen und Wanzen, Fliegen und Mücken schon sehr gefährlich geworden!

Sowohl Giftpflanzen als auch giftige Tierbisse lösen überall dort lebensbedrohliche Situationen aus, wo, wie zumeist am Lande, kein Arzt für die Erste Hilfe zugegen ist.

Hier sollte in jeder Gemeinde zumindest ein Mann (Lehrer oder Pfarrer) giftkundig sein, um die Erste Hilfe richtig durchführen zu können.

So manches junge Menschenleben könnte so dem Würger Frühtod abgerungen werden!

Auf alle Fälle soll man bei jedem Stich oder Biß durch Insekten kalte, nasse Tücher auflegen und rasch wechseln, so daß die Stelle solange unterkühlt wird, bis der Gebissene in den Händen des Arztes ist.

Kreuzotter

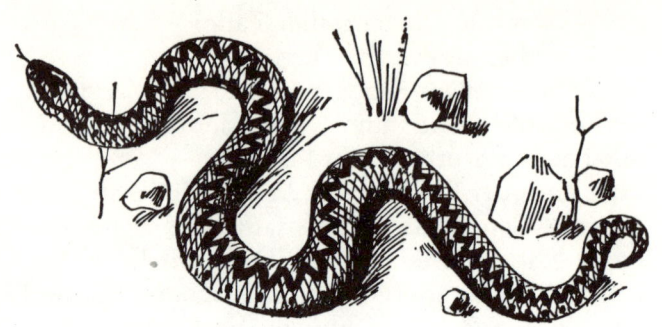

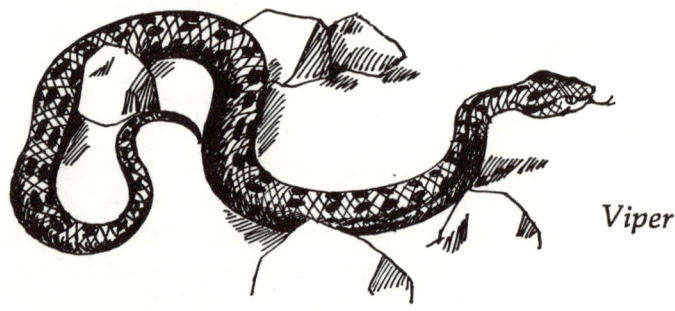

Viper

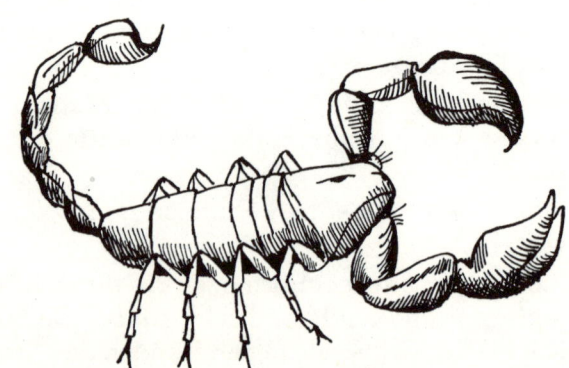

Skorpion

Spinne

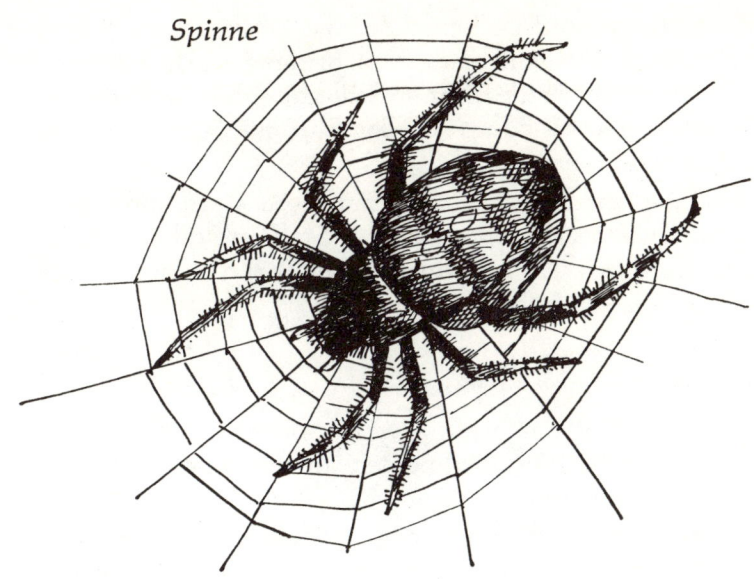

Hornis

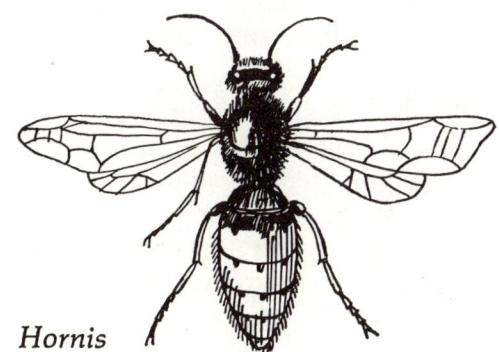

Laus

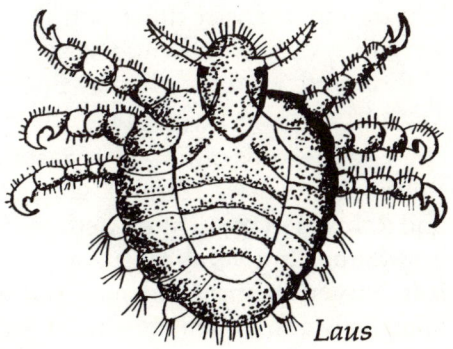

Bei Schlangenbiß ist keine Zeit zu verlieren, man muß den Gebissenen sofort liegend zum Arzt bringen, auch wenn er lieber gehen möchte, weil er sich nicht so schlecht fühlt. Nur das Heilserum hilft wirklich, und bis dahin soll das Blut möglichst wenig im Körper zirkulieren, also Ruhelage!

Scheinbar ganz gesunde und harmlose Tiere, nicht nur Hunde, sondern fast jedes andere Haustier, Stalltiere oder Wild, können durch den Ausbruch der Tollwut ganz gefährliche Tiere und für den Menschen lebensbedrohend werden.

Erste Hilfe:

Bei jedem Biß durch ein Tier ist sofort der Arzt aufzusuchen. Abschnüren oder Herumschneiden an der Bißstelle sowie Ausbrennen sollte unterbleiben.

Innerhalb der entscheidenden Sechsstundengrenze ist heute überall eine entsprechende exakte Wundversorgung möglich. Der Arzt muß auch die Vorbeugungsmaßnahmen gegen Tetanus, den Wundstarrkrampf, durchführen. Das Übersehen dieser Notwendigkeit hat in den Jahren 1964 bis 1968 in Österreich allein 181 Todesopfer gefordert!

Jeder Mensch sollte sich gegen Wundstarrkrampf vorbeugend impfen lassen. Die Tetanusimpfung ist die beste und auch sicherste Impfung, es gibt überhaupt keinen Zwischenfall, und sie sichert absolut. Es sind ja gewöhnlich harmlose, kleine Verletzungen, man geht erst gar nicht zum Arzt, die Wunde schließt sich und verheilt, und wenn Tetanusbazillen darin waren, so wachsen diese gerade unter Luftabschluß weiter, und nach rund 14 Tagen kommt der tödliche Starrkrampf.

Wurde ein Mensch durch ein Tier gebissen, so besteht immer der Verdacht, daß es tollwütig war. Tollwut ist unbehandelt fast immer tödlich und wird durch den Speichel übertragen, man darf so ein Tier nicht einmal im getöteten Zustand anrühren!

Die Diagnose wird am Tier gestellt, es muß über die Polizeidienststelle lebend dem Tierarzt vorgestellt werden. Kennt man es nicht und kann man es nicht erwischen, so muß zur Sicherheit die Tollwut-Schutzimpfung verabfolgt werden. Auch der behandelnde Arzt muß jede Bißverletzung melden, damit die Diagnose am Tier gestellt wird und alle Maßnahmen eingeleitet werden können.

2. WASSER UND LUFT — DIE GEFÄHRDETEN LEBENSVORAUSSETZUNGEN

1. WASSER

Das fließende Wasser ist der billigste Lastenträger für Unrat jeder Art.

FRIEDRICH RÜCKERT
(1788—1866)

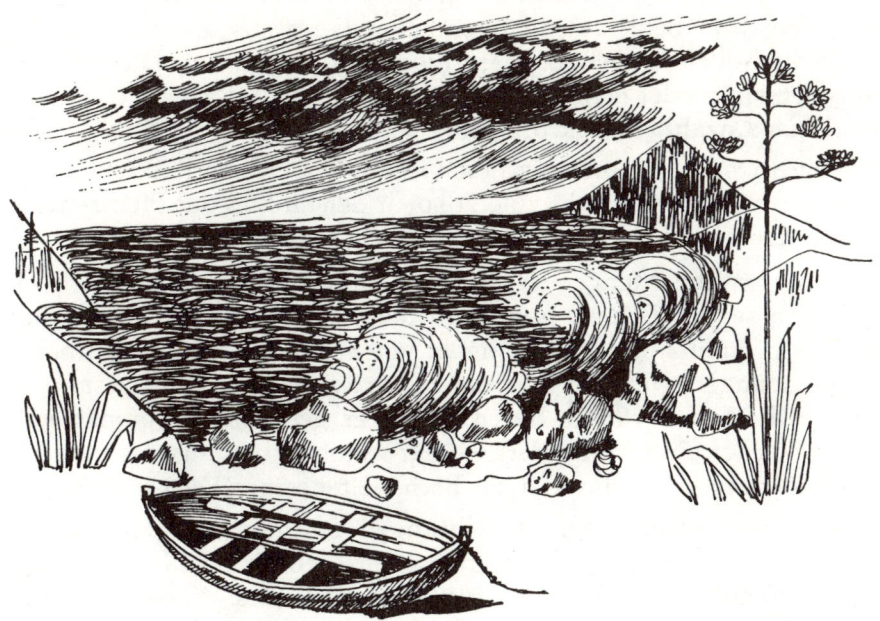

Schutz dem fließenden Wasser!

Es wäre sehr interessant, das Wasser von seinem Urgrund aus zu verfolgen, wie es sich bei der Weltentstehung bildete und in Jahrmillionen zu dem wurde, was heute aus Brunnen, Quellen, Bächen und Flüssen gewonnenen und eine der Voraussetzungen für unser Leben ist.

Wenn wir dieses Thema aber noch so beengend brächten, würde es diesen Rahmen sprengen, und wir müssen daher den Leser bitten, dieses hochinteressante Urthema „Wasser" der speziellen Fachliteratur zu entnehmen.

Bereits sehr erschöpfend behandeln die Forscher Kenneth S. Davis und John Arthur Day in ihrem gemeinsamen Werk „Das Wasser

— der Spiegel der Wissenschaft" das Wasserproblem in seinen Uranfängen.

Wir wollen uns daher begnügen, das Wasser in der für uns wichtigsten Form als Trinkwasser zu bringen, läßt doch diese Themeneinschränkung ohnehin noch immer reichen Spielraum für wichtige Ausführungen.

Wir wollen von der Tatsache ausgehen, daß alles Wasser, dessen sich der Mensch bedient, sich in irgendeiner Form aus der unseren Planeten umhüllenden Atmosphäre niedergeschlagen hat. Die Art (als Regen, Schnee oder Hagel), die Häufigkeit und Größe, hängen wieder von einer Anzahl von Faktoren ab.

Die wichtigsten Faktoren sind die Gestalt der Erdoberfläche, die Entfernung vom Meere, nicht zuletzt spielt der Einfluß der Pflanzenwelt — besonders der Waldbestand — eine nicht übersehbare Rolle.

Eine beachtliche Menge des Niederschlagwassers sammelt sich als Sickerwasser im Boden, besonders dort, wo es auf undurchlässige Bodenschichten stößt. Auf Hängen, vor allem in den regenreicheren Gebirgshängen, wird gar bald das Sickerwasser als Quellwasser wieder an die Erdoberfläche treten, in tiefer gelegenen Regionen entweder wieder einsickern oder, wo ein wasseraufnehmendes Erdreich nicht oder nur gering besteht, als Bach weiter seinen Weg suchen.

Aus diesen bescheidenen Andeutungen ersehen wir, daß für die Trinkwasserbeschaffung durch den Menschen eine Fülle von Möglichkeiten bestehen. Die Lebensnotwendigkeit des Wassers hat den Menschen erfindungsreich gemacht, von den einfachen Zisternen bis zu den modernen Brunnenanlagen, von der klassischen Wasserleitung der Römer bis zu den hundert Kilometer langen Wasserleitungen der Gegenwart. Sind die Quellen und das Grundwasser an verschiedenen Stellen der Erde nicht so reich, daß sie das stets steigende Wasserbedürfnis der Großstädte befriedigen können, werden die nie versiegenden Wassermengen der Flüsse und Seen herangezogen, auf die man bisher aus hygienischen Gründen verzichtet hatte.

Wußte man doch nur zu genau, welch grobe und feinste Verunreinigungen dieses Wasser enthält, vor allem aber Millionen und Abermillionen pathogener Bakterien.

Über die Lebensweise von Krankheitserregern im Wasser müssen wir uns, so interessant die Details wären, beschränken, obwohl zu berichten wäre, daß sie — und dies ist wichtig — genau so zur Atmung

Sauerstoff benötigen wie Pflanze, Tier und Mensch — und dadurch das Wasser sauerstoffärmer machen. Sie leben, wenn sie in den tierischen oder menschlichen Körper gelangen, in diesem parasitär weiter und vergiften das Blut durch Ausscheiden von Toxinen, d. s. lebensgefährliche bakterielle Gifte. Wir wollen nur die allerwichtigsten aufzählen, wie Eiterkokken-, Milzbrand-, Starrkrampf-, Diphtherie-, Tuberkel-, Typhus- und Cholerabazillen. Der Schutz vor diesen lebensbedrohenden Keimen gehört zu den vordringlichsten Aufgaben der Wasserwirtschaft. Die Fluß- und Seegewässer werden zum Zwecke der Trinkwassergewinnung künstlich filtriert. Im allgemeinen arbeiten die großen Klär- und Filteranlagen der Städte einwandfrei und beliefern die Haushalte mit einem die Gesundheit nicht gefährdenden Wasser.

Den Hausfrauen, die um die Herkunft dieses Wassers aus der Wasserleitung genau Bescheid wissen und dennoch der Güte des Wassers nicht trauen, können wir nur raten, alles Trinkwasser vor dem Gebrauch abzukochen. Nur die wenigsten Bazillen können eine Temperatur über 70 Grad Celsius ertragen. Das Erhitzen bis zum Siedepunkt von 100 Grad ist und bleibt das geeignetste Mittel im Kampf gegen die lebensbedrohenden Bazillen. In Orten, wo das Wasser aus Flüssen oder Seen stammt, wird es immer der Sorgfalt der einzelnen Hausfrau überlassen sein, durch diese kleine Mühewaltung die allerletzte Gefahr zu bannen.

Abgekochtes Wasser schmeckt fade, matt, manchmal sogar unangenehm. In reinen Behältern (aber nicht aus Metall), in ebenso reinen Eisschränken oder Gefriertruhen läßt sich dieses Trinkwasser wieder einwandfrei auffrischen. Leider geschieht es, daß Hausfrauen bereits geklärtes Wasser aus der Wasserleitung durch Beigabe von 0,2prozentiger Schwefelsäure keimfrei machen, anstatt es abzukochen. Dies verwerfen wir gänzlich, da durch die tägliche Verwendung dieses Wassers eine unerwünschte Addition von Schwefelsäure in unserem Körper entsteht.

Was uns aber mit großer Sorge erfüllt, ist die Tatsache, daß in den Großstädten das Trink- und Haushaltswasser bald zur Mangelware wird, da die Wasserwerke durch die immer größer werdende Verschmutzung unseres Fluß- und Seewassers dem täglich steigenden Verbrauch von gereinigtem und einwandfrei gemachtem Wasser kaum nachkommen können. Biologisch einwandfreies Wasser gibt es praktisch frei in der Natur nur noch im Gebirge, wo in Felsspalten oder Waldschluchten eine Quelle das köstliche Naß talwärts entsendet.

Kaum hat das Bächlein eine menschliche Siedlung, einen Weiler oder ein Dorf erreicht, wird es bereits mit einer großen Zahl von Abwässern „bereichert". Mit jedem Kilometer Lauf nehmen die Verschmutzung und die Zusätze tierischen, menschlichen und gewerblichen Unrates zu, so daß Friedrich Rückert, der feinsinnige Dichter und Naturbeobachter, nur zu recht hat, wenn er das fließende Wasser als den billigsten Lastenträger für Unrat jeder Art bezeichnete.

Aus dem Waldbächlein ist längst ein kleiner Fluß geworden. Dieses Anwachsen geschah weit weniger durch den Zustrom weiterer Bäche aus naturbelassenen Gegenden, als durch das Einbeziehen von Gewässern oder Seeabläufen, die das gleiche trostlose Schicksal erleben, wie unser Bächlein, das den Anfang unserer Betrachtung bildete. Auch der kleine Fluß erweitert bald seine Ufer zur Aufnahme neuer, vielleicht noch mehr verschmutzter Wasserläufe.

Schöpfen wir nun aus unserem Wasserlauf einen Eimer Wasser heraus und analysieren wir dieses Wasser, so gelangen wir zu einem niederschmetternden Ergebnis.

Das Wasser aus dem Eimer besteht zum Teil:

1. Aus Kanalisationsanlagen von größeren Orten und aus Abläufen von ländlichen, undichten Jauchegruben, Abortanlagen, Misthaufen und Stallabläufen, hochkonzentrierten, viel zu wenig verfaulten Fäkalien menschlichen und tierischen Ursprungs, Unrat aus Schlächtereien usw. mit bedenklich hohen Mengen von Aminosäuren und Ammoniak,

   schließlich aus ganzen Kolonien lebensbedrohender Bakterien, wie wir sie eingangs aufzählten, mit ihren lebensgefährlichen bakteriellen Giften, die wir als Förderer des Frühtodes bezeichneten.

2. Aus Industrieabwässern mit zahlreichen zersetzlichen organischen Stoffen, mit mehr oder minder hohem Ammoniak-, Phosphatgehalt, Abfälle von Industrien, wie Spinnereien, Pappe- und Papierfabriken.

3. Aus spezifisch organischen Säuren und chemischen Seifenrückständen aus Wäschereien, Farbstoffen aus Färbereien, der Textilindustrie und deren Nebenbetriebe.

4. Aus reichlich organischen Säuren aller Art, aus Abwässern von

Molkereien, Gemüse- und Krautfabrikationsstätten, Zuckerfabriken, Stärke-, Essig- und Gerbsäurefabriken.

5. Aus Abwässern der Düngemittelindustrie, Teer- und Bunafabrikationsstätten, mit reichlich Phenolen und verwandten Kohlenwasserstoffen, Cyaniden, Rhodaniden, Aldehyden, Azetylenen und vielen anderen höchst bedenklichen Abfallstoffen.

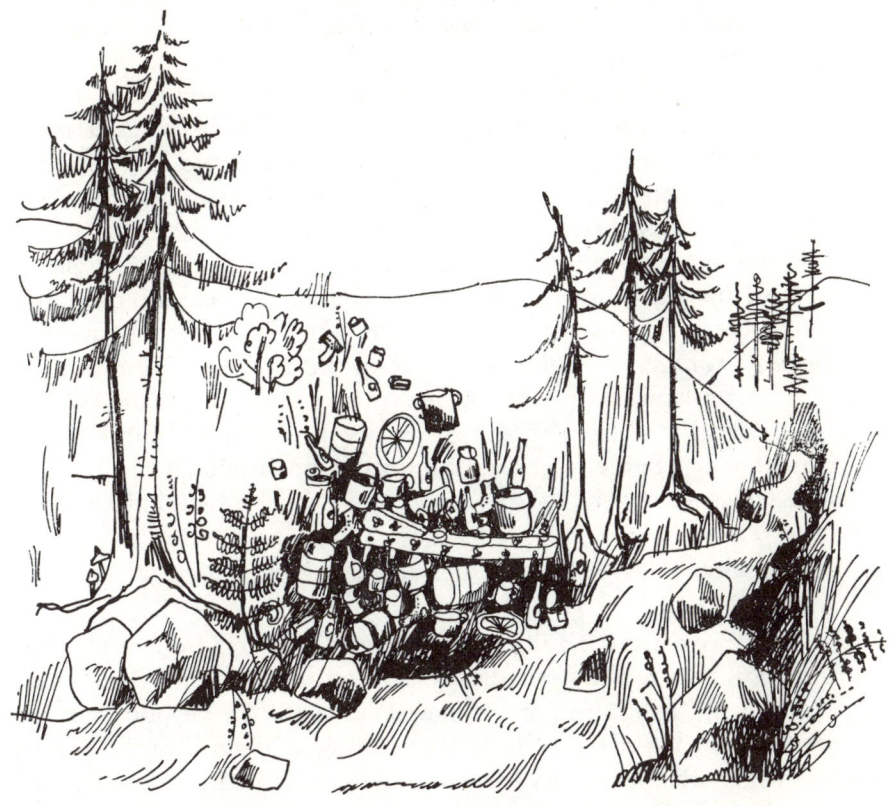

6. Aus einer Reihe von sehr schädlichen, anorganischen Stoffen, Abfallprodukten aus verschiedenen Metall- und Kunstseidenfabriken, anorganischen Säuren aus Papier- und Holzfaserplattenwerken u. a.

7. Aus zwar an sich ungiftigen Stoffen, die aber als dicker Schlamm Uferstellen und den Grund der Gewässer bedecken, Abfälle aus den verschiedensten Erzeugungsstätten und Haushalten, wie Asche, Staub, Unrat aller Art, Bauschutt und Ziegelstaub.

8. Zuletzt werden die Uferränder „garniert" mit vom Rost schon mehr oder weniger zerfressenen Eisenteilen und schließlich zerbrochenem Porzellangeschirr, unbrauchbar gewordenen Haushaltsgegenständen, Autowracks, Autoreifen, Plastikverpackungen usw.

Ist diese Liste nicht erschütternd? Die Abfälle 7 und 8 finden wir hauptsächlich in den ländlichen Gemeinden, wo die Gemeindeverwaltung nicht für die Abfuhr des unverwesbaren Unrates und der Abfallprodukte sorgt.

So werden die kleineren und nicht minder bereits die großen Flüsse biologisch vollkommen wertlos, keine Lebewesen bewohnen mehr diese Kloaken der heutigen „Kulturmenschen". Es wird höchste Zeit, daß die staatlichen Behörden aus ihrer Lethargie erwachen und das Problem des Wasserschutzes in die Hand nehmen, aber nicht mit einer Flut von Verordnungen und Erlässen (die ja teilweise schon existieren), die das ganze, sehr ernste Thema wieder auf die lange Bank schieben. Die Wasserverschmutzung der Gewässer ist eines der ernstesten Probleme unserer Tage, denn sie bedroht nicht nur die ganze Pflanzen- und Tierwelt, sie bedroht in erster Linie die weitere Existenz der Menschen. Wasser ist so wie Luft ein heiliger Lebensstoff; richten wir beide zugrunde, so untergraben wir unsere Lebensexistenz. Dies geht sehr rasch, der Tod wird sehr bald reiche Ernte halten!

Reines, frisches Wasser ist als Quell unserer Gesundheit, als Lebenselixier anzusehen.

Baden und Schwimmen zählen zu den gesündesten Sportarten und wurden bereits im Rahmen dieses Buches besprochen; Baden und Schwimmen natürlich nur in reinem Wasser! Von besonderem gesundheitlichem Wert sind die Wasserkuren, wie sie Pfarrer Kneipp ins Leben gerufen hat, und die unzähligen Menschen wieder Gesundheit, Kraft und Lebensfreude brachten.

Auch die *Sauna* bildet besonders für den Stadtmenschen eine höchst gesundheitsfördernde Wasseranwendung und kann gar nicht genug empfohlen werden.

Saunabäder sollen vor allem bereits in gesunden Tagen angewendet werden. Das regelmäßige und richtige Saunabad fördert die Gesundheit ungemein und damit das körperliche Wohlbefinden.

Zu Sauna-Anhängern, wenn sie dazu noch naturgemäß leben, kommt der Frühtod nicht!

Wir hörten dennoch vom Frühtod eines Sauna-Anhängers; unsere Nachforschungen ergaben aber, daß der Mann zwar regelmäßig in die Sauna ging, doch sehr dem Alkohol zusprach und ein starker Raucher war. Dies ist natürlich unvereinbar!

In Wasserheilanstalten lernen wir für den Anfang am besten diese Wasser-Heilmethoden durch fachmännische Betreuung und Anweisungen kennen. Eine Reihe von Wasserheilmethoden nach Pfarrer Kneipp lassen sich, nach richtiger Anlernung, zu Hause durchführen.

So ist das Wasser eines unserer wichtigsten Lebenselixiere.

Wasser ist nicht nur unsere große Zukunftssorge, es ist auch der Quell unserer Gesundheit!

Wasser tötet — Wasser heilt!
ALTINDISCHES SPRICHWORT UM 100 VOR CHRISTUS

Das kalte Baden mit vollem Magen — oder die Unsitte, erhitzt ins kalte Wasser zu springen.

Niemals kurz nach dem Essen ins kalte Wasser gehen! Während des Verdauungsvorganges befindet sich eine größere Blutmenge in der Magen-Darmgegend. Durch die Kälte des Wassers werden die Blutgefäße zusammengezogen, das Herz kann nicht mehr genügend Blut zum Gehirn pumpen. Es kommt daher zu einer Blutleere im Gehirn, dadurch nicht selten zu Ohnmacht oder kurzer Gehirnfunktionsstörung.

Dies kann zum Ertrinken eines sonst vollkommen gesunden Menschen führen.

Auch soll man nie erhitzt ins Wasser springen! Ein Kreislaufkollaps kann die Folge sein! Jedes kalte Bad belastet Kreislauf und Herz. Diese Belastung wirkt sich um so stärker aus, je erhitzter der Badende und je kälter das Wasser ist, Untiefen oder eine stärkere Strömung werden dann selbst einem guten Schwimmer zum Verhängnis!

2. DIE LUFT

Was ist lebenswichtiger — Brot, Wasser oder Luft? Man stritt schon
1000 v. Chr. um diese Frage. Wir schließen einen Kompromiß: alle
drei sind gleich wichtig, das gesunde Brot, das reine Wasser und die
nicht minder reine, würzig-gesunde Luft!

Verweilen wir einmal bei der würzig-reinen Luft. Sie ist schon lange
nicht mehr das, was uns Gott in den Tagen der Weltschöpfung
damit gab. Die Menschen haben reichlich dazu beigetragen, die Luft
zu „verpesten", ohne sich auch nur die geringsten Gedanken zu machen, wie sehr sie den Frühtod damit fördern.

Nur einige Beispiele, die uns nachdenklich machen sollten:

Der Kohlenstaub, der jährlich in Deutschland *nur* aus Fabrikschornsteinen ausgestoßen wird, entspricht gering gerechnet etwa 400.000
Tonnen Briketts. Das sind 400 Güterzüge mit je 50 Waggons und
jeder einzelne Waggon mit 20 Tonnen Briketts beladen!

England wird jährlich von rund 15 Millionen Tonnen Staub, Ruß
und Asche „zugedeckt", und die Industrie von Manchester sendet
täglich 10 Millionen Kubikmeter Kohlensäure in die Luft! Genug der
Beispiele — gedenken wir aber immer der tausend anderen Stätten
der Luftverpestung!

Und nun zurück zum einzelnen Menschen: 400 bis 500 Liter Sauerstoff braucht der Mensch täglich zum Atmen. Was müssen wir da
alles einatmen, um zu dieser Sauerstoffmenge zu kommen!

Professor Dr. Hans Schweigart, der Fachmann auf diesem Gebiet,
sagt darüber: „Die Luft, die wir einatmen müssen, enthält heute
Hunderte von Zellgiften (= Noxen), die den geregelten und gesunden Ablauf in den menschlichen Zellen stören."

Diese Zellgifte bewirken eine Schwächung der Funktionen des Gesamtorganismus. Von den Giften, die in den menschlichen Organismus gelangen, müssen wir akute Gifte erkennen, die ziemlich rasch
sogar zu Krankheit und Siechtum führen können. Dann kommen
Gifte, die schleichend und nach längerer Zeit zur Wirkung kommen.
Viel gefährlicher sind die sogenannten Summationsgifte, die als Rest-
substanzen im menschlichen Organismus bleiben, sich dort summie-
ren und erst nach Jahren ihre Wirkung tun, zum Beispiel einen Krebs
produzieren. Wenn zu Schwefelwasserstoff (der aus jedem Schorn-
stein kommt) Schwefeldioxyd (aus Fabrikschornsteinen) hinzu-

kommt, beobachten wir, daß dieses Giftgemisch außerordentlich schädlich ist.

Zusätzlich seien die Kohlenmonoxyde erwähnt, die die roten Blutkörperchen etwa 200 mal stärker binden als der Sauerstoff. Sie unterbinden praktisch die Sauerstoffaufnahme im Blut, und darin liegt ihre tödliche Gefährlichkeit.

Nun kommen noch die so gefährlichen Atmungsgifte aus den Auspuffgasen des Benzins hinzu, die wir näher zu besprechen haben.

Die nachfolgenden Ausführungen ergeben die nicht abzustreitende Tatsache, daß hier das Element *Blei* eine ganz bedeutende Rolle spielt und daß das Blei, als ein lebensbedrohliches schwerstes Gift, noch viel zu wenig beachtet wird.

Die Luftverpestung durch die Menschen

Blei — ein lebensbedrohliches Gift!

Das chemische Element *Blei*, ein sehr weiches Metall, zu den „Schwermetallen" eingeteilt, hat neben seinen zahlreichen, natürlichen Vorkommen in den vielfältigsten Formen und Verbindungen, auch unzählige fabrikmäßige Herstellungsmöglichkeiten und wird von der Technik und Industrie in mannigfachsten Varianten verwendet.

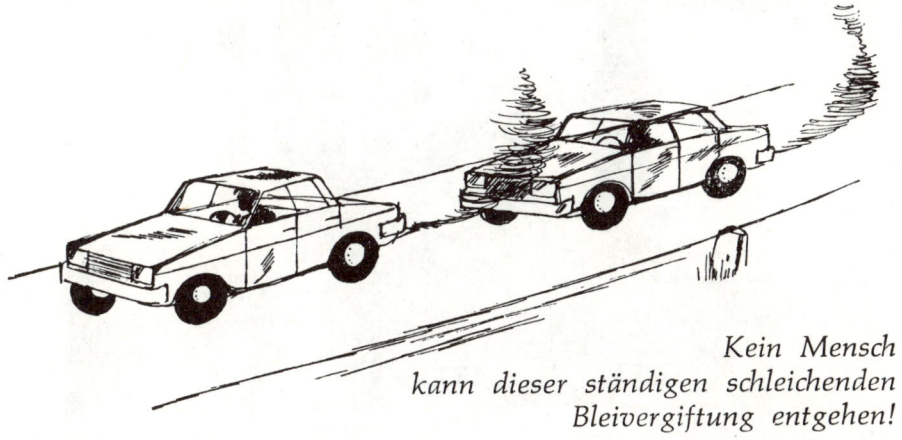

Kein Mensch kann dieser ständigen schleichenden Bleivergiftung entgehen!

Der berufsmäßige Umgang mit Blei oder Bleiverbindungen löst durch die dauernde Zuführung kleinster Bleimengen beim Einatmen von bleihaltigem Staub oder durch das ständige Berühren und Angreifen bleihaltiger Stoffe *Bleivergiftungen* nicht nur akuter, sondern auch bedenklich chronischer Formen aus, von denen die Blei-

anämie, Bleikoliken, Bleilähmungen, Bleiamaurosen, Bleinieren, Blei-
gicht u. a. nur die allerwichtigsten sind. Je nach dem Grade der Anfälligkeit und der Erkrankung sind die Gefahren sehr groß, und der
Gesetzgeber versucht, durch entsprechende gesetzliche Maßnahmen
diese gefährlichen Berufskrankheiten weitestgehend zu verhüten
bzw. Erkrankte einer Sonderbehandlung zuzuführen. Die Gewerbehygiene hat hier vorbildliche Schutz- und Heilmaßnahmen getrof-
fen.

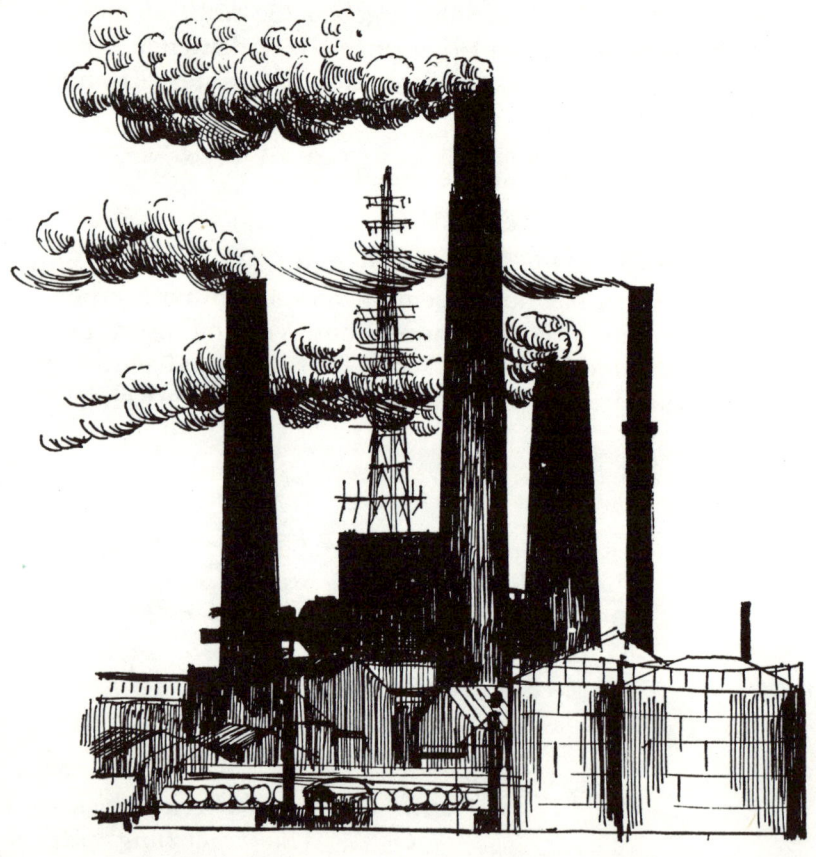

Nur an eine *Bleivergiftung*, die eine weltweite Gefahr für die
Menschheit geworden ist, ist man noch nicht energisch genug her-
angetreten, und daher ist diese bereits zu einer Katastrophe geworden: Das Bleitetraäthyl wird in allergrößtem Umfang als Antiklopf-
mittel den modernen Motorenbenzinen zugesetzt und wird durch

Düsen-, Schlot- und Auspuffgase der Industriemotoren, Autos und Flugzeuge, Tag und Nacht in unvorstellbaren Mengen in die Luft gewirbelt.

Die feinsten Bleiteilchen werden stündlich durch die vielen Schichten unserer Atmosphäre gewirbelt und von den Winden in die entlegensten Gegenden unserer Erde gebracht. Mit dem Regen oder Schnee tropfen sie ununterbrochen aus den Wolken, wir Menschen oder das Weidevieh atmen diese Bleipartikelchen stündlich ein, sie gelangen in alle Organe des Körpers und richten dort unvorstellbare Schäden an.

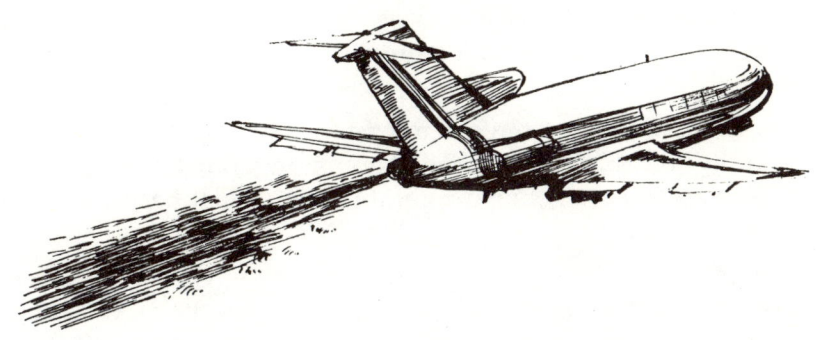

So hat Blei eine verhängnisvolle Wirkung auf das Nervensystem, löst Depressionen, ja sogar schwere seelische und nicht minder geistige Leiden aus.

Die heute so zahlreichen chronischen Nervenleiden, Nervenentzündungen, Gehirnerkrankungen, erhöhter Blutdruck, Sehnervstörungen, Herzmuskelschäden, Leber- und Nierenerkrankungen und nicht zuletzt Bluterkrankungen und Blutgefäßverschluß können zum beachtlichen Teil auf diese Bleivergiftungen zurückgeführt werden. Man kann heute nicht mehr behaupten, daß nur die Menschen der Großstädte und der Industrieballungszentren gefährdet sind, alle Menschen der Erde sind gefährdet! Durchschnittlich 500 Millionen Kilogramm Blei gelangen jährlich in die Meere und in die Atmosphäre!

In den amerikanischen Rocky Mountains, in den entlegensten Tälern und Hochgebirgsregionen dieser Bergwelt, wurde bereits das Zehntausendfache des natürlichen Bleigehaltes in der Luft gemessen; als man Grönlandeis untersuchte, fand man in tiefen Jahresschichten bereits die tausendfache Menge; selbst in der Wüste Gobi in Zentralasien wurden bedenkliche Anteile Blei in der Atmosphäre festgestellt.

Die Schwere der Bleiteilchen hat zur Folge, daß es in den Luftschichten unmittelbar über dem Erdboden einen wesentlich höheren Bleigehalt gibt; das Gras der Wiesen und Matten hat einen höheren Bleigehalt als das Laub der Bäume.

Ist es ein Wunder, wenn bereits Bleigehalt in der Muttermilch festgestellt wurde und die werdende Mutter ihren Bleigehalt an das ungeborene Kind weitergibt? Es wurde in Kliniken einwandfrei festgestellt, daß nach dem dritten Kindlein die Mutter „bleifrei" ist, dagegen der Bleigehalt bei den Säuglingen zwei- bis dreimal höher ist als bei der Mutter!

Wir wollen unsere Leser nicht mit Statistiken über dieses Thema belasten, es soll nur noch zu den bereits angeführten Krankheiten durch Bleivergiftungen ein ganz gefährliches Gebiet besprochen werden.

Der Bleigehalt im Blut führt zu einer Blockierung von Wirkstoffen — zum Beispiel der so lebenswichtigen Enzyme — noch viel lebensbedrohender und zu einer Unterbindung des Aufbaues der Ribonuklein-Säuren, der Bausteine des Lebens. Blei hat schon einmal in der Weltgeschichte zum Untergang eines Volkes und seiner hohen Kultur geführt. In seinem berühmten Werk „Bleivergiftung und der Fall Roms" hat zuletzt der Amerikaner Gilfillan nachgewiesen, daß sich die herrschende Oberschicht Roms selbst durch chronische Bleivergiftung sterilisiert hat! Die vornehmen Römer tranken — dies finden wir in jedem römischen Geschichtswerk bestätigt — ihren täglichen Wein aus kunstvoll geschnitzten Bleibechern.

Auch hatten sie den berauschenden, fast täglich genossenen Traubensirup in Bleigefäßen eingedickt. Die unausbleibliche Folge war: Die römische Herrscherschicht bekam keine Kinder mehr und mußte, um ihr Geschlecht zu erhalten, Erben aus den unteren Volksschichten adoptieren. Diese nahmen aber sehr bald das Wohlleben und die Unsitten ihrer Adoptiveltern an und — blieben ebenfalls kinderlos. So kam es in relativ kurzer Zeit zum gänzlichen Verfall der römischen Kultur, Kunst und Wissenschaft, vor allem zum biologischen Zusammenbruch des Volkes, da die geistige, künstlerische und politische Führung völlig versagte. Statt der römischen Weinbecher und des vergifteten Traubensirups tritt in unseren Tagen die millionenfach gefährlichere Vergiftung der Luft und indirekt der Nahrungsmittel durch die Auspuffgase der Motoren, Autos und Flugzeuge auf.

Die wissenschaftliche Forschung mit ihren alarmierenden Ergebnissen wird aber viel zu wenig beachtet, und es ist völlig unverständlich, daß hier nicht raschest energische Gegenmaßnahmen ergriffen werden. Ausgerechnet aus den UdSSR kommt die Nachricht, daß man dort, wo ja die Luftverpestung noch keine so beängstigende Rolle spielt wie bei uns in Westeuropa, sich schon sehr ernstlich mit diesem Problem beschäftigt und auch beachtliche Anfangsergebnisse aufweisen kann.

Zwei Tatsachen müssen anerkennend festgestellt werden: Während im westlichen Europa wie auch in den USA ein Gehalt von 10 bis 20 Mikrogramm Blei pro Kubikmeter Luft noch toleriert wird, liegt die Höchstgrenze in den UdSSR bei 0,7 Mikrogramm. Man hat die Techniker aufgefordert, das Problem der Auspuffgase einer gründlichen Untersuchung zu unterziehen, und es gelang fürs erste, Motoren zu konstruieren, in denen ohne Einbau kostspieliger Zusatzgeräte eine vollständige Verbrennung des Benzins erreicht wird. Man bemerkt auch hinter modernen Autos keine „Rußfahne" mehr.

In den UdSSR scheint man auf die Gesundheit der Bevölkerung mehr Wert zu legen und versucht Abhilfe zu schaffen, um die Luft weitgehend „bleifrei" zu halten.

Besonders bleigefährdet sind Menschen, die unmittelbar an stark frequentierten Straßen (Autobahnen) oder Flugplätzen wohnen oder ihre Tätigkeit auf der Straße haben, wie Straßenbauarbeiter, Verkehrspolizisten u. dgl. Sehr gefährdet sind auch unsere Babies in den niederen Kinderwagen, und der wieder aufkommende hohe Kinderwagen aus Großmütterchens Zeiten ist keine modische Neuerung, sondern dieser Kinderwagen wurde aus der Erkenntnis kreiert, daß darin die Babies doch noch weniger bleiverseuchte Luft einatmen.

Da die untersten Luftschichten, nahe am Boden, die gefährdetsten Schichten sind, zeigt sich auch, daß Hunde und Katzen mehr zu Bleivergiftungen neigen als z. B. Pferde.

Weidende Kühe am Rande von Autostraßen sind besonders gefährdet, und der Bleigehalt in der Milch nimmt oft sehr bedenkliche Formen an. Er verliert durch Sterilisieren seine Schädlichkeit nicht.

Behandlung von chronischer Bleivergiftung:

Vermeidung und Ausschaltung weiterer Bleizufuhr (bleihältige Milch, Einatmen bleihältigen Staubes, Meidung von Lebensmittelkonserven, vor allem bleihältiger Dosen, bleihältiger Zinntuben [Zahncreme], Vermeidung von bleihältigem Trinkwasser aus Bleirohren, Bleifarben-Anstrich), Entfernung des bereits aufgenommenen Bleis aus dem Körper durch milde Abführmittel, Steigerung der Harnausscheidung, Schwitzbäder, Jodkalium- und Calciuminjektionen in die Vene, Eisendarreichungen; alles nur unter strengster ärztlicher Kontrolle.

Behandlung von akuter Bleivergiftung:

Anregung zum Erbrechen (Schlundkitzeln, brecherregende Kräutertees, Abführmittel, Abführtees oder in krassen Fällen Glauber- oder Bittersalz); auch hier genaueste ärztliche Kontrolle.

Der Bleitest:

Jedermann kann sich einem Blei-Test unterziehen, um festzustellen, ob er bleiverseucht ist oder nicht. Die Bleibestimmung kann sowohl als Blut- als auch als Harnuntersuchung vom Arzt vorgenommen werden. Bei positivem Ergebnis muß die ärztliche Behandlung ohne Aufschub begonnen werden.

Beim sogenannten ALS-Test (= Delta Aminol Aevolin-Säuretest) gilt eine Ausscheidung von mehr als drei Milligramm dieser Säure im Harn pro Tag als krankhaft. Jeder Arzt wird daraufhin genaue Behandlungsanweisungen geben, die striktest zu beachten sind.

Die Amerikaner haben die Bleikatastrophe erkannt und die Beseitigung der Benzinverbleiung wurde ernstlich gefordert.

Es ist erfreulich, daß sich die führenden Automobilfirmen geschlossen hinter diese Forderung stellten. Als erstes Ergebnis kann gemeldet werden, daß es Wissenschaft und Forschung gelungen ist, bleifreies und dabei klopffreies Benzin labormäßig herzustellen. An weiteren neuen Antriebsformen für alle Arten von Kraftfahrzeugen wird über die USA hinaus in aller Welt gearbeitet.

Auch in Europa wird an diesem Problem gearbeitet. Eine Lösung ist noch nicht abzusehen, sie kann aber die Sensation der nächsten Zukunft sein!

Wir haben noch zu ergänzen, daß diese Autoabgase, sobald sie das Auspuffrohr verlassen haben, in die Höhe gewirbelt, zu einem der gefährlichsten Bestandteile der „Dunstglocke" werden, weil sich unter dem Einfluß des Lichtes sehr gefährliche Atemgifte bilden, die wieder bis zur Höhe der menschlichen Atmungsorgane absinken und diese erneut auf das schwerste schädigen. Die Dunstglocken schweben praktisch über jedem größeren Ort, an mehr als hundert Tagen im Jahr, sie sind klimatisch bedingt und von besonderer Schädlichkeit. Abschließend kommen nun aber die Staubmassen und verschiedenen Rauchgase der kleineren Fabriksschlote und der Schornsteine der Haushalte hinzu. Die Staub- und feinsten Aschenteilchen sind nicht so harmlos! Man ermißt ihre Schädlichkeit noch viel zu wenig, aber sie sind mit einer Anzahl giftigster Substanzen, wie Schwefelwasserstoff, Schwefeldioxyd, Chlor, Fluor, Selen, Nitrogasen und manch anderer Giftsubstanzen beladen.

Wir kennen die trügerischen Anzeichen der Luftverseuchung ja aus eigener Erfahrung, die immer häufiger auftretenden Kopfschmerzen, die tränenden Augen, das früh aufkommende Müdigkeitsgefühl, verbunden mit Absinken der geistigen Konzentration, Hustenreiz. Die medizinische Wissenschaft hat hier noch nicht restlos alle Auswirkungen erkannt, besonders dort nicht, wo die Luftverseuchung die Sterblichkeitsziffern bei Krebs, Herz-, Lungen- und allergischen Leiden stark beeinflußt. Hier hält der Frühtod reiche Ernte.

Zu einem Skandal wird aber diese Luftverpestung, wenn der bekannte Gelsenkirchner Kinderarzt Prof. Dr. Brenner bereits eine unerwartete Häufung von Todesfällen bei Säuglingen feststellte! Dies ist wohl der Gipfel aller Unkultur! Nun hat aber der Staat ehest dafür zu sorgen, daß die Kreise, die die Luftverpestung ausgelöst haben, raschest der Verseuchung ein Ende setzen. Es sind dies: Chemie, Technik und Industrie!

Aber bitte, meine Herren, begnügen Sie sich nicht mit Resolutionen, Konferenzen und Erklärungen!

Taten müssen hier ehest folgen, ehest, sonst bricht eine Katastrophe unvorstellbaren Ausmaßes herein.

Das richtige Atmen — Zeichen eines gesunden Lebensrhythmus

Das erste, was gelehrt werden sollte, ist der Atem.
KUNG – FU TSE
551 – 479 VOR CHRISTUS

2000 Jahre später behauptete ein großer Arzt: *„Was die Menschen am falschesten tun, ist das Atmen."*

Diese beiden Sätze bergen eine große Lebensweisheit. Es ist nur allzu wahr. Wir machen es zumeist falsch. Woher sollten wir es auch wissen? Weder Elternhaus noch Schule lehrten uns das richtige Atmen.

Je raffinierter die menschliche Zivilisation wurde, desto weiter entfernte sich der Mensch von seiner natürlichen Lebensweise. Diese Abkehr vom naturgemäßen Leben brachte auch die Krankheiten in unseren Körper. Wer aber bedenkt, daß durch eine falsche Atmung, eine unzureichende Sauerstoffversorgung, eine ganze Reihe von Krankheiten ausgelöst werden? Es hat auch noch nie eine Zeit gegeben, in der die Menschen so wenig Zeit hatten, richtig zu atmen, denn alles Geschehen geht in „atemberaubender" Weise vor sich. Eine ganze Reihe von Krankheiten ist darauf zurückzuführen, daß einzelne Organe oder Organteile unseres Körpers chronischen Sauerstoffmangel haben und zur Unterfunktion ihrer Tätigkeit verurteilt werden.

Die Besinnung auf eine richtige Art des Atmens ist für den heutigen Menschen sehr wichtig geworden. Atmen geht weit vor der Nahrungsaufnahme! Ohne Nahrung kann der Mensch, je nach seiner körperlichen Verfassung bis zu sechs Wochen durchhalten — eine Unterbrechung der Atmung führt nach etwa vier Minuten den Tod herbei!

Trotzdem wird das Atmen viel weniger wichtig genommen, ja sogar völlig bagatellisiert, dagegen die Nahrungsaufnahme als die wichtigste Tätigkeit zur Erhaltung der Lebensfunktion hingestellt. Dies ist völlig falsch!

Unter Atmung verstehen wir den Austausch von Sauerstoff und Kohlensäure. Wir atmen Sauerstoff der Luft ein und atmen die im Körper durch die sogenannte „Verbrennung" entstandene Kohlensäure aus. Alle höher entwickelten Lebewesen — so auch der Mensch — gewinnen ihre Lebensenergie in erster Linie durch die sogenannte Verbrennung, einen biochemischen Vorgang, bei dem mit Hilfe des eingeatmeten Sauerstoffes die durch die Ernährung eingenommenen Kraftstoffe in den Körperzellen verbrannt werden. Hiedurch wird

Energie für die Funktion der Zellen frei. Die bei dieser Verbrennung entstehende Kohlensäure wird ausgeatmet.

Wir unterscheiden nun eine äußere und eine innere Atmung.

Bei der äußeren Atmung wird der Sauerstoff mit der eingeatmeten Luft durch die Wände der Alveolen (Lungenalveolen) in das Blut gebracht, in umgekehrter Richtung wird die Kohlensäure abgegeben und ausgeatmet.

Als innere Atmung bezeichnen wir den Übertritt von Sauerstoff aus dem Blut in das Innere der Körperzellen und den Austritt der Kohlensäure aus dem Zellinneren in das strömende Blut.

Je mehr Sauerstoff den Zellen zur Verfügung steht, desto besser ist ihre Leistung.

Normalerweise atmen wir die Luft durch die Nase ein. Die Luft wird durch mehrere Abteilungen zuerst vom Staub gereinigt, angefeuchtet und vorgewärmt.

Die gute Durchlässigkeit der Luft durch die Nasenwege ist eine Grundvoraussetzung für richtige Atmung. Wenn die Nasenatmung (bei Kindern) durch Wucherungen der Schleimhäute behindert ist (= Polypen), treten geistige und körperliche Hemmungen auf. Werden diese Behinderungen operativ entfernt, kommt es rasch zu einer Verbesserung der körperlichen und geistigen Leistungen. Eltern haben dies genau zu beobachten und sofort für Abhilfe zu sorgen!

Leider gewöhnen sich selbst Erwachsene an, durch den Mund ein- und auszuatmen. Die Mundatmung löst Trockenheit im Munde aus, daher rührt oft ein übermäßiges Bedürfnis nach Flüssigkeit. Auch die erhöhte Aufnahme von Alkohol kann darauf beruhen!

Außerdem führt die Mundatmung vielfach zu den lästigen Rachenkatarrhen. Dies wird viel zu wenig beachtet. Durch aufmerksames Beobachten und entsprechende Atemübungen läßt sich diese Fehlatmung rasch beheben.

Die Atmung wird durch eine Reihe von äußeren und innerlichen (seelischen) Erscheinungen beeinflußt. So kann u. a. die freie Bewegung der Arme die Atmung sehr beeinflussen. Das Tragen schwerer Gegenstände, das Tragen der Schultasche bei Kindern beeinflußt die richtige Atmung nachteilig. Seelische Einwirkungen haben auf die Atmung einen großen Einfluß.

Man „atmet auf" bei einem freudigen Ereignis, „es stockt der Atem" oder „es verschlägt einem den Atem" bei seelischen Erschütterungen. Das Seufzen lindert die Sauerstoffnot.

Die langsame und tiefe Atmung ist am besten und ergibt eine größere Leistungsfähigkeit. Sie wirkt auch kreislauffördernd. Unrhythmische und gepreßte Atmung wirkt sich sehr ungünstig auf den Kreislauf aus.

Ein ganz wesentlicher Grund für die heute so vielfach vorkommende Darmträgheit ist die oberflächliche, flache Atmung. Die tiefe Atmung löst eine Massage der Eingeweide aus und in weiterer Folge eine bessere Durchmischung des Mageninhaltes mit den Verdauungssäften.

Die Stuhlverstopfungen, die durch Diät oft kaum zu beheben sind, werden zumeist durch Fehlatmung (Sauerstoffmangel) ausgelöst.

Herzmuskelschäden, bis zum Herzversagen, werden nur zu oft durch Fehlatmung ausgelöst. Sauerstoffmangel im Herzmuskel führt zu einer Verkrampfung der Herzkranzgefäße, die bei längerer Dauer einen Herzinfarkt mit einem oft katastrophalen Frühtod zur Folge hat.

Fehlatmung, also unzureichende Sauerstoffversorgung, führt zu einer Verminderung der Nierenleistung, dies wiederum zu einer vermehrten Vergiftung des Körpers durch die Ansammlung der nicht ausgeschiedenen Harnsäure und sonstiger Schlacken.

So wie Sauerstoffmangel Verkrampfungen im Herzmuskel und in der Niere auslöst, kann die Fehlatmung ebenfalls eine Verkrampfung der Gehirngefäße auslösen und zum Gehirnschlag führen.

Schließlich sei noch aufgezeichnet, daß es durch unzureichende Sauerstoffzufuhr bei der Fettverdauung zu einem unvollständigen Abbau kommt. Die vermehrte Cholesterinbildung hat bei der Entstehung und Weiterentwicklung der Arteriosklerose (Arterienverkalkung) einen ganz wesentlichen Anteil.

Sauerstoffmangel im Körper hat für den Gesamtorganismus eine rasch absinkende Leistung zur Folge. Die ständige Ermüdung als sichtbares Zeichen ist nichts anderes als eine leichte und vorübergehende Erstickung der lebenswichtigen Zellen der Körperorgane.

Häufen sich die Ermüdungserscheinungen bis zur Erschöpfung, ist dies der Anfang einer Reihe von Erkrankungen, da der Körper nicht mehr in der Lage ist, seine Lebensfunktionen durchzuführen.

Sauerstoffmangel ist höchstwahrscheinlich nicht allein die Ursache der Krebsbildung; es gilt aber als sehr wahrscheinlich, daß Sauerstoffmangel im Blut und in den Organen die Krebsbildung begünstigt. Die Verbreitung der krebsartigen Zellen geht bei Sauerstoffmangel relativ sehr rasch vor sich. Stahl und Strahl sind keine Dauerlösungen, wenn nicht gleichzeitig der Sauerstoffmangel behoben wird. Die katastrophalen Massenerscheinungen des Frühtodes durch Krebs sind nur als ein Beweis anzusehen.

Diese Ausführungen, bei weitem nicht vollständig, sollen den aufmerksamen Leser nur wachrütteln und ihm die Wichtigkeit unserer richtigen Atmung vor Augen führen. Die natürliche Atmung vertieft sich unbewußt bei körperlicher Bewegung. Darum ist das Gehen in frischer reiner Luft die beste Atemübung.

Wider das falsche Atmen

Der Patient — denn falsches Atmen ist eine Krankheit — ist vor allem durch eine Atembehandlung zu heilen.

An der Spitze steht eine richtig durchgeführte Atemgymnastik, die aber nur von einem Arzt oder sehr versierten Masseur gelehrt werden kann. Je nach dem Grad der Verkrampfungen, die durch die falsche Atmung entstanden sind, müssen diese Atemübungen nach kürzeren oder längeren Pausen wiederholt werden. In einfachen Fällen bzw. zum Abklingen der richtig durchgeführten Massagen durch den Arzt oder Masseur, kann man die Bürstenmassage am Morgen und am Abend nach entsprechender Anleitung selbst durchführen.

Sehr wohltuend wirken Wechselduschen, lauwarme, später kalte Duschen bzw. Güsse, mit eingelegten Pausen, in denen man leichte Atemübungen durchführt.

Die Atemgymnastik allein aber macht es nicht! Eine wesentliche Unterstützung erfährt die Atemgymnastik bzw. die Massage, wenn wir uns einer sauerstoffsparenden Ernährung befleißigen. Die Kohlehydrate haben den geringsten Sauerstoffverbrauch. Dagegen verbrauchen das Fleisch (vor allem Schweinefleisch, Gänsefleisch) und das Fett dieser Tiere sehr viel Sauerstoff (Cholesterinbildung).

Ein Aufenthalt in sauerstoffreicher Luft wäre sehr zu empfehlen, und Atemgymnastik und Atemmassagen sollten in unverbrauchter, staubfreier Luft durchgeführt werden. Stickige oder gar nikotingeschwängerte, verbrauchte Zimmerluft stellt den Heilerfolg sehr in Frage. Ferner ist sehr zu beachten, daß sowohl die Atemgymnastik als auch die Massagen und die Aufenthalte im Freien, geradezu zu Beginn der Behandlung, nicht übertrieben werden dürfen.

Ein abschließender Ratschlag: Die Förderung des Schwimmsportes wäre für die rasche und dauernde Heilung sehr wichtig. Bei keiner Sportart, selbst beim Ballsport nicht, wird die richtige Atmung so gefördert wie beim Schwimmen.

Man sollte das ganze Jahr hindurch, Sommer und Winter, zweimal wöchentlich schwimmen, ohne sich vorzunehmen, sportliche Höchstleistungen zu erzielen. So erlernen wir wieder das richtige Atmen und verlieren alle Schwächen und Leiden, die sich durch das unrichtige Atmen in uns eingenistet haben.

Wir können wieder richtig atmen und erleben bei jedem Atemzug reine Lebensfreude!

Im Atemholen sind zweierlei Gnaden:
Die Luft einziehen, sich ihrer entladen,
Jenes bedrängt, dieses erfrischt,
So wunderbar ist das Leben gemischt.
Du danke Gott, wenn er dich preßt,
Und dank', wenn er dich wieder entläßt!

JOHANN WOLFGANG GOETHE

SCHACH DEN VIELSEITIGEN GEFAHREN IM ALLTAG

Das Wohnungsproblem

Ein Drittel seines Lebens „wohnt" der Mensch.
RUDOLF STEINER (1861–1925)

Wieviele Tausende Menschen in den Städten und größeren Orten sind gezwungen, noch sehr primitiv zu wohnen, entweder in einem engen, luft-, licht- und sonnenlosen Gäßchen oder in einem vielstöckigen Betonklotz. Der nächste, angrenzende Betonklotz schafft ja ebenso luft-, licht- und sonnenarme Verhältnisse. Trostlos ist es besonders dann, wenn die Fenster in einen engen Hof münden, die Frischluftzufuhr förmlich eingeschnürt ist und kein Baum uns das Nahen des Frühlings anzeigt. Es gibt viele solche Altstadt-Gassen und nicht minder trostlose Zusammenballungen von Hochhäusern; allein die Namensschildchen neben dem Haustor sprechen eine so traurige Sprache, daß wir diesen Zuständen nichts mehr hinzuzufügen haben. Ärzte, die solche Wohnstätten aufsuchen müssen, wissen nur zu genau, daß sie die naturwidrigsten und damit ungesündesten Wohnungen betreten.

Ein Erlebnis aus unserer Jugend werden wir kaum vergessen können.

Ein Junge, dem wir öfters die Jausenbrote schenkten, lud uns zu sich ein, und so lernten wir nicht nur seine nette Mutter, sondern auch die Wohnung der Familie kennen. Das war eine typische Dienstwohnung in einem Fabriksgelände. Das Antlitz der Mutter zeigte tief eingefallene, bleiche Wangen, und die Frau hatte einen so müden Gang, daß es uns als Jungen schon auffiel.

Regen hatte eingesetzt, und wir sahen beim Fenster hinaus — in hohe Fabrikswände. Da tat der nette Junge einen Ausspruch, den wir bis in die heutigen Tage nicht vergessen haben:

„Ich habe es so gerne, wenn es regnet oder wenn Nebel ist, da sehe ich kaum die Mauer da draußen, da gehen mir die Blumen und Bäume nicht so ab." Arme Jugendzeit!

Die Mutter des Jungen starb noch im gleichen Jahr, der Junge ein Jahr darauf.

Trostlose Lebensbedingungen, wie sie aber immer wieder — auch heute noch — auf Grund höchst ungesunder Wohnverhältnisse vorkommen.

Wir können nicht bestreiten, daß sich hier viel gewandelt hat. Nur die Betonklötze stehen uns noch immer zu nahe beisammen, die Herren Stadtplaner sparen noch immer mit den Grünflächen, Gärten und weiträumigen Spielplätzen für die Kinder!

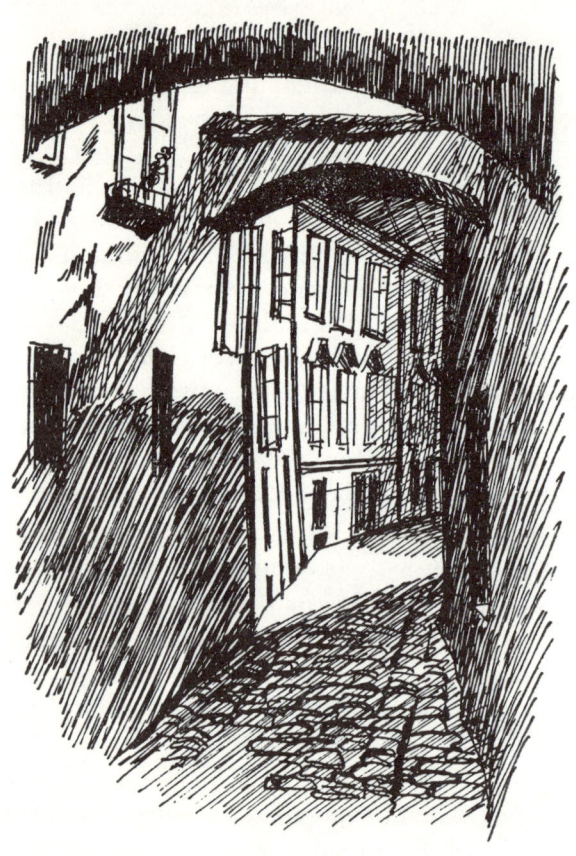

Sonnenarme Gasse

Wir hören die Beteuerungen und Hinweise auf die Baugrundpreise, und dennoch wird hier am unrichtigen Platz gespart. Ein Plätzchen an der Sonne sollte für jeden Menschen vorhanden sein!

Gerade in den Industriesiedlungen, abseits von den qualmenden und rußenden Fabriksschloten, gehören die Wohnsiedlungen mit breitesten Grünanlagen umgeben, mit viel Bäumen und Sträuchern, damit die kurzwelligen ultravioletten, im Verein mit den mittelwelligen und langwelligen, infraroten Sonnenstrahlen, bis herab zu den Erwachsenen und Kindern in den Grünanlagen gelangen. Man hat genau festgestellt, daß in Großstädten die Luft im Bereich von breiten

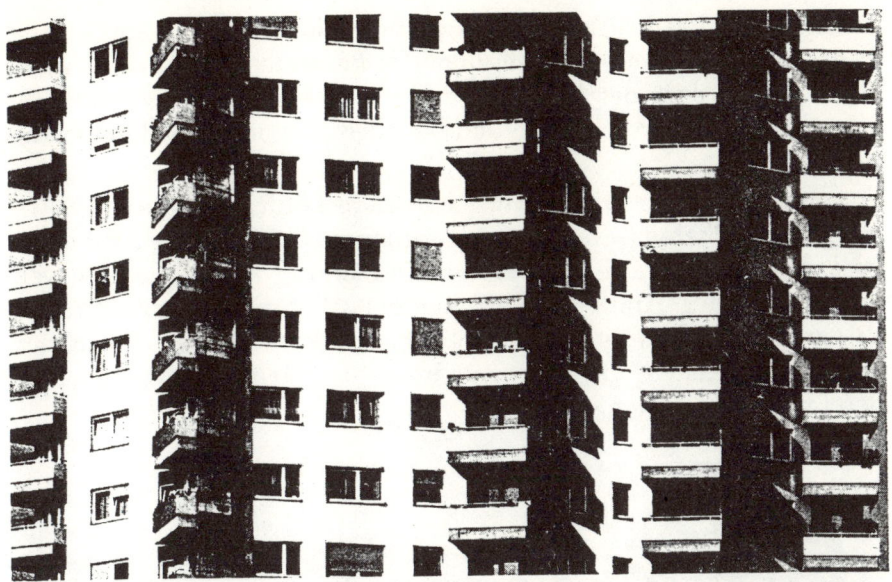

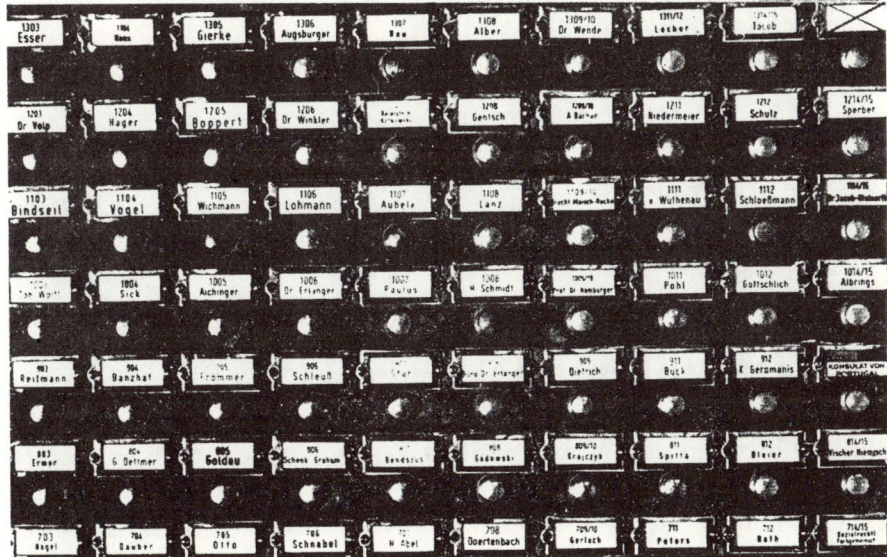

Großstädtischer Menschenknäuel
Licht- und Sonnenarmut, weder Himmel noch Stern,
verpestete Luft, weder Baum noch Strauch,
entwurzelt von GOTT und der NATUR,
Brutstätte des Frühtodes!

Grünanlagen beachtlich ozonhältiger und auch reiner ist, ähnlich wie in den gartenreichen, weit auseinander liegenden Villen der Villenviertel. Was dort der Wohlstand des einzelnen vermag, muß die öffentliche Hand ermöglichen und bei allen Planungsarbeiten berücksichtigen.

Eine weitere, uns sehr wichtig scheinende Förderung wäre die Planung von größeren Schrebergärten-Anlagen. Bei der Erstellung neuer Wohnviertel müßte dies sofort in die Planung miteinbezogen werden, damit der Anmarschweg von der Wohnung zum Schrebergarten nicht zu zeitraubend ist. Nicht jeder kann sich ein Eigenheim mit Garten leisten, ein Schrebergarten hingegen liegt viel eher im Bereich des Möglichen.

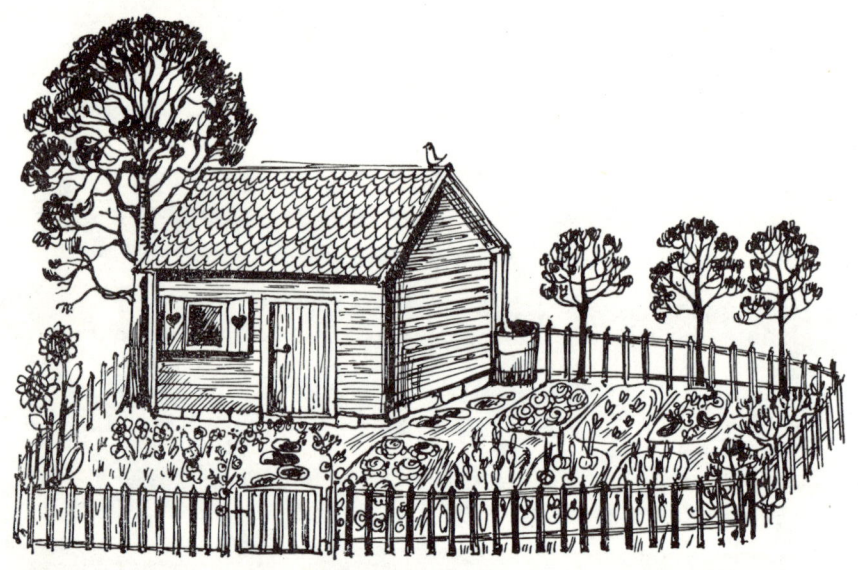

Welche Freuden und höchst positive Werte birgt ein noch so kleines Gärtchen!

Eine sinnvolle, nicht übertriebene Tätigkeit in freien Stunden, sei es ein kleines Gemüsegärtchen anzulegen oder nur wenige Sträucher oder Blumen zu pflanzen, eine noch so bescheidene Obstbaumpflanzung und Betreuung, ein kleines Gartenhäuschen planen und „erbauen", Brutplätze für die einheimischen, so nützlichen Singvögel zu schaffen, dem Kinde oder Enkel einen Spielplatz zu ermöglichen oder ein kleines Turngerät aufzustellen usw. Gar viele Möglichkeiten gäbe es da, neben der körperlichen Tätigkeit, kleine seelische Alltagsfreuden zu genießen.

Für viele geistig oder manuell arbeitende Menschen ist so ein Schrebergärtchen ein wichtiger Beitrag zur Erhaltung und Förderung der Gesundheit. Aus lärmenden, verrauchten, dem Alkoholkonsum dienenden Schenken wird sich der Frühtod viel eher sein Publikum holen als aus Schrebergärten, wo ihn lachende oder singende Kinderstimmen abschrecken, näherzutreten.

Schach dem verkürzten Schlaf und den Schlaftabletten!

Schlaf! So nahe dem Tode, erquickest du kraftvolles Leben!
PLINIUS SEKUNDUS (UM 70 NACH CHRISTUS)

Sehr viele Menschen leiden heute an Schlafstörungen oder sogar Schlaflosigkeit.

Die unersetzliche Voraussetzung für die Gesundheit ist aber der natürliche — nicht durch Schlaftabletten geförderte — Schlaf.

Das Schlafbedürfnis wird von einer bestimmten Nervengruppe im Gehirn gesteuert, die nach der körperlichen und seelischen Ermüdung den Schlaf herbeiführt. Dadurch werden den Zellen neue Kräfte und Impulse geschaffen. Viele Menschen wären aufzuzählen, die an der gefürchteten Schlaflosigkeit leiden. Die Ursachen sind zumeist zwei verschiedene Überforderungen. Entweder wurde die Muskeltätigkeit des Körpers überfordert (Landwirt, Handwerker, Hausfrau, manueller Arbeiter u. a.), oder die Überforderung liegt auf dem Gebiet der geistig-seelischen Sphäre (Tätigkeiten am Schreibtisch oder am Zeichenbrett, Bürotätigkeit u. a.). In beiden Fällen werden die Kopfnerven meist noch zusätzlich durch Nikotin überreizt. Der Alkoholgenuß während des Tages oder gar abends bis in tiefe Nachtstunden erhöht die schädliche Wirkung, die sich durch Schlaflosigkeit bemerkbar macht. Für viele Menschen ist auch die Ausübung des Berufes selbst eine geistlose, öde, freudlose und dazu noch aufreibende Tätigkeit, man denke nur an die Tätigkeit eines manuellen Arbeiters an einer Maschine, an Fließbandarbeit bei künstlichem Licht in einer Fabrikshalle oder an die stumpfsinnige und eintönige Arbeit so mancher Büromenschen. Ist es zu verurteilen, wenn solche wirklich arme Menschen einen Teil ihrer Freizeit in irgendeinem Nachtlokal, im Kino bei meist schlechten Filmen oder in stickigen Gasthäusern verbringen und dann endlich wiederum einen verkürzten, unruhigen Schlaf finden.

Wir können es nicht verurteilen, können aber ahnen, daß hier die Quellen so mancher Nervenkrankheiten zu suchen sind, die mit Schlaflosigkeit beginnen und schließlich mit einem nervlichen wie körperlichen Zusammenbruch enden.

Die Zahl der um die naturgewollte Nachtruhe Beraubten ist ungeheuer, daher auch ein beängstigendes Ansteigen jener Gruppe von Menschen, die die verlorene Nachtruhe durch künstliche Schlafmittel zu ersetzen suchen.

Statt sich morgens erfrischt und tatenfroh an die Arbeit zu begeben, wird ein Krankenzettel angefordert, und der Arzt wird um ein Barbitursäure-Schlafmittel bestürmt. Wie oft wird gerade dieses „Schlafmittel" zur Selbsttötung benützt, da die Sinnlosigkeit dieses unnatürlichen Lebens erkannt bzw. als ausweglos befunden wurde.

Frauen in diesen Lebenslagen beschafften sich oft das künstliche Schlafmittel „Thalidomid" (Contergan), das zwar kurze Schlafstörungen beseitigte, aber unbeschreibliche Erbschäden mit Mißgeburten auslöste.

Über die vielen Variationen, wieder zu einem gesunden, wirklich kräftigenden Schlaf zu kommen, könnte man ein eigenes Buch schreiben. Nur sehr flüchtig, aber nicht vollständig, seien erwähnt:

Die Umgestaltung der bisherigen Lebensweise, Abbau aller nervlich erregenden Freizeitgestaltungen, auch Zurückführung des Organismus zu einer biologisch wertvollen, aber nervlich nicht aufreizenden Ernährung, Meidung von Alkohol, Nikotin, Rausch- und Suchtmitteln, richtig angewendete Luft- und Sonnenbäder, Kneippsche Wasserkuren und weitgehende Ausschaltung oder Minderung aller in das Heim eindringenden Geräusche der Nachbarschaft oder der Straße.

Förderer eines erquickenden Vollschlafes sind sehr oft die schlafunterstützenden Heilpflanzen, wie Baldrian, Hopfen, Melisse, Thymian u. a., richtig angewendet.

Sehr fördernd wirkt die richtige Anwendung von Honig als Beigabe zu Kräutertees.

Vor allem ist aber zu versuchen, eine seelische Umstellung zu erreichen, Ärger und Verdrießlichkeiten weitgehend auszuschalten und wie der Schriftsteller Ganghofer so schön rät: *„Die Menschen nehmen, wie sie sind, und Freude an der Natur haben!"*

Wir werden wieder gesunden, Leib und Seele werden wieder eine Harmonie bilden.

Schlaffördernde Heilpflanzen

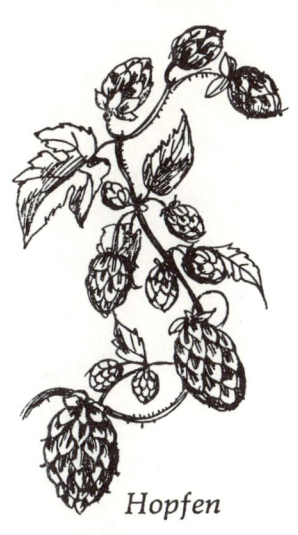

Hopfen

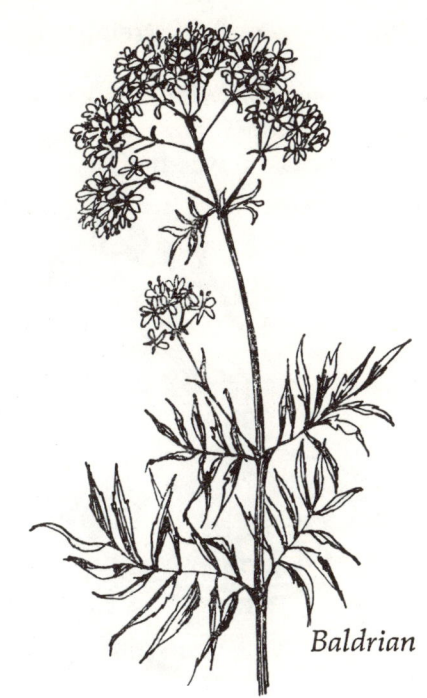

Baldrian

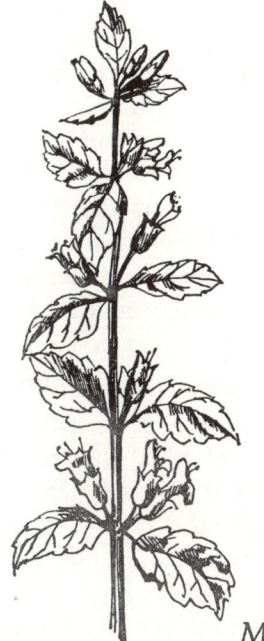

Melisse

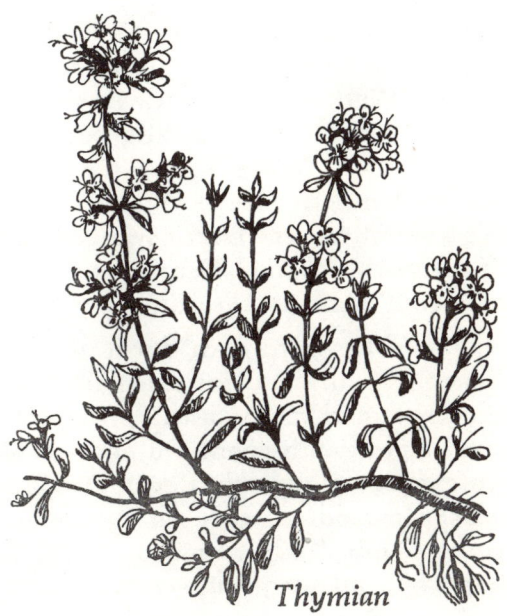

Thymian

Vor Obstgenuß Obstreinigung — ein Gebot der Stunde!

Vergessen wir *nie* — es kann gar nicht oft genug gesagt werden — jedes Rohobst *vor* dem Genuß oder *vor* der Kompottbereitung *gründlichst* zu waschen!

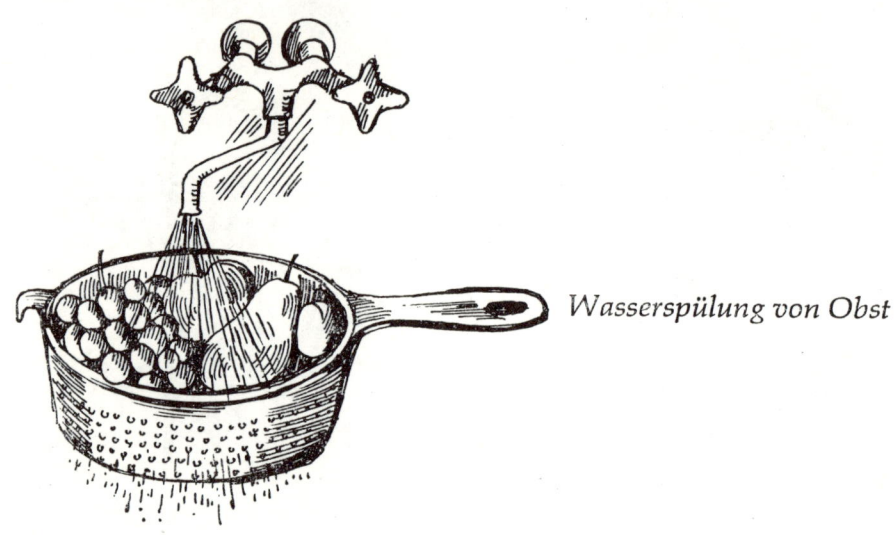

Wasserspülung von Obst

Man denke nur an die Rückstände durch die chemischen Spritzungen und an die Verschmutzung unserer Luft! Es braucht ja nur ein chemisches Werk, zwar meilenweit von unserem Obstgarten entfernt, in pausenlosem Einsatz tätig sein. Was wird da an Staub, Ruß, Ascheteilchen, Schmutz und chemischen Rückständen in die Luft gewirbelt und durch die Winde vertragen! Und erst fremdes Obst! Wo kommt es her? Durch wie viele Hände geht es bis zu unserem Küchentisch daheim? Der ganze Industrie-Unrat sickert zu Boden, rieselt auf Baum und Frucht.

„Ja, aber dies wird doch durch den Regen alles wieder abgespült", meinte das altkluge Fritzchen und biß kräftig in den eben abgepflückten, noch ungewaschenen Apfel. Solche Fritze gibt es genug unter den Erwachsenen! Ob aber gerade unmittelbar vor der Obsternte dieser reinigende Regen zur Stelle war? Ob aber der Regen selbst einwandfrei war, die Wolke auf ihrem Weg nicht mehr als genug Staub, Ruß, chemische Abfallstoffe aufgenommen hat? Wer weiß es? Außerdem müssen wir bedenken, daß in letzter Zeit eine erhöhte Radioaktivität der Luft festgestellt wurde — die bedenklich zunehmenden radioaktiven Regenfälle!

Und nochmals: Bedenken wir doch beim Obsteinkauf stets, durch wieviele Hände das Obst ging, bis es von dem oft im Ausland befindlichen Obst- oder Weingarten auf unseren Obstteller daheim gelangte.

Wurden dabei immer die hygienischen Maßnahmen befolgt?

Seien wir daher sehr streng mit uns selbst und erziehen wir die Kinder dazu, das Obst vor dem Genuß gründlichst zu waschen und zu spülen. Das muß förmlich „in Fleisch und Blut übergehen", für die Unterlassung gibt es nicht die geringste Entschuldigung!

Daheim gibt es für die Obstreinigung ein eigenes Bürstchen, das nur zu diesem Zweck verwendet wird. Der Vater hat dies uns Kindern so nachhaltig aufgetragen, daß die Obstreinigung förmlich zur zweiten Natur wurde. Nur Vaters Geschichte wollten wir nicht recht glauben, daß ein Gelehrter auf einem Apfel 1000 Bakterien feststellte. Dies müsse aber ein ganz abnorm großer Apfel gewesen sein, meinten wir Kinder, die wir uns von der Größe der Bakterien keine richtige Vorstellung machten.

Vor wenigen Tagen stellte ein japanischer Biologe auf Kirschen durchschnittlich rund elf- bis zwölftausend Bakterien pro Kirsche fest! Waschen, waschen und spülen! — bleibt daher unsere Parole!

Nach Obstgenuß kein Wasser trinken!

Trotz aller Warnungen, daß man unmittelbar nach dem Genuß von Obst kein Wasser trinken dürfe, kommt es alljährlich immer wieder zu den bekannten, nicht ungefährlichen Darmerkrankungen.

Wir wollen immer und immer wieder warnen und versuchen aufzuklären, was es mit dem Wassertrinken unmittelbar nach Obstgenuß auf sich hat.

Wenn zu den im Magen befindlichen Obstmengen unmittelbar (je nach den Obstmengen, die man genossen hat, eine halbe bis eine Stunde nach Genuß) Wasser hinzukommt, saugen die kleinen Obstteilchen das Wasser ganz gierig auf, und dies hat sehr bedenkliche Quellerscheinungen zur Folge.

Äpfel, Birnen, Kirschen und Weintrauben, aber auch Marillen, Pfirsiche und Pflaumen (Zwetschken) erhöhen ihr Volumen um etwa 100 Prozent, andere Obstsorten um 70 bis 80 Prozent.

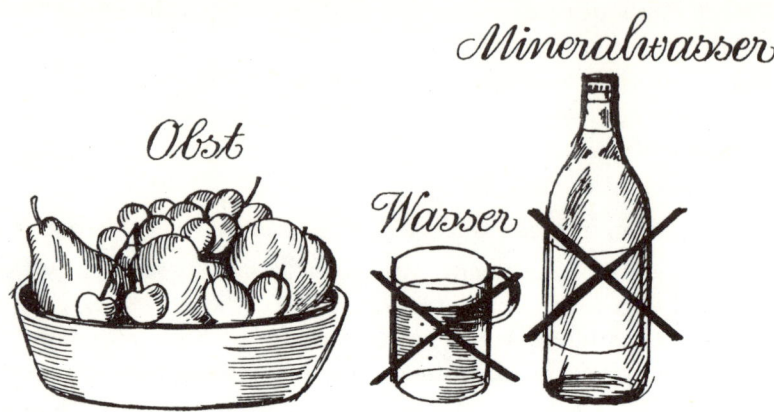

Nun treten außerdem, begünstigt durch die Temperatur im Magen (37 Grad Celsius), ebenso schnelle wie enorme Gärungsprozesse auf. Diese lösen nicht nur sehr heftige Blähungen, sondern auch schmerzhafte Krämpfe aus. Enden diese meist langandauernden Magenkrämpfe mit heftigen Durchfällen, hat der Krankheitsverlauf noch eine günstige Wendung genommen. Nicht selten aber dehnt sich die Magenmuskulatur durch die Quell- und Gärungsvorgänge so sehr aus, daß sie sich nicht mehr zusammenzuziehen vermag. Damit ist die weitere Verdauungstätigkeit gelähmt.

Die weitere Folge ist ein Darmverschluß bzw. ein Darmriß. Diese können nur durch eine sofortige Operation beseitigt werden.

Wo sind aber — gerade am Lande — so rasch der diagnostizierende Arzt, geschweige das Krankenhaus und der Chirurg zur Stelle?

Wir haben in den Sommermonaten der letzten Jahre wiederholt vernommen, daß jede Hilfe zu spät kam.

Während vor dem Genuß kohlensäurehältiger Getränke nach Obstgenuß als ganz besonders gefährlich gewarnt werden muß, treten beim Trinken geringster Mengen von abgekochtem heißem Wasser in Form von Kaffee (Mokka) oder russischem Tee keine so nachteiligen Folgen auf. Die Getränke dürfen aber nicht gesüßt werden! Beim Genuß von kohlensäurehältigen Getränken nach Obstgenuß werden so abnorme Vorgänge in Magen und Darm ausgelöst, daß das Zwerchfell hochgedrückt wird und Atmung und Herztätigkeit behindert werden. Patienten schildern neben ungewöhnlichen Schmerzen und Krämpfen Gefühle von Todesangst.

Wir sollten überhaupt den übermäßigen Genuß von Obst meiden! Unser Obstquantum, auf den ganzen Tag verteilt, wird dann keine derartigen scheinbar unerträglichen Durstgefühle auslösen. Besonders die Kinder am Lande, die mehr oder minder freien Zutritt zum Obstgarten, zu Obstkellern, Vorratskammern und sonstigen Aufbewahrungsräumen haben, sollten von den Eltern immer wieder aufgeklärt werden! Aber nicht nur die Kinder aufklären, auch die Erwachsenen sollten diese Erkenntnisse mehr befolgen!

Metall-Dosen bei Obst, Gemüse, Fleisch und anderen Lebensmitteln:

In den Sommermonaten bemühen sich gar viele Hausfrauen so manche Wochen mit dem Konservieren („Einwecken") von Gemüse und Obst aller Art, um einen häuslichen Vorrat für den Winter zu haben. Großmutter ging sogar noch einen Schritt weiter und „weckte" Fleisch ein. Für uns Kinder waren dies genußreiche Tage, denn da gab es immer etwas mit Löffel und Finger auszuschlecken. Die Kinder von heute kennen diese Genüsse kaum mehr, denn die Lebensmittelindustrie nimmt den Hausfrauen viel Arbeit ab. Der kleinste Kaufmann hat zu jeder Jahreszeit ganze Fächer voll Gemüse-, Obst- und Fleischkonserven; die verschiedensten Suppen-, Fisch- und Gulaschkonserven stehen bereit, ja sogar die Kaffeemühle im Haushalt wurde überflüssig, da man den Kaffee feinst gerieben dosiert erhält. Eine ganz kurze Beschreibung der Konservierung der Gemüsearten sollte die Hausfrauen zu ihrer Einweck-Methode zurückführen, die Mühe und den Zeitaufwand vergessen lassen, aber das Bewußtsein festigen, sich und der Familie zwar eine an biologischen Nährwerten geschwächte, aber zumindest unvergiftete Nahrung vorzusetzen.

Gemüse wird in Salzwasser vorgekocht oder gedämpft — man nennt dies in der Konservenfachsprache „blanchieren". Dieser Vorgang wird mit dem Abzug von unerwünschten Geschmacksstoffen begründet. Allein schon durch dieses Blanchieren gehen wertvolle, ernährungsmäßig sehr wichtige Substanzen verloren.

Ein Bleich- und Färbeprozeß folgt oder wird mit dem Blanchieren in einem Arbeitsgang durchgeführt. Gewisse Gemüsesorten (Spargel, Sellerie z. B.) verlieren durch das Blanchieren die natürliche Farbe, die durch Bleichen mit schwefeliger Säure (!) oder anderen, nicht minder „harmlosen" Chemikalien wieder hergestellt wird. Andere Lebensmittel müssen wieder „nachgefärbt" werden, um natürlich zu wirken. Wissen Sie, tüchtige Hausfrau, zum Beispiel, daß die grünen Erbsen oder der so sattgrüne Spinat durch Zusatz von Kupfer (!) wieder ihre natürliche Farbe bekommen oder durch die Bildung von Kupferchlorophyll ihre Naturfarben beibehalten? Gerade der Kupferzusatz beim Spinat ist gesundheitlich gesehen sehr bedenklich, da anderseits der Genuß von Spinat in den langen Wintermonaten immer wieder wegen seines „blutbildenden Eisengehaltes" vom Kaufmann und Arzt allen bleichsüchtigen und blutarmen Frauen, Mädchen und Kindern empfohlen wird. Der reichliche Genuß von Konserven-Spinat, noch dazu durch längere Zeit, ist daher sehr bedenklich, und wir können uns allein schon wegen der bisher genannten „Konservierungsmethoden" nicht zum Genuß von Konservengemüsen entschließen.

Nun werden aber nach dem Blanchieren, Bleichen und Färben die Obst- bzw. Gemüsesorten in Dosen gefüllt. Diese Dosen bestehen entweder aus Schwarzblech mit aufgebrannter Schutzlackschicht, aus Schwarzblech mit Metallüberzug, meist Zinn („Weißblech"), selten aus Aluminium. Die Dosen werden in weiterer Folge zugelötet und gefalzt, um nun bei Temperaturen zwischen 110 bis 130 Grad in eigenen Apparaten (Autoklaven) bei 15 bis 60 Minuten Kochzeit, je nach Obst- oder Gemüseart — sterilisiert zu werden. Die vom ersten Kochvorgang verbliebenen Reste an Vitaminen, Enzymen, Duft- und Aromastoffen sind nun gänzlich zerstört, auch die Eiweißstoffe erfahren eine sehr nachteilige Veränderung. In diesem Zustand kommen die Konserven aus der Fabrik, werden eingelagert, um schließlich auf den Verkaufsstellagen der Kaufleute zu landen.

Zum Abschluß muß aber noch ein sehr unangenehmes Thema besprochen werden, daß bei den Hausfrauen viel zu wenig Beachtung findet.

Bis hierher sind die Konserven ernährungsmäßig völlig wertlos und können höchstens als Magenfüller angesprochen werden. Der Grad der Schädlichkeit durch das Blanchieren und Sterilisieren hängt von den Methoden der Durchführung ab.

Nun erfolgt aber abschließend noch eine sehr nachteilige Veränderung der Konserve, die Bombage. Unter Bombage versteht man das Hervorwölben der Böden von den Konservenbüchsen bei Zersetzung des Inhaltes durch Gasentwicklung. Der Konserveninhalt beginnt sich oft schon nach kurzer Lagerzeit chemisch zu zersetzen, da entweder der Inhalt doch nicht restlos sterilisiert wurde, der Verschluß beim Zulöten die Dose nicht hundertprozentig abdichtete, oder ein hoher Säuregehalt des Obstes, Gemüses oder sonstigen konservierten Lebensmittels den bleihältigen Zinnüberguß des Konservenbleches zum Teil auflöste.

Ist die Bombage deutlich sichtbar, werden wir den Grad der Ungenießbarkeit beim Öffnen der Konserve sofort wahrnehmen. Widerlicher Geruch veranlaßt uns, die Konserve sofort in den Abfalleimer zu werfen. Ist die Bombage nur sehr gering, oft kaum merkbar, ist die Gefahr sehr groß, da die Hausfrau mit ihrem einmaligen Instinkt zwar merkt, daß „da etwas nicht ganz in Ordnung ist", ihr Sparsinn sie jedoch verleitet, die Konserve nicht wegzuwerfen, sondern durch Aufkochen, stärkeres Salzen und Würzen, Garnierung etc. geschmacklich so zu verbessern, daß der Konserveninhalt bei Tisch restlose Anerkennung findet. Den Hausfrauen sei eindringlichst gesagt, daß leicht verdorbener Konserveninhalt durch Braten oder Kochen, durch Salz- und Gewürzzusätze zwar geschmacklich unkenntlich gemacht wird, daß aber gewisse bestimmte Fäulnisorganismen durch Kochen und Braten nicht abgetötet werden und in der Körperwärme der Gedärme sich rasch zu vermehren beginnen.

Es können schwere infektiöse Vergiftungen auftreten, die rascher zum Tod führen, als Arzt oder Krankenhaus in Aktion treten können. Konserven-Fischfleisch ist da besonders gefährlich. Bleibt es bei schweren, nervösen Störungen, Sehstörungen, Schluckbeschwerden, vorübergehenden Lähmungen, Brechdurchfällen, spricht dies für eine sehr robuste Natur des Erkrankten bzw. für eine noch geringere Vergiftung.

Bei den Fleischkonserven sind ganz ähnliche Gefahrenmomente zu beachten. Die Vorarbeiten sind ganz ähnlich wie bei der Konservierung von Obst und Gemüse und brauchen nicht wiederholt zu werden. Die an Fleischkonserven zumeist gestellte Forderung jahrelanger Haltbarkeit setzt eine noch intensivere Erhitzung voraus, so daß es oft zu einer Zerfaserung der Fleischteile kommt. Wurden die im Fleisch besonders zahlreich vorkommenden Fäulnisbakterien nicht vollständig zerstört, wird es gar bald zu den oben beschriebenen Bombagen kommen. Bei Fleischkonserven sind diese in größerem Umfang und deutlicher sichtbar als bei Obst- und Gemüsekonserven. Bombierte Fleischkonserven müssen auf alle Fälle weggeworfen

werden, da die Vergiftungserscheinungen, trotz aller „Gegenmaßnahmen" äußerst heftig sind.

Beim Einfüllen des Fleisches in die Dosen können, trotz aller Vorsicht, Infektionen ausgelöst werden. Das eben in die Dosen einge-
füllte Fleisch wird daher zumeist noch mit verdünnter Salzsäure be-
sprengt! Eine Magenvergiftung wird vielleicht verhindert, aber sicherlich eine neue Magen- und Darmstörung ausgelöst.

Eine leider noch immer sehr beliebte Fleischkonserve ist das Corned
Beef. Nach dem ersten Weltkrieg kamen diese Konserven von Amerika nach Europa, um den Fleischmangel zu beheben. Viele Menschen
bevorzugen heute noch dieses Büchsenfleisch, das nichts weiteres
darstellt als gesalzenes Rindfleisch (so der übersetzte Name), ein
hochsterilisiertes, ausgelaugtes Fleisch, das bei der Fleischextrakt-
bereitung zurückgeblieben ist. Biologisch vollkommen wertlos sind
auch die Konserven, die ein tischfertiges Gericht mit Zuspeise zum
Inhalt haben, wie „Huhn mit Reis", „Rindsgulasch mit Reis" und
dergleichen. Auch Pökelzunge mit einer Beilage ist sehr beliebt.

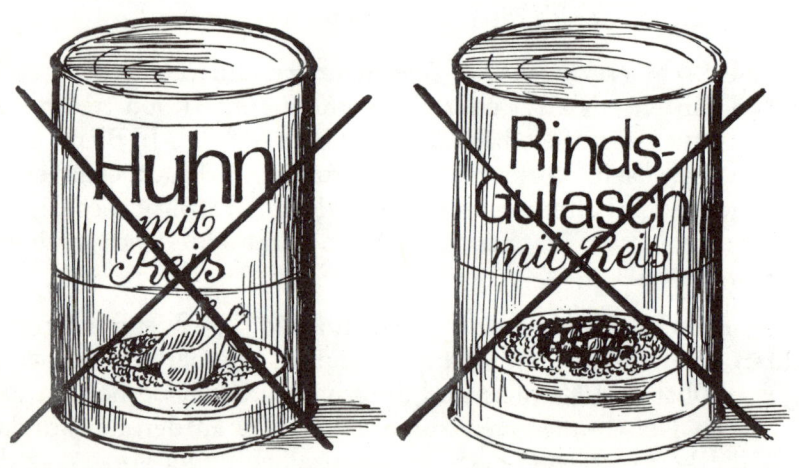

Diese Konservennahrung ist biologisch gesehen vollkommen entwertet, und man kann die Instinktlosigkeit weiter Bevölkerungskreise daraus ersehen, daß die Nachfrage nach diesen entwerteten
Nahrungsmitteln sehr groß ist.

Metallgeschirr

Gesundheitlich unbedenklich sind Edelstahlgeschirr und Geschirr aus Cromargan, ebenso aus bestimmten Edelstahllegierungen, wie sie für Kochtöpfe verwendet werden, auch Metallgeschirr, das mit größerer Heizersparnis arbeitet (Fissler Corenal und American Metalcraft Corporation), ferner Geschirr aus Reinaluminium. Selbst wenn säurehältige Speisen darin aufbewahrt werden, treten keine schädlichen Metallmengen in das Essen über. Und dennoch raten wir immer, säurehaltige Speisen, so u. a. Salate, Sauermilch, Sauerkraut in Gefäßen aus Glas oder Porzellan aufzubewahren, wenn schon aufbewahrt werden muß. Die Kunst der Hausfrau wird es immer bleiben, die Speisenmengen so zu veranschlagen, daß möglichst keine Reste bleiben. Eine frisch zubereitete Speise wird immer alle Vorzüge gegenüber einer aufbewahrten und womöglich aufgewärmten Speise haben.

Äußerste Vorsicht ist jedoch nötig bei Kupfergeschirren, die leider wieder modern geworden sind und am besten überhaupt nicht verwendet werden sollten. Bei der Zubereitung und noch mehr bei der Aufbewahrung von säurehaltigen Speisen in kupfernen Gefäßen lösen sich Kupfersalze, wodurch eine Darmvergiftung ausgelöst wird. Brennen im Schlund, Erbrechen, Magenweh und blutige Durchfälle sind noch die harmloseren Folgen! Auf den Hinweis des Händlers, die Kupfergeschirre seien innenseitig gut verzinnt, ist insoferne kein Verlaß, denn löst sich bei Gebrauch des verzinnten Kupfergeschirres durch Hitzeeinwirkung das Zinn, tritt eine noch gefährlichere gesundheitliche Schädigung ein. Bei gleichzeitiger Berührung von Kupfer und Zinn mit der säurehältigen Speise, löst sich sowohl das Zinn als auch das Kupfer des Geschirres, und in der Folge können bedenklichste Magenvergiftungen auftreten.

Gut emailliertes Metallgeschirr — solange das Email ganz einwandfrei, ohne Sprünge oder abgeblätterte Stellen ist —, Porzellan oder Glasgeschirr, bleiben das beste und gesundheitlich einwandfreieste Geschirr zur Zubereitung, als auch kurzfristigen Aufbewahrung von Speisen.

Dies sollte jede Hausfrau bei der Anschaffung von Geschirr bedenken und sich nicht von Händlern überreden lassen!

Wir müssen immer bedenken, daß wir Geschirre nicht einmal, sondern tagtäglich verwenden. Auch hier haben wir es mit der bekannten Addition von Giftstoffen zu tun, und die allerkleinsten Giftmengen addiert, ergeben eine schwere Erkrankung, die zum Frühtod führen kann.

Plastikhüllen — eine kaum beachtete, große Gefahr für Kinder!

Die Kinder stehen um die Mutter herum, die gerade vom Einkauf heimkam und aus den Plastikhüllen die Waren auspackt. Klein-Karli greift flugs nach so einer Plastikhülle und stülpt sie über seinen Kopf. Beim Einatmen der Luft preßt sich die Plastikhülle straff an das Gesicht, Karli bringt nicht so rasch die Hülle vom Kopf — ist verwirrt — planlos — bekommt einen Erstickungskrampf — als Mutti aus der Speisekammer heraustritt, wo sie die eingekauften Lebensmittel versorgte, findet sie ihren Karli erstickt vor. Alle Wiederbelebungsversuche blieben erfolglos, Karli war im Plastiksack erstickt!

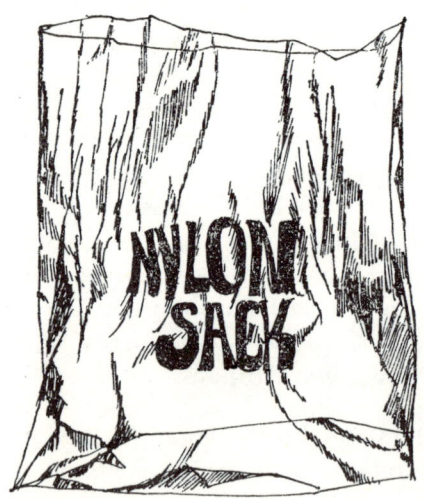

„Das gibt es doch nicht!", werden Sie sagen.

Nun, in Deutschland passierte dieser Plastik-Frühtod im Jahre 1968, sage und schreibe, 166 mal! (Laut amtlicher Statistik.)

Erhöhter Vitamin-A-Verbrauch durch Fernsehen!

In den USA haben die Augenärzte festgestellt, daß jeder vierte Patient ein „Fernseh-Patient" ist. Das stundenlange Fernsehen überanstrengt die Augen mehr, als man wahrhaben will, außerdem kommt es zu einem erhöhten Vitamin-A-Verbrauch.

Der Vitamin-A-Verbrauch kann bis auf das Fünfzigfache des Normalbedarfes ansteigen, und es wird durch das übermäßige Fernsehen die Sehkraft der Menschen wesentlich zurückgehen. Das „unscharfe" Fernsehen — zumeist verursacht durch den unrichtigen Abstand zum Fernsehgerät — begünstigt bezüglich des Vitamins A die Avitaminose sehr. Die Avitaminose ist ein Vitaminmangel durch übermäßigen Verbrauch des Vitamins im Körper. Durch das unscharfe, zumeist „verzerrte Bild" werden nicht nur die Augenmuskeln übermäßig beansprucht, es kommt auch zu einem übermäßigen Vitamin-A-Verbrauch des Auges. Neben einer gewissen Einschränkung des Fernsehens — die zur Verfügung stehende Freizeit muß doch nicht fast zur Gänze vor dem Fernsehschirm zugebracht werden —, ist vor allem der richtige Abstand des Sitzplatzes vom Fernsehgerät zu beachten. Am besten beträgt der Abstand drei bis vier Meter, dies ist ganz individuell und sollte sorgfältig ausprobiert werden.

Vitamin-A-Avitaminosen erzeugen in erster Linie die sogenannte Nachtblindheit, doch werden auch andere Körperorgane angegriffen, da das Vitamin A für die Entwicklung der Blutkapillaren unentbehrlich ist und der Mangel bzw. das Fehlen schwerste Organstörungen auslösen können.

Die gefährlichen Radiumkissen

Gewissenlose Händler und Agenten nützen noch immer die Angst breiter Bevölkerungskreise vor Krankheit und Leiden aus und verkaufen „strahlungskräftige" Radiumkissen gegen alle möglichen und unmöglichen Beschwerden. Das Heer der tatsächlichen und eingebildeten Kranken kann man gar nicht übersehen, die keine Ahnung haben, welche furchtbare Folgen durch diese Apparate entstehen können, daß u. a. bis zu 20 Jahre nach dem Auflegen dieser äußerst gefährlichen Kompressen lebensgefährliche Folgen, sogenannte „Spätschäden" auftreten können. Es steht aus der ärztlichen Erfahrungstherapie fest, daß die Strahlungsschäden um so größer sind, je kleiner der Abstand zwischen der Strahlungsquelle und dem erkrankten Körperteil ist und je länger diese Strahlen auf das erkrankte Organ einwirken. Neben schmerzhafter Hautröte und Entzündungen treten Schwellungen, Veränderungen und Hautpigmentverschiebungen auf, die durch spätere noch so fachmännisch durchgeführte ärztliche Behandlung nicht mehr geheilt werden können. Die Händler dieser höchst gefährlichen Apparate bzw. Kissen geben sich vielfach als „Naturärzte", „Heilpraktiker" u. dgl. aus und verstehen es, die allgemeine Angst vor dem Krebs noch geschickt durch Schauergeschichten zu erhöhen. Durch unsachgemäße Bedienung dieser Apparate bzw. Kissen werden vielfach tatsächlich kleine Geschwülste zum Wachstum angeregt, die ganz ungefährlich sind und durch eine kleine Operation wirkungsvoll entfernt werden könnten.

Ein Beispiel von vielen Hunderten Fällen: „Eine Hausfrau, Mutter von drei Buben im Alter von drei, fünf und sechs Jahren, sie selbst zählte 31 Jahre, hatte sich von einem Händler ein Radiumkissen aufschwatzen lassen, nachdem zwei Fachärzte eine kleine krebsartige Geschwulst im Unterleib festgestellt und übereinstimmend erklärt hatten, daß die Entfernung dieser Geschwulst eine einfache Sache sei. Statt der sofortigen Operation bestrahlte diese Frau über ein Jahr ihren Unterleib ganz unregelmäßig und in viel zu starker Dosis, mit dem scheinbaren Erfolg, daß sie sich völlig beschwerdefrei fühlte und alsdann die Bestrahlungen einstellte. Nach drei Jahren bekam sie plötzlich starke Schmerzen, der Röntgenologe stellte ein hühnereigroßes Gewächs fest. Das Krebsgebilde wurde hierauf operativ entfernt, doch vermehrten sich die Tumore so rasch, daß an weitere Operationen nicht mehr gedacht werden konnte, und die Patientin starb nach qualvollem Leiden." Die Folgen dieser „Selbstbehandlungen" sind noch nicht zu übersehen, wenn man bedenkt, daß trotz aller Aufklärung und Warnungen in Deutschland allein noch immer etwa sechs- bis siebentausend dieser lebensgefährlichen Radiumkissen ihr Unwesen treiben.

Wollen wir den vielen Aufklärungen und Warnungen die unsrige hinzufügen.

Gifte im Haushalt

Die Hausfrauen mögen nur staunen, wenn wir behaupten, daß sie und noch mehr die Kinder zu Hause von tödlich wirkenden Giften umgeben sind. In Österreich, Deutschland und der Schweiz sterben laut amtlichen Statistiken jährlich rund 2000 Kinder den allzufrühen Frühtod, und über 30.000 Kinder kommen nach schwerer Krankheit mit dem Schrecken davon, weil die Mütter so achtlos Dutzende Gifte im Haushalt herumliegen lassen, statt sie alle zusammen in einem Schrank aufzubewahren und diesen stets abgesperrt zu halten. Denkt Ihr Mütter einmal nur zurück, wie Ihr selbst noch Kinder gewesen: Habt Ihr nicht selbst alles „gekostet", was Euch nur unterkam, wenn die Mutter auf einige Augenblicke in einem anderen Zimmer weilte oder gar nur auf einige Minuten schnell zum Kaufmann nebenan lief. Was habt Ihr nicht alles versucht?: Aus einem Schächtelchen eine Schmerztablette vom Vater oder von der Mutter einige Schlaftabletten, oder Ihr fandet, daß Vaters Kopierstift oder Rasiercreme so „süß" schmeckt!

Nun seid Ihr selbst Mütter geworden, und die Zahl der Gifte im Haushalt nahm nicht ab, sondern vermehrte sich hundertfach.

„Doch nicht möglich!?"

Hätte sich der international anerkannte Giftforscher, Professor Doktor Franz Borbely, für dieses Thema nicht so interessiert und sich abgemüht, uns eine „Gifttabelle des Haushaltes" zusammenzustellen, Ihr würdet es einfach nicht glauben.

Nun aber schnell alles frei herumliegende oder in unversperrbaren Laden befindliche Gift zusammensuchen und in einem Schrank geordnet aufbewahren! Medikamente in einen eigenen Medikamentenschrank geben und ab sofort immer versperren! Besonders dann, wenn Ihr auch nur auf eine kurze Zeit euer Heim verläßt! Dies allein genügt nicht, Ihr müßt Euch selbst bewußt werden, wie unbedenklich ihr Giftstoffe kauft und Ihr Euch selbst in Gefahr bringt.

Kleinste Dosen giftiger Medikamente, täglich verwendet, schaden Euch so, daß Ihr unweigerlich einen Schritt (oder auch mehrere Schritte) dem Siechtum näher seid und damit dem Tode.

Was gehört nun alles an häuslichen Giften in den versperrbaren Schrank? Professor Dr. Borbely hat sechs Giftklassen aufgestellt, und wir bringen daraus die wichtigsten Haushaltsgifte:

Gegenstand	tödliche Dosis	
	für Erwachsene	für Kinder
1. Giftklasse		
Rasiercreme Kerzen Babyöle gewöhnliche Seifen	1 kg	100 g
2. Giftklasse		
Rasierwasser Haut- und Haarcreme Haarwasser Lippenstifte Badezusätze Dauerwellenpräparate Farbstifte Hirschhornsalz	300 — 800 g	30 — 100 g
3. Giftklasse		
Zitronensäure Unfruchtbarkeitspillen Appetitzügler Schweißpuder Kölnischwasser Shampoos Nagellacke Möbelpolituren Spülmittel Fensterreiniger Wäschebleichmittel Kopierstifte Stempelfarben Abführmittel	30 — 300 g	3 — 30 g
4. Giftklasse		
Parfums Haarentferner Sommersprossencreme desinfizierende Spülmittel desinfizierende Seifen Kleiderreiniger Fleckputzmittel Luftverbesserungskugeln oder -sprühflaschen Schmerztabletten Abmagerungstabletten Schlafvertreibungsmittel	3 — 30 g	0,3 — 3 g

5. G i f t k l a s s e		
Kunstdünger Zement Anstreichmittel Wunddesinfektionsmittel Metallreiniger Schädlingsbekämpfungsmittel Hormonpräparate für Frauen künstliche Gewürzbeimengungen	0,3 — 3 g	0,03 — 0,3 g

6. G i f t k l a s s e		
eine ganze Reihe von Medikamenten, ohne ärztliche Kontrolle angewendet, sehr giftige Schädlings- bekämpfungsmittel DDT — E 605 u. a., Strychnin Wasserstoffsuperoxyd diverse Desinfektionsmittel	0,001 — 0,003 g	1 bis 2 Tausendstel Gramm!

Für jede Giftwirkung ist neben der Menge die Einwirkung und die Aufnahme in den Körper maßgebend. Die Giftempfindlichkeit ist sowohl beim Menschen als auch beim Tier sehr verschieden. Sie ist verschieden bei den einzelnen Organen, dem Lebensalter und der individuellen Empfindlichkeit (erbbedingt oder erworben).

Die Behandlung von Vergiftungen besteht im Entfernen des Giftes, im Anwenden von Gegengiften und im Bekämpfen der einzelnen Vergiftungs-Anzeichen. Die beste „Erste Hilfe" ist das Salzwasser, das zum Erbrechen reizt und damit das Gift aus dem Körper schafft. Der Arzt, dessen Anweisungen genauestens zu befolgen sind, ist sofort zu verständigen.

Oft wird, bevor der Arzt kommt, dem Vergifteten Milch gereicht, da man seit jeher der Meinung ist, daß Milch ein Natur-Entgiftungs-mittel, ein Universal-Gegenmittel sei. Die neueste Forschung hat nachgewiesen, daß der Fettgehalt der Vollmilch sogar manche Ver-giftung begünstigt! Milch, als „Erste Hilfe" eingeben, hat sich als völlig falsch erwiesen und ist vor Erscheinen des Arztes unbedingt zu unterlassen!

Die Tafel mit den sechs Giftklassen erhebt bei weitem nicht den Anspruch auf Vollständigkeit, denn einige tausend giftige chemi-sche Produkte mit Phantasienamen überfluten den Haushalt. Ein dickes Lexikon könnte die Namen dieser Gifte nicht fassen, und es wäre noch zu bedenken, daß unter den Tausenden Handelsnamen die eigentlichen Bestandteile der Produkte von den Erzeugern als Betriebsgeheimnis geheim gehalten werden.

Um die Giftflut globalen Ausmaßes einigermaßen zu erfassen und das Gegenmittel der Gifte bekanntgeben zu können, wurden Organisationen geschaffen, die hier helfend eingreifen. So wurde in Zürich eine Auskunftsstelle des Schweizerischen Apothekervereines gegründet, die durch eine einmalige private Stiftung großzügiger Mäzene ermöglicht wurde. Mehr als 16.000 Gift-Karteikarten sind bereits angelegt und jedermann kann rasch Auskünfte erhalten.

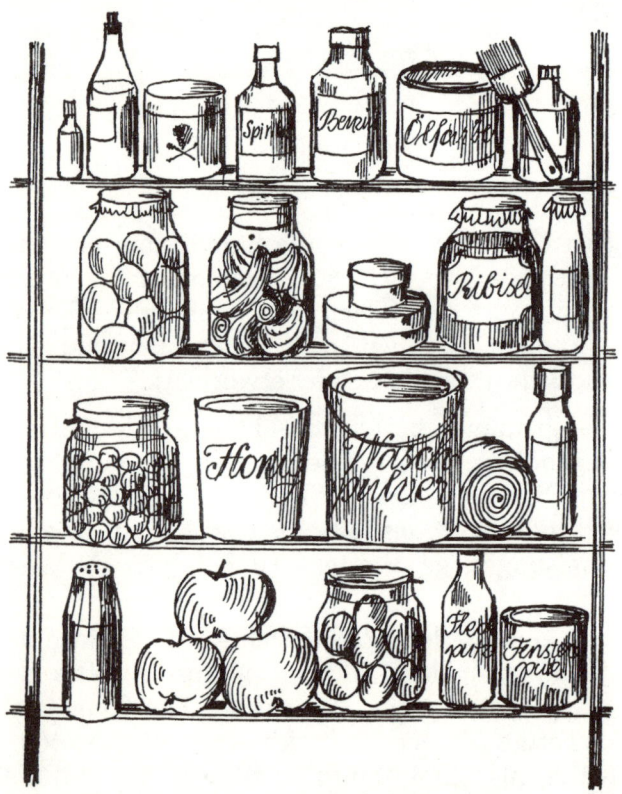

Nun gibt es in Europa neben Zürich auch in München, Berlin, Brüssel, London, Lyon, Kopenhagen, Oslo, Paris, Stockholm und Utrecht derartige „Gift-Notrufzentralen", die sich bemühen, über ständig erreichbaren Anruf Auskünfte und richtige Sofortbehandlungsratschläge zu erteilen. Nun sind in jüngster Zeit auch in den USA 500 derartige „Gift-Notrufzentralen" organisiert worden.

Weitere Gifte im Alltag

I. Allgemeine Feststellungen und Gegenmaßnahmen

Die Kenntnis geeigneter Gegenmaßnahmen bei Vergiftungen ist sehr wichtig, da die möglichst rasche Anwendung die Wirkung des Giftes aufheben kann.

Die erste Hilfeleistung wird in den nachfolgenden Ausführungen kurz als „Gegenmittel" angegeben. Da es sich ausschließlich um arge Gifte handelt, wird in allen Fällen stets die Herbeiholung des Arztes das wichtigste „Gegenmittel" sein! Durch das sofortige Eingreifen des Arztes und die strikteste Befolgung seiner Anordnungen wird der Frühtod praktisch fast immer unverrichteter Dinge abziehen müssen!

Bei der ersten Behandlung (Sofortmaßnahme) einer Vergiftung hat man fünf Maßnahmen allgemein zu beachten:

1. Das Gift soll so rasch wie möglich aus dem Körper entfernt werden! Die Entfernung soll auch möglichst vollständig erfolgen! Ein bis zwei Eßlöffel Kochsalz, auf ein Glas lauwarmes Wasser getrunken, ist das sicherste und unschädlichste Brechmittel. Die Magenspülung, die nur bei starker Verätzung der Speiseröhre nicht anzuwenden ist, macht nur der Arzt! Spülwasser ist sofort vorzubereiten, damit der Arzt das Gegenmittel in der von ihm bestimmten Verdünnung beifügen kann!

Das spezielle Brechmittel bestimmt nur der Arzt. Desgleichen bestimmt der Arzt die anzuwendenden Mittel zur Entleerung des Darmes, sei es ein Abführmittel oder Klistieren.

Bei Luftvergiftung (durch Kohlenmonoxyd oder Schwefelwasserstoff etc.) sorge man sofort für frische Luft, die man an den Vergifteten heranfächeln oder durch einen Sauerstoffapparat heranbringen soll.

2. Auf die Atmungs- und Herztätigkeit ist sehr zu achten! Zur Belebung der zurückgehenden Herztätigkeit ist bis zum Eintreffen des Arztes nur ausnahmsweise und mit größter Vorsicht mit Anregungsmitteln vorzugehen. Kaffee ist dem Vergifteten nur dann einzuflößen, wenn die Herztätigkeit sehr nachläßt. Auf keinen Fall ist bis zum Eintreffen des Arztes Alkohol (Weinbrand, Wein, Schaumwein, Schnaps u. a.) zu reichen; auch die Anwendung betäubender,

beruhigender, Schlaf- bzw. schmerzstillender Mittel wird dem Arzt zu überlassen sein.

3. Der bisherige Fehler, dem Vergifteten Milch zu reichen, ist zu unterlassen. Milch ist nämlich nicht, wie früher zumeist angenommen wurde, ein universelles Gegengift. Der Fettgehalt der Vollmilch kann sogar so manche Vergiftung begünstigen, so daß Milch nie als Gegengift bzw. Erste Hilfe angewendet werden soll!

4. Der Abtransport eines Vergifteten in das Krankenhaus soll nur liegend erfolgen, auch dann, wenn der Kranke glaubt, sich so weit wohl zu fühlen, daß er sitzen kann. Der Vergiftete ist aufzuklären, nicht Tiefenatmung zu vollziehen.

5. Bewußtlose dürfen nur in Bauchlage transportiert werden!

Viele Vergiftungen entstehen durch gar keine, mangelhafte oder falsche Beschriftung der Flaschen bzw. Behälter.

Wer mit Giften zu tun hat, kann hier gar nicht genau genug vorgehen!

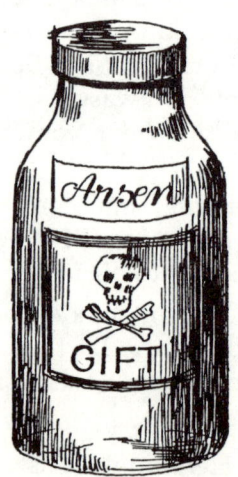

Menschen sind nur ganz ausnahmsweise gegen Gifte immun und auch da nur in kleinsten Mengen. Hohe Unempfindlichkeit gegen Gifte zeigen bestimmte Tiere, wie Ziegen und Igel, vor allem aber die Vögel, die sich an Unmengen von Giftbeeren gütlich tun.

II. Die wichtigsten Gifte im Alltag

Die allgemeine Giftstoffbezeichnung „Alkaloid" wird (außerhalb der alphabetischen Reihung) vorangestellt, da dieses Fachwort, sogleich anfangs vorkommend, entsprechend definiert werden soll.

Alkaloid ist eine bestimmte organische Verbindung, die in vielen Pflanzen enthalten ist. Die Alkaloide gehören zu den stärksten Giften, können aber bei strengster, sachgemäßer Anwendung nur durch den Arzt auch als wertvolles Heilmittel eingesetzt werden.

Vorkommen: Alkaloide werden zumeist in den Wurzeln der Pflanzen gebildet. Wichtige Alkaloide sind u. a. Aconitin, Atropin, Brucin, Chinin, Cocain, Codein, Coffein, Kolchizin, Curarin, Ergotin, Morphin, Nicotin, Scopolamin, Strychnin; es gibt außer diesen genannten noch über 400 Alkaloide.

Wirkung: Sie wirken zumeist auf das Zentralnervensystem narkotisch (Opiumalkaloide) oder krampferregend (Strychnin), manche Alkaloide wirken bei Infektionskrankheiten chemotherapeutisch (Chinin bei Malaria).

Verwendung: In der Naturheilkunde (Pflanzenbiologie) zur Heilung der verschiedenartigsten Erkrankungen.

Vergiftungserscheinungen: Reizungen des Zentralnervensystems, Anregungsmittel, Schmerzstillungsmittel, Dutzend weitere heilende Wirkungen, aber auch richtige Vergiftungen, Leibschmerzen, Betäubung bis zum Herzkollaps.

Gegenmittel: Magenspülung, Brechmittel, Tannin, Schleimgetränke, Tierkohle, Anregungs- und Herzmittel, Flüssigkeitszufuhr u. a., absolute Ruhe, unbedingt sofortige Herbeiholung des Arztes und strikteste Befolgung seiner Anordnungen!

Adrenalin

Vorkommen: Ein Hormon des Nebennierenmarks, auch synthetisch herstellbar.

Wirkung und Verwendung: Beschleunigt den Pulsschlag, steigert den Blutdruck, regelt die Durchblutung verschiedener Organe.

Vergiftungssymptome: Ohrensausen, Erregungszustände, Herzbeschwerden, Kollaps.

Gegenmittel: Herz- und Kreislaufmittel, absolute Ruhe.

Akonitin

Vorkommen: Ist ein Alkaloid und wird aus den Wurzelknollen des giftigen Eisenhuts gewonnen.

Verwendung: Als ein Pflanzenheilmittel gegen Neuralgien, Ischias, Gelenksentzündung, Gicht, Rheuma, Nervenschmerzen u. a., jedoch nur gegen ärztliches Rezept!

Vergiftungssymptome: Reizung der Nervenendung (Ameisenkribbeln), Hautjucken, Unempfindlichkeit, langsamer Puls, Atemnot, tödliche Atemlähmung.

Gegenmittel: Aktivkohle, Tanninlösung innerlich, Magen- und Darmspülungen, Anregungsmittel für Atmung und Herz.

Ameisensäure

Vorkommen: In den Brennesseln, Tannennadeln, ein Sekret der Ameisen.

Eigenschaften: Stark ätzend auf der Haut, Blasen ziehend, stechend-riechende Flüssigkeit, in Wasser oder Weingeist löslich. Ausgangsprodukt für den Ameisenspiritus.

Verwendung: Ameisenspiritus für Einreibungen, Frischerhaltung von Fruchtsäften. Zusatz von Kohlensäurebädern. Technische Verwendung in Färbereien, beim Beizen und in Gerbereien.

Vergiftungssymptome: Verätzungen der Mundschleimhaut, Schlingbeschwerden, Erbrechen, Magenkrämpfe, Krämpfe.

Gegenmittel: Magnesiamilch, Magenspülungen, Eiweißwasser, schleimige Getränke, Narkotika bzw. Anregungsmittel. Arzt!

Anilin = Aminobenzol = Phenylamin

Vorkommen: Chemische Reduktion des Nitrobenzols mit Wasserstoff.

Eigenschaft: Farblose, ölige, an der Luft sich stark bräunende Flüssigkeit von eigenartigem Geruch.

Verwendung: Herstellung vieler organischer Farbstoffe und Arzneimittel.

Vergiftungssymptome: Schwindel, Bewußtseinstrübung bis Bewußtlosigkeit, blaue Gesichtsfarbe, Schüttelfrost, Gelbsucht, Vergiftungsgefahr durch die Haut, daher sofort abwaschen.

Gegenmittel: Frischluft, Sauerstoffzuführung, Magenspülungen, Abführmittel, Fette und Alkohol streng meiden. Arzt!

Arsen und Verbindungen

Vorkommen: In verschiedenen Mineralien (Arsenkies, Auripigment, Arsenikblüte), als Bestandteil in Mineralwässern zu finden (Oberitalien, Westdeutschland).

Verschiedene Verbindungen: Arsenige Säure, in der Zahnheilkunde zum Abtöten des Nervs oder medizinisch gegen Bleichsucht, Förderung des Körpergewichtes, Mastmittel in der Viehzucht, Bekämpfungsmittel tierischer Schädlinge.

Vergiftungssymptome: Schlingbeschwerden, großer Durst, Leibschmerzen, Durchfälle, Wadenkrämpfe, Atemnot bis Atemstillstand.

Gegenmittel: Magenspülungen mit Magnesia oder Tierkohle, Brechmittel, teelöffelweise Tannin, schleimige Getränke, Tierkohle, Anregungsmittel und Herzmittel.

Bleiarsenat: Früher Spritzmittel, nun verboten.

Kalkarsenat: = Arsensaures Kalzium. Vielfach als Spritzmittel zusammen mit Schwefel und Kupferkalkbrühe (!).

Weitere Arsenverbindungen von giftiger Beschaffenheit sind das Gelbe Arsenglas, als Künstlerfarbe in der Ölmalerei, das Rote Arsenglas, als Zusatz in der Pyrotechnik und das Schweinfurter Grün, als giftiges Ungeziefermittel.

Wie das Arsen sind alle Arsen-Verbindungen sehr giftig, und es ist sehr bedenklich, sie als Ungeziefer bzw. als Spritzmittel zu verwenden. Strengster Verschluß, wo Kinder im Hause sind, da die angenehm riechenden Mittel von den Kindern gerne „gekostet" werden. Bei Erwachsenen sind Vergiftungsgefahren durch Berührung bei der Arbeit oder indirekt durch Genuß von derlei gespritztem Obst oder Gemüse gegeben, die durch längere Addition lebensgefährliche Ausmaße annehmen können. Unerklärlicher Frühtod ist meist die Folge!

Atropin

Vorkommen: Ein sehr giftiges Alkaloid, hauptsächlich in der Beere, den Blättern und Wurzeln der Tollkirsche vorkommend. Auch im Stechapfel und im Bilsenkraut wurde Atropin nachgewiesen.

Eigenschaft: In Wasser und Weingeist lösliches, weißes Pulver, geruchlos, im Geschmack bitter kratzend.

Verwendung: Bekanntes Augenmittel, auch gegen Asthma, Magen- und Darmkrämpfe und krankhafte Schweißabsonderung angewendet.

Vergiftungssymptome: Beim Genuß von nur einigen Beeren der Tollkirsche tritt Trockenheit und Kratzen im Halse mit erhöhtem Durstgefühl auf. Erweiterung der Pupillen, starrer Blick, Schwindel, bei größerer eingenommener Menge Halluzinationen, Krämpfe, Zuckungen, Herzkollaps, Frühtod. Obwohl der Unterschied zwischen Tollkirschen und echten Kirschen augenscheinlich ist, weil nämlich die Tollkirsche nur auf einem Strauch gedeiht, echte Kirschen dagegen nur auf Bäumchen oder ausgewachsenen Bäumen, kommen alljährlich bei Kindern die bedenklichsten Vergiftungen vor. Die Kinder sollten schon im Kindergarten und in der Volksschule von den Lehrkräften darüber unterrichtet werden. Wie wir leider schon wiederholt feststellten, kennen Lehrpersonen oft selbst die Tollkirsche nicht, dafür aber wissen sie die Geburts- und Sterbedaten von mittelalterlichen Königen und Fürsten!

Gegenmittel: Eheste Magenausspülung, Tierkohle, Brechmittel, Laxantien (= Abführmittel), Tannin, schließlich (ausnahmsweise) heißer Mokka und andere Anregungsmittel.

Bienengift

Vorkommen: Das Bienengift entsteht in der Giftblase der Bienenkönigin und der Arbeitsbienen. Es ist ein flüssiges Sekret, ein Toxalbumin, dem Schlangengift verwandt.

Eigenschaft: Das wässrige Sekret riecht aromatisch und reagiert sauer.

Verwendung: Bienengift hat günstige Wirkung bei Rheumatismus, Ischias und Neuralgien, sowohl als Salbe wie auch als Einspritzung.

Vergiftungssymptome: Ein einzelner oder ganz wenige Stiche erzeugen eine Rötung der Haut, lösen eine Quaddelbildung und eine Gewebsentzündung aus, ferner Hautjucken und Brennen.

Gegenmittel: Bei zahlreichen Stichen (Überfall eines Bienenschwarmes) kann es zu einer Nervenschädigung kommen, zum Austritt des roten Blutfarbstoffes und zu leichten bis schwersten Krämpfen und Blutdrucksenkung. Besitzt der Gestochene eine ausgesprochene Idiosynkrasie, also eine angeborene Überempfindlichkeit gegen Bienengift, können bereits mehrere Bienenstiche tödlich wirken. Daß Kinder, aber auch Erwachsene durch Bienenstiche gestorben sind, weil nicht rascheste ärztliche Hilfe zur Stelle war, haben wir schon wiederholt gehört. Andererseits sind Menschen, die viel mit Bienen umgehen, durch die häufigen Bienenstiche bereits immun und erleiden keinerlei Nachteile.

Als die wichtigsten Gegenmittel gelten: Magenspülungen durch den Arzt mit medizinischer Kohle, äußerliche Umschläge mit Ammoniaklösung, kühlende Alkoholumschläge; man vergesse nicht, die in den Stichwunden zurückgebliebenen Stacheln mit einer Pinzette herauszuziehen. Herzstärkende Mittel.

Bittermandelwasser

Herstellung: Durch die Destillation aus bitteren Mandeln hergestellt.

Verwendung: Tropfenweise Beigabe gegen Keuchhusten in die Hustenmedizin. Schmerzlinderungsmittel.

Vergiftungssymptome: Atemstörungen, Beklemmung, Angstgefühle, Kreislaufstörungen. Arzt!

Gegenmittel: Magenspülungen durch den Arzt, Inhalationen und künstliche Atmung. Anregungsmittel wie Mokka.

Blausäure = (Verbindung: Zyankali)

Vorkommen: In technischen Verfahren hergestellt. In der Natur relativ selten vorkommend als Spaltprodukt verschiedener biochemischer Stoffe.

Verwendung: Zur Schädlingsbekämpfung aller Art (!) und zum Ausgasen von Kornkammern gegen den Kornkäfer.

Vergiftungssymptome: Ein schweres Atmungsgift! Der Atem riecht nach bitteren Mandeln, zumeist qualvoller Atemstillstand.

Gegenmittel: Sauerstoffzuführung, wenn noch möglich, durch den Arzt Magenspülungen. Anregungsmittel.

Brechweinstein (Tartarus stibiatus)

Vorkommen: Durch Kochen von Weinstein.

Verwendung: Altes, heute nicht mehr verwendetes Arzneimittel gegen Husten und zur Förderung des Auswurfes, auch Brech- und Abführmittel, Fliegen- und Ameisenvertilgungsmittel.

Vergiftungssymptome: Übelkeit, heftiges Erbrechen, kolikartige Durchfälle, Schüttelkrämpfe, auch Leberschädigungen.

Gegenmittel: Viel Wasser trinken, noch besser schleimige Getränke, Magenspülungen, Anregungsmittel, unbedingt Arzt rufen!

Brom

Herstellung: Gewonnen aus den Staßfurter Abraumsalzen oder aus Meerwasser bzw. Meerespflanzen.

Eigenschaften: Brom scheidet bereits bei normaler Temperatur Dämpfe ab.

Verwendung: In der Farbenindustrie, Fotografie, auch medizinisch verwendet als Beruhigungsmittel, bei Schlaflosigkeit, Epilepsie, Augenmittel.

Vergiftungserscheinungen: Die eingeatmeten Bromdämpfe lösen Erstickungsanfälle aus, ätzen die Haut. Übertriebene Anwendung als Schlafmittel etc. löst „Bromismus" aus (zittriger Gang, Darmkatarrhe, psychische leichte bis schwere Störungen, sogar Trieb zu Selbstmord, daher höchste Vorsicht! Frühtod! Arzt!

Chloroform

Herstellung: Fabriksmäßige oder labormäßige Herstellung.

Verwendung: Als Inhalationsnarkosen (veraltet) und schmerzlösendes Einreibungsmittel. Fleckentfernungsmittel.

Vergiftungssymptome: Atembeschwerden, Herzstillstand.

Gegenmittel: Künstliche Atmung, Herzmassage, Herzmittel. Arzt-Herbeiholung!

Digitalin und Digitoxin

Vorkommen: Giftige Heilstoffe im Roten Fingerhut, in den Wäldern und Blößen unserer Heimat vorkommend.

Verwendung: Sehr gutes Mittel bei Herzstörungen, jedoch nur gegen ärztliches Rezept, genau dosiert erhältlich. Vor Überdosierung wird gewarnt!

Vergiftungssymptome und Gegenmittel: Erbrechen, heftiger Kopfschmerz, Schwindel, niedrige Körpertemperatur, Lähmung des Herzmuskels. Magenspülungen, Kreislaufmittel durch Arzt, absolute Ruhe.

Formaldehyd

Vorkommen: Größtenteils fabriksmäßige oder labormäßige Herstellung.

Verwendung: Zur Herstellung von Fußschweißpuder, Desodorants, zur Desinfektion von Krankenzimmern, zum Beizen von Saatgut, zum Härten von Gelatine und Eiweiß.

Vergiftungssymptome, wenn innerlich eingenommen: Mund- und Magenbrennen, Brechreize, Atemnot, Schwindel, Darmkatarrh, Erblindung.

Gegenmittel: Magenspülung durch Arzt, harntreibende Mittel, Ruhe, später Stärkungsmittel.

Goldverbindungen

Vorkommen: Durch Auflösen von Gold in „Königswasser".

Verwendung: Als Ätzmittel, in der Fotografie, in der Medizin als organische Goldverbindungen bei Rheuma angewendet.

Vergiftungssymptome: Hautröte, Schüttelfrost, Leber- und Nierenschäden.

Gegenmittel: Schleimige Getränke, Magenspülungen, Herzmittel, Anregungsmittel.

Höllenstein

Vorkommen: Eine Verbindung von metallischem Silber.

Verwendung: Desinfektionsmittel, in der Gerberei, Ätzmittel, Haarfärbemittel, in der Fotographie.

Vergiftungssymptome: Verfärbung der Haut, Schüttelfrost.

Gegenmittel: Magenspülungen, Anregungsmittel, Herzmittel, Arzt-Herbeiholung!

Jod

Vorkommen: Jod kommt in der Natur nicht frei, sondern nur gebunden vor. Es wird gewonnen aus Chilesalpeter und aus den Meerespflanzen, Meerwasser.

Verwendung: Medizinisch angewendet als Hautdesinfektionsmittel und gegen Drüsenerkrankungen. Technische Verwendung in der Fotografie sowie zur Herstellung bestimmter Farben.

Vergiftungssymptome: Speichelfluß, Ausschläge, Schleimhautentzündung. Bei Erbrechen starker Jodgeruch aus dem Schlund, starker Durchfall, Schwäche und in manchen Fällen Bewußtlosigkeit. Ist nicht rasch genug ärztliche Hilfe zur Verfügung, Herzkollaps!

Gegenmittel: Wiederholte Magenspülungen, Einnehmen von Eiweißlösungen, Anregungsmittel, Bettruhe.

Kolchizin

Vorkommen: Kolchizin ist das Alkaloid der giftigen Herbstzeitlose. Kinder pflücken gerne die Herbstzeitlosen („weil sie so schön sind" oder „die letzten Blumen auf der Wiese"), und sie saugen an den Stengeln oder trinken das Wasser aus dem Blumengefäß!

Verwendung: Für Einreibungen bei Gicht, Rheumatismus, Ischias, neuerdings versucht man Salben herzustellen gegen Tumore, äußerlich angewendet.

Vergiftungssymptome: Durchfall, Übelkeit, Erbrechen, heftige Magen- und Darmentzündung, Atmungslähmung bis zur tödlich verlaufenden Erstickung. Arzt-Herbeiholung!

Konvallamarin

Vorkommen: Ein Gift in Blüten, Blättern und Wurzeln der Maiglöckchen, besonders gefährlich sind die roten Beeren, die Früchte, die die Kinder gerne pflücken und essen.

Eigenschaften: Ein weißes, in Wasser lösliches, bitter schmeckendes Pulver.

Verwendung: Ein herzstärkendes Mittel, ähnlich wie Digitalis wirkend, jedoch giftiger, daher nur genaue Dosierung durch den Arzt! Konvallamarin ist nicht zu verwechseln mit Convallarin, ebenfalls ein Maiglöckchengift, nur schwächer wirkend. Dennoch genaue Dosierung durch den Arzt!

Vergiftungssymptome: In beiden Fällen Übelkeit, Durchfälle, Schwäche, Schwindel, Halluzinationen, Herzschwäche, unregelmäßiger schneller Puls, schwerste Kreislaufstörungen, Herzkollaps, bei Kindern Gefahr des Frühtodes! Kinder sind besonders gefährdet, da sie die Maiglöckchen lieben und hier genau die gleichen Untugenden haben, wie bei der Herbstzeitlose (im vorherigen Kapitel) beschrieben!

Gegenmittel: Magenspülungen durch den Arzt mit Tierkohle, Tanninlösungen, Anregungsmittel, Kreislaufmittel.

Methylalkohol

Herstellung: Durch die trockene Destillation von Holz. Zumeist wird Buchenholz verwendet. Aus Kohlenmonoxyd und Wasserstoff unter Mitwirkung von Katalysatoren und unter Druck kann neuerdings auch Methylalkohol hergestellt werden.

Eigenschaften: Eine leicht entzündliche und damit sehr feuergefährliche Flüssigkeit. Der Geruch ist ätherisch, der Geschmack brennend.

Verwendung: Auflösen von Harzen und Fetten in der Technik. Neuerdings Raketentreibstoff. Sehr giftig, daher streng verboten als Nahrungs- und Genußmittel, zweifelhafte Präparate, Medizinen und kosmetische Präparate.

Vergiftungssymptome: Heftiges Erbrechen, Koliken, Schwächegefühle, schwere Sehstörungen, Erblindung, Herzschwäche je nach Einnahme bis Kollaps.

Gegenmittel: Raschest Arzt-Herbeiholung, Magenspülungen, Holzkohle, Anregungsmittel, Anregung zur Harnausscheidung, Herzmittel.

Nitro-Benzol

Herstellung: Chemische Darstellung in Labors.

Eigenschaft: Riecht nach Bittermandeln, Mirbanöl genannt.

Verwendung: Parfümierung von Seifen, pharmazeutische Präparate, diverse technische Produktionen.

Vergiftungssymptome: Bittermandelgeruch im Atem, blaue Gesichtsfarbe, Benommenheit, Schwindel, Krämpfe, Bewußtlosigkeit, bei stärkerer Vergiftung Kollaps.

Gegenmittel: Sofort Arzt! Magenspülungen, Abführmittel, kein Öl oder Fett auf die Haut bringen, ja kein Öl oder Fett während der Erkrankung in der Nahrung! Künstliche Atmung!

Oxykumarine

Herstellung: Starker Geruch nach Kumarin im Steinklee, Waldmeister oder Tonkabohne (Tropen); heute zumeist synthetisch hergestellt.

Verwendung: Zur Ratten- und Mäusevergiftung, daher Gefahr des Herumliegens und Zugang zu diesem Gift durch Kinder!

Vergiftungserscheinungen: Störung bzw. Aufhebung der Gerinnfähigkeit des Blutes, wirkt aber ohne arge Schmerzen. Körperschwäche, Frühtod!

Gegenmittel: Sofort Arzt! Abführmittel und anschließend Bluttransfusionen, Bettliegen.

Phosphor

Vorkommen: In Mineralien (Apatit, Aluminiumphosphat, Phosphorit u. a.), in Pflanzen und tierischen Organismen.

Gewinnung: Fabriksmäßig aus Kalziumphosphaten bzw. aus weißgebrannten Tierknochen.

Eigenschaften: Phosphor ist feuergefährlich, muß daher unter Wasser aufbewahrt werden. Entzündet sich an der Luft bei 60 Grad. Nur mit Zangen oder Scheren anfassen!

Verwendung: Viele technische Verwendungsarten, Rattenvertilgung und pharmazeutisch gegen Knochenentzündung.

Vergiftungssymptome: Magenschmerzen, heftiges Erbrechen, Gelbsucht, Lebervergrößerung, Muskelschwäche, Herzschwäche, Tod.

Gegenmittel: Magenspülungen, reichlich Natriumhydrogenkarbonat. Kein Fett, ja keine Milch!

Quecksilber und Verbindungen

Vorkommen: In zinnoberhältigem Gestein eingeschlossen.

Eigenschaften: Das einzige flüssige Metall. Bei Zimmertemperatur leicht flüchtig, wodurch sich die sehr gefährlichen und giftigen Quecksilberdämpfe entwickeln (größte Vorsicht bei zerbrochenen Quecksilberthermometern!).

Verwendung: Eine Reihe von industriellen Verwertungen. Medizinische Anwendung der vielen Verbindungen zu Salben und Präparaten. Ungezieferbekämpfungsmittel. Nach dem Umgang mit Quecksilber bedarf es der gründlichen Reinigung.

Vergiftungssymptome: Blutige Durchfälle, blutiges Erbrechen, Schleimhautentzündungen schwersten Grades, Krämpfe, Schwächeanfälle, Herzkollaps.

Gegenmittel: Erbrechen herbeiführen, sofort Arzthilfe, Magenspülungen, Rizinusöl, ausnahmsweise Milchzufuhr, Anregungsmittel, Herzstärkung.

Salpetersäure

Herstellung: Chemische Herstellung in Labors und Fabriken. Größte Gesundheitsgefahren!

Eigenschaften: Stechender Geruch, ätzender Geschmack, größte Vorsicht!

Verwendung: Verschiedene chemische Verwertungen, sogar als Kunstdüngemittel! Metallbeizungen.

Vergiftungssymptome: Verätzung von Haut, Speiseröhre, Magen, stärkste Leibschmerzen, Speichelfluß, heftigstes Erbrechen, ganz kalte Haut, Auslassen des Urinierens, obwohl großer Drang, Blindheit, Frühtod in Bewußtlosigkeit.

Gegenmittel: Viel Seifenwasser trinken, Eiweißwasser, aber ja keine Brechmittel! Keine künstliche Atmung, möglichst keine Bewegung, völlige Ruhe in Liegestellung. Wenn noch Hilfe: Herzstärkungsmittel, Arzt!

Salzsäure

Herstellung: Technische Herstellung. Schwerstes Gift!

Eigenschaften: Stechende, grüngelbe Flüssigkeit, größte Gefahr für die Augen! Schleimhautreizung.

Verwendung: Vielfache chemische Verwendung; verdünnt, nur vom Arzt verordnet, eingenommen bei mangelnder oder fehlender Magensäure. Bereitung von Lötwasser, Königswasser zum Auflösen von Gold und Platin. Ätzungen von Metallen.

Vergiftungssymptome: Verätzungen im Mund und Rachen, sehr schmerzhafte Durchfälle, Blutharn, Bewußtlosigkeit, mehrfach auch Frühtod!

Gegenmittel: Seifenwasser in größeren Mengen trinken, Eiweißwasser, Beruhigungsmittel und Anregungsmittel, Arzt-Herbeiholung!

Schlangengift

Siehe Kapitel „Frühtod durch Pflanzen oder Tiere".

Schwefelsäure

Herstellung: Labor- oder fabriksmäßig im sogenannten Bleikammerverfahren oder im Kontaktverfahren.

Eigenschaft: Farblose, ölige Flüssigkeit von sehr stark ätzender Wirkung. Besondere Vorsicht den Augen! Schwefelsäure darf nie mit Wasser in Berührung kommen, da auch kleinste Mengen explosiv reagieren!

Verwendung: Herstellung von verschiedenen Säuren, wie u. a. Kohlen-, Salpeter-, Weinsäure und Zitronensäure. Herstellung von Düngemitteln (!), verschiedene Arzneimittel enthalten $H_2 SO_4$ verdünnt. Herstellung von synthetischen Kunstseidefasern (Viskoseseide).

Vergiftungssymptome: Verätzungen von Mund- und Rachen-
schleimhäuten von schwarzer Farbe. Schlingbeschwerden, Speichelfluß, saures Erbrechen von kaffeesatzartigen Massen, starke
Krämpfe, bei konzentrierter Säure schwerste Koliken, Bewußtlosigkeit, Frühtod!

Gegenmittel: Magenspülungen sehr vorsichtig nur vom Arzt vornehmen lassen, ja keine Brechmittel, Olivenöl einnehmen, Eiweiß,
Milch lehnen wir ab. Narkotika und wenn es noch hilft Beruhigungs-
pillen. Viel Ruhe und Schlaf. Arzt-Herbeiholung!

Zyankali

Herstellung: Fabriksmäßig oder labormäßig hergestellt.

Eigenschaft: Weißes Kristallmehl, porzellanartige Stücke. An der
Luft nach Bittermandeln riechend.

Verwendung: In der Schädlingsbekämpfung als sehr stark wirken-
des Gift ausgelegt. Bei Kindern im Haus verboten! Vielfache, technische Verwendungsmöglichkeiten bei Vergoldungen u. a.

Vergiftungssymptome: Bereits geringe Spuren erzeugen Schwindel,
Kratzen im Hals, schweren Kopfdruck, alle körperlichen Lebensvorgänge werden gehemmt, bei längeren Vergiftungsmöglichkeiten
wird Frühtod durch Erstickung ausgelöst. Der Atem riecht nach bitteren Mandeln, Atemstillstand oft noch vor Herzstillstand.

Gegenmittel: Wenn noch Hilfe möglich, Versuch mit Magenspülung
und Sauerstoffzuführung. Sehr wirkungsvolle Anregungsmittel
durch Arzt.

Gefährliche Bienen- oder Wespenstiche

Das gilt nicht nur für kleine, sondern auch für erwachsene Lecker-
mäuler!

Größte Vorsicht beim Genuß von Obst und süßen Speisen in der
warmen Jahreszeit! Besonders der Genuß von Obst oder süßen Speisen im Freien kann lebensgefährlich sein. Kaum beginnen wir, uns
dem Genuß eines herrlich duftenden Apfels, einer anderen Frucht
oder eines Tortenstückes hinzugeben, sind schon die Wespen oder
Bienen da und umschwirren den Genießer.

Der beste Rat, wenn Wespen oder Bienen mitspeisen wollen: Keine
heftigen Bewegungen, man versuche nicht, sie mit einem Taschen-
tuch oder einer Serviette zu vertreiben, denn sie kommen sogleich,

und dazu noch gereizt, wieder. Der Wespen- oder Bienenstich auf der Wange oder auf der Hand ist nicht gefährlich, nur mehr oder minder unangenehm. Sehr gefährlich werden aber die Stiche auf den Lippen, in der Nase oder im Ohr oder gar, wenn die Biene oder Wespe „mitgegessen" wird.

Leider passiert dies nur zu oft, es vergeht kein Sommer, in dem man in der Presse nicht von einem derartigen Unfall erfährt. Kinder lesen vom Boden Früchte auf und beißen (ohne vorherige Waschung!) sogleich hinein.

Ein verschlucktes Insekt sticht dann sofort im Hals oder Schlund, die entstehende Schwellung versperrt die Atemwege, und in wenigen Minuten tritt Tod durch Ersticken ein. So rasch kann kaum ein Arzt zur Stelle sein. Auf alle Fälle kalte Umschläge auf den Hals!

Feinde unserer Gesundheit — die Fliegen!

Mit der wärmeren Jahreszeit beginnt alljährlich die Fliegenbelästigung. Fliegen gehören zu den lästigsten und zugleich gefährlichsten Insekten, die unser tägliches Leben bedrohen. Sie sind nicht nur unästhetisch, sondern auch sehr gefährlich, da sie die verschiedensten Krankheitskeime verbreiten.

Ihre Nahrung besteht aus fauligen Substanzen, aus Ausscheidungen des menschlichen oder tierischen Körpers, aus Eiter und Blut von Wunden, dem Kot von Menschen und Tieren, selbst an Tierleichen kriechen sie herum und saugen an ihnen.

Das Hygienische Institut in Bremen stellte fest, daß auf der Körperoberfläche einer Fliege zwischen einigen Hunderten und mehreren Millionen Krankheitskeime lagern können. Fliegen gelten daher als die gefährlichsten Verbreiter von Darmseuchen, Sommerdurchfall, Typhus, Ruhr, ja sogar von Cholera.

Die Gefährlichkeit der Fliegen wird leider viel zu sehr unterschätzt! Wir können mit vollem Recht behaupten, daß Fliegen auch die Gehilfen des Frühtodes sind.

Allergrößte Hygiene, peinlichste Reinlichkeit im Haushalt, besonders in Küche und Vorratsräumen, gute Durchlüftung aller Wohnräume, sind die Voraussetzungen, um der Fliege Herr zu werden. Ein guter Gehilfe zu ihrer Vertreibung ist die Zugluft, denn Fliegen vertragen neben der Kälte auch keine Zugluft. Sie meiden dunkle Räume (Lebensmittel-Vorratsräume).

Ihre größten Feinde waren die Schwalben. Durch den Kunstdünger und das Besprühen der Obstbäume mit Insektenbekämpfungsmitteln dezimierte man die Schwalben und viele andere insektenfressende Singvögel!

Die moderne, naturwidrige Chemie ist der Tod aller Kreatur, alles biologischen Lebens!

Zumeist sind die Bauernhöfe mit ihren veralteten Düngestätten und noch viele hygienische Mängel aufweisenden Stallungen wahre Brutstätten der Fliegen. Die diesbezügliche Hygiene auf den Bauernhöfen läßt noch sehr zu wünschen übrig. Das Aufhängen von einigen „Fliegenfängern" ist zwecklos, wenn die Brutstätten und lebensbegünstigenden Verhältnisse nicht weitestgehend beseitigt werden!

Die gefährlichen Abmagerungspillen

Die amerikanische Überwachungsbehörde für Lebensmittel und Medikamente sah sich genötigt, die Herstellung und den Verkauf von Abmagerungspillen auf der Tyroid-Digitalis-Basis zu verbieten.

Die genannte Behörde hat genügend Beweise gesammelt, daß diese Medikamente sehr gesundheitsschädlich sind. Gleichzeitig wurde darauf hingewiesen, daß es ein unschädliches Mittel gegen die Fettsucht nicht gebe. Es ist völlig abwegig, nach Herzenslust planlos zu essen und dann das übermäßige Fett mittels Pillen wieder zur Auflösung und Abfuhr zu bringen. Die abnorme Gewichtszunahme rührt meist daher, daß viele Menschen bei mangelnder Bewegung sich einer ungezügelten Eßlust hingeben. Bei einigem gutem Willen läßt sich diese förmliche Sucht schon zügeln. Wenn wir nun zusätzlich ein Naturheilmittel anwenden wollen, ist dies der so erprobte *Apfelessig*, wie wir ihn auf Seite 104 bereits beschrieben. Zu den zwei Hauptmahlzeiten je ein bis zwei (ganz individuell) Teelöffel Apfelessig in ein Glas Wasser eingenommen, wird einen Erfolg zeitigen. Sehr Fettleibige nehmen zusätzlich einen Teelöffel Apfelessig mit ein Glas Wasser am Morgen nüchtern. Dies halten wir als die einfachste, einzig vertretbarste und unschädliche Abmagerungskur. Die Kur dauert aber einige Monate! Der Obstessig vermag das Fett im Körper zu verbrennen, anstatt daß es sich aufspeichert und somit Umfang und Gewicht des Körpers erhöht.

Penicillin

Die Weltgesundheits-Organisation warnt eindringlich vor dem heute so üblich gewordenen Penicillin-Mißbrauch. Die Weltproduktion an Penicillin war 1943, sage und schreibe, 14.50 kg. Vor zwei Jahren war die Weltproduktion bereits 750 Tonnen!

Durch Mißbrauch von Penicillin gab es in Amerika allein in den letzten zwei Jahren 1000 tödliche Penicillin-Reaktionen bei Menschen zwischen dem 14. und 47. Lebensjahr. Die Weltgesundheits-Organisation hat nun folgende Warnung herausgegeben:

1. Verordnung von Penicillin nur durch den Arzt.

2. Keine Verwendung von Penicillin bei geringfügigen Erkältungskrankheiten.

3. Selbstbehandlung oder Beimischung von Penicillin zu Zahnpasten, Kaugummi u. a. ist völlig unvertretbar.

4. Größte Vorsicht bei Allergien!

5. Resistenz-Problem, Gefahr tödlicher Epidemien bereits bei Säuglingen und Kindern infolge widerstandsfähig gewordener Stämme von Staphylokokken (Eitererreger).

Prof. F. Höring, Berlin, warnte auf der 17. Deutschen Therapie-Woche in Karlsruhe davor, „die Erfolge mit ,Antibiotika' als eine ,Heilung' zu bezeichnen". Im günstigsten Falle kann man nur von einer Verkürzung des Krankheitsfalles sprechen.

Die irrtümliche Ansicht, daß die Antibiotika eine hohe Heilkraft besitzen, hat dazu geführt, daß mit ihnen — vor allem mit Penicillin — ein arger Mißbrauch getrieben wurde. Weitreichende Schäden sind dadurch entstanden, daß man Penicillin einfach ohne jede nähere Diagnose verabreicht hat.

DDT

das Gift, auf das wir so stolz sind!

Das bedenkliche Lebergift DDT

Die drei Buchstaben sind die Abkürzung für das Insektenbekämpfungsmittel Dichlor — Diphenil — Trichloraethan (C_{14} H_9 Cl_5), das 1938 von Paul Müller, Basel, entdeckt und der dafür 1948 mit dem Nobelpreis ausgezeichnet wurde. Für Warmblütler und den Menschen sehr giftig, für zahlreiche Insektenarten ein starkes Fraß- und Berührungsgift, in der Land- und Forstwirtschaft angewendet als Stäube-, Spritz- oder Nebelmittel.

Das DDT ist vielen Insektenschutzmitteln beigemischt und daher unter verschiedenen Handelsnamen frei verkäuflich.

Die Hausfrauen machen sich wohl keine Gedanken darüber, daß die Sprühmittel gegen Motten zumeist auf DDT-Grundlage hergestellt werden, fettlöslich sind, leicht verdampfen und somit über die Atmung aufgenommen werden.

DDT wird im Körperfett gespeichert. Hierin liegt noch die geringere Gefahr der Giftaufnahme, da man ja nicht täglich die Kleider mit Mottengift besprüht. Die große Gefährlichkeit dieses Giftes besteht jedoch darin, daß eine ganze Reihe von Lebensmitteln mit DDT bespritzt wird und nun dieses Gift vom Körper aufgenommen wird.

Die Deutsche Bundesanstalt für Qualitätsforschung pflanzlicher Erzeugnisse konstatierte u. a.:

Möhren (Karotten) werden vielfach mit dem hochgiftigen Insektenmittel Aldrin (DDT-hältig) bestreut oder übersprüht. Die in der Karotte enthaltenen ätherischen Öle erwiesen sich als ein gutes Lösungsmittel für dieses Insektizid, und so wird das Gift in der Wurzel dieses Wurzelgemüses zur Gänze verteilt.

Möhren, die in einem mit Aldrin behandelten Boden angepflanzt waren, hatten einen ungewöhnlich süßen Geschmack, wurden von Gemüsehändlern deshalb besonders empfohlen und von den Hausfrauen bevorzugt. („So gesund!")

Kohlgemüse (Weißkohl, Wirsing) reagiert etwa acht bis vierzehn Wochen, nachdem der Kohl gespritzt wurde, noch immer mit einem süß-faden, nicht gerade störenden Geschmack. Wer denkt da daran, daß dieser eigentümliche Geschmack vom DDT stammt, einem gefährlichen Giftstoff, der im Körperfett angesammelt, besonders das die Nervenbahnen umschließende Fett zerstört und so zum schweren Nervengift wird.

Welche Hausfrau bedenkt, daß DDT ein bedenkliches Lebergift ist und von Fachleuten als Ursache vieler Leberleiden angesehen wird und vor allem Magen-Darm-Störungen ernster Natur auslöst?

Getreide wird bei der Einlagerung zum Schutze gegen Insektenfraß mit Insektiziden bestäubt, die reichlich DDT enthalten.

Nicht nur, daß sich das Getreide rauher und trockener anfühlt, es hat auch einen fremdartigen Geruch. Die Müller von gestern merkten dies sofort, wenn sie den Getreidespeicher betraten. Heute sind die Sinnesorgane der Menschen schon so abgestumpft, daß sie dies gar nicht mehr merken. Die Getreidesilos, ja die ganze Mühle, sind erfüllt von diesem süß-fremdartigen Geruch, der heute kaum mehr auffällt. Roggen, Weizen und auch Gerste, die „vorschriftsmäßig" mit diesen Schutzmitteln bestäubt wurden, haben selbst nach zweimaligem müllereitechnischen Reinigen und anschließendem Waschprozeß noch immer toxische Eigenschaften.

Auch die Müllereierzeugnisse Mehl, Kleie, Grieß verlieren die so schädlichen DDT-Eigenschaften auch durch den Gär-, Back- oder Kochprozeß nicht, so daß alle Teigwaren, vor allem aber unser Brot, nicht mehr giftfrei sind!

Ein weiteres, bedenkliches Kapitel ist das DDT im Kuhstall. Schon als Kind war uns ein Gang durch den Kuhstall des Nachbarn unangenehm wegen der enormen Fliegenplage. Nicht nur die Lieblichkeit des jüngsten Kälbchens zog uns immer wieder in den Kuhstall, sondern auch die vielen Schwalbennester mit den jungen Schwalben, die gierig ihr Mäulchen aufsperrten, wenn die fleißige Schwalbenmutter sie mit Fliegen und anderen Insekten fütterte.

Heute werden die Kühe und die ganzen Stallräume fleißig mit DDT-hältigen Insektenstreumitteln besprüht. Auch beobachteten wir als Kind, daß sich Kühe gerne belecken und hielten dies für zärtliche Ausdrucksformen. Heute wissen wir, daß die Kühe dies instinktiv tun, um das im Fett ihres Felles entstehende Provitamin aufzunehmen. Durch dieses Lecken gelangt jedoch das versprühte DDT-Mittel in den Körper der Kühe, sammelt sich im Milchfett an, um mit der gemolkenen Milch wieder ausgeschieden zu werden. Wer genießt nun diese DDT-hältige Milch? Unsere Kinder, wir Erwachsenen! Als dies aufkam, hatte man sofort die Ausrede parat, daß diese DDT-Spuren durch das Pasteurisieren unwirksam werden. Bis jetzt konnte uns noch kein Molkereifachmann davon überzeugen. Auch die Schwalben sind in den Kuhställen sehr selten geworden, da überall, wo DDT-Streumittel gesprüht werden, auch die Singvögel zugrunde gehen.

In diesem Zusammenhang sei noch erwähnt, daß Ziegenmilch — von der Naturheilkunde besonders gelobt als „Heilmittel" für Lungenkranke — noch bedeutend gefährdeter ist als Kuhmilch. Es wurde festgestellt, daß in der Ziegenmilch ein viel höheres Quantum DDT enthalten ist!

Prof. Heupke, der große Ernährungsforscher, hat festgestellt, daß in fettem Schweinefleisch bedenkliche Mengen DDT nachzuweisen waren. Es darf uns nicht wundernehmen, daß in Großstädten fast in jeder zweiten sezierten Leiche DDT in den Fettgeweben nachzuweisen ist!

Unsere landwirtschaftlichen Böden sind manchmal schon so weitgehend mit DDT verseucht, daß, wenn auch durch längere Zeit keine DDT-Spritzungen vorgenommen werden, der Boden nach Jahren noch immer DDT enthält.

Untersuchungen von Karotten ergaben, daß sie DDT enthielten, obwohl sie nachweisbar gar nicht gespritzt worden waren. Bis 35 cm tief wurde dieses höllische Gift in Böden nachgewiesen, und die Pflanzen nehmen es noch lange Zeit durch die Wurzeln auf.

Manchmal fragen wir uns mit Recht: Können wir uns noch dieses gemeingefährlichsten Giftes erwehren?

Frühtod durch Unfälle

In einer Diskussion über „Schach dem Frühtod!" wurden wir von einem „Besserwisser" unterbrochen: Frühtod, das gebe es doch heute praktisch nicht mehr. Im Zeitalter des Penicillins, der Antibiotika usw., wo es doch kaum mehr einen Pockenfall gebe, weder Pest noch Rote Ruhr, keine Cholera, Aussatz, Typhus usw., wozu dieses Thema über den Frühtod? Beifälliges Kopfnicken so mancher Zuhörer schien ihm recht zu geben.

Der Mann vertrat einen allgemein verbreiteten Irrtum. Es ist richtig, daß in früheren Zeiten die großen Epidemien die Menschheit dezimierten und oft ganze Landstriche und Städte entvölkerten. Es ist erwiesen, daß der „Schwarze Tod", eine Mischung von Roter Ruhr und Pest, allein in vier Jahren (1347 bis 1350) rund 25 Millionen

Menschen dahinraffte, ein Viertel der damals lebenden Menschheit, daß im Jahre 1570 allein in der Stadt Nürnberg 1600 Kinder an Pocken starben. Man könnte da noch Dutzende Beispiele aus der Menschheitsgeschichte anführen. Diese Geißeln der Menschheit gibt es zwar heute — zumindest in Europa — kaum mehr, und wenn nur ein paar Pockenfälle in einer Balkan-Ecke festgestellt werden, gibt es bereits Schlagzeilen in der Morgenpresse und im Rundfunk- und Fernsehprogramm am Abend zündende Kommentare und Berichte über die minutiös angelaufenen „Abwehrmaßnahmen".

Wir haben aber — und dies wird viel zu wenig beachtet — statt dessen neue „Seuchen-Wellen", die Herz- und Kreislauferkrankungen, Massenfrühtod durch Dutzende Arten von Krebs und eine große Anzahl von Frühtodesfällen durch Unfälle aller Art.

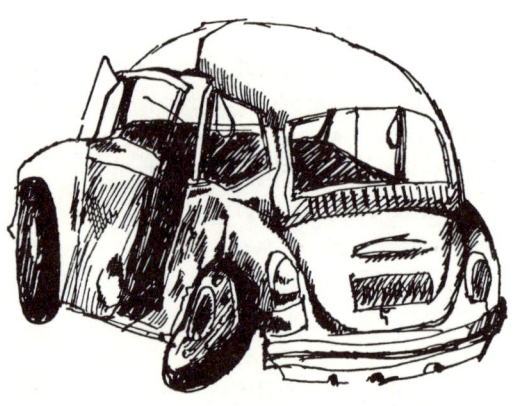

Ende einer Heurigenpartie

38 Prozent aller Unfälle waren tödliche Verkehrsunfälle bei Kindern und Jugendlichen! 48.545 aufblühende Menschenleben!

Bei einem Jahresdurchschnitt von rund 15.000 tödlichen Verkehrsunfällen gehen 20 Prozent = 3000 auf das Schuldkonto „Alkohol am Steuer", andere Statistiken sprechen sogar von 80 Prozent!

Aus dem Gewirr statistischer Zahlen seien nur einige herausgegriffen:

Im groben Durchschnitt der letzten drei Jahre starben in Deutschland:

	täglich:	im Jahr:
an Tuberkulose	28	10.220
dagegen		
an Krebs bereits	273	99.645
an Herzerkrankungen	611	223.015
an Unfällen	350	127.750

Die lebensgefährlichen Blutübertragungen

> *Blut ist ein ganz besonderer Saft!*
> GOETHE

Bluttransfusionen (Blutübertragungen) bei Operationen mit starkem Blutverlust oder nach schweren Unfällen sind heute nicht nur gang und gebe, diese umstrittene Methode wurde nicht nur durch Errichtung von „Blutbanken" wesentlich erweitert und ausgebaut, man ist obendrein sehr stolz auf diese Einrichtungen, spricht von einer „Kulturtat", die jede staatliche Unterstützung findet.

Wir wundern uns nur, daß noch nicht der „Tag des Blutes" ausgerufen wurde mit dem staatlich-bürokratischen Zwang, daß jeder Staatsbürger mindestens einmal im Jahr Blut zu spenden habe. Das gäbe doch schöne Aufträge an die Papierfabriken und sanitäre Industrie ab, Karteien, Fragebögen, Spritzen, Dienststellen, Blut-Behörden. Gar nicht auszudenken.

Es treten aber sofort schwere Bedenken gegen dieses heute so überaus verbreitete medizinische Verfahren auf, ja es ist bei näherer Betrachtung kaum noch zu vertreten, noch mehr: Wir müssen die bisherige Art der Blutübertragungen als höchst gefährlich bezeichnen und in gar vielen, kaum feststellbaren Fällen als Förderung des Frühtodes hinstellen.

Lebt ein Mensch nach naturgesetzlichen Lebensregeln, kann sein Blut von guter und gesunder Qualität sein. Wird das Blut aber im Rummel eines Unglücks für eine Bluttransfusion gespendet, kann es auch von einem kriminellen, mehrfach Vorbestraften oder von einem Gewohnheitsverbrecher stammen, der sich „gerade" einmal wieder auf freiem Fuß befindet. Das Blut kann aber auch von Menschen stammen, die gar nicht wissen oder gar nicht angaben, wie schwer sie gesundheitlich belastet sind, chronisch Gemütskranke, gerade stille Epileptiker, Schizophrene, Zuckerkranke, Alkoholiker, Geschlechtskranke — Krebskranke, womöglich aus einer Krebsfamilie stammend, die Liste könnte man unendlich lang fortsetzen.

Von den übrigen Blutspendern sind die wenigsten wirklich gesund, denn so viele Menschen haben ein toxisch belastetes Blut, das im Serum einen hohen Cholesterol-Spiegel aufweist. Wieviele Menschen gibt es, die dank schädlicher Impfstoffe oder durch den Überkonsum an chemischen Tabletten, Pillen und Immunisierungen mit abnormen Viren und Antigenen behaftet sind! Wieviele Menschen haben Blutkrankheiten oder sonstige schwere Leiden, die überhaupt nur bei mikroskopischer Prüfung des Knochenmarks festgestellt werden können. Zwar wurden bei den Großaktionen von Blutabnahmen für die Blutbanken die Leute gefragt, ob sie Anämie, Asthma, Krebs, Zuckerkrankheit, Epilepsie, Kropf, Herzleiden, überhöhten Blutdruck, Gelbsucht, Nierenleiden, Malaria, Schlaganfall oder Tuberkulose hatten. Wurde überhaupt je nach allfälligen Tropenkrankheiten gefragt? Wenn schon darnach gefragt wurde, werden dies alle ehrlich beantworten?

In einem Handbuch „Handbook of Haematological and Blood Transfusion Technique, 1960" lesen wir: „Man kann es gar nicht laut genug sagen, daß Blut ein gefährlicher Stoff ist und nur mit allergrößter Vorsicht behandelt und angewendet werden darf.

Aber selbst bei Anwendung aller Vorsichtsmaßnahmen ruft es Reaktionen hervor, die in ihrer Schwere von einfachen Allergien und Fieberzuständen bis zur tödlichen Hämolyse reichen."

Die wirklichen Zahlen der durch Blutübertragungen verursachten Todesfälle werden nie bekanntgegeben, da bei einem verletzten oder wegen organischer Erkrankung operierten Patienten, der eine Bluttransfusion erhielt und daran starb, im Totenschein nur die Verletzung bzw. Krankheit als Todesursache bescheinigt wird, vielleicht aber niemals die eigentliche Ursache angegeben wird, die Bluttransfusion.

Selbst wenn das gespendete Blut einwandfrei gut war, wird es im

Falle der Aufbewahrung in der Blutbank mit einem Mittel versetzt, das die Gerinnung des Blutes verhindert. Dieses chemische Konservierungsmittel kann oft selbst zur Gefahr werden!

Der Ärzte-Zeitschrift „Canadian Doctor" (XII./1960) zufolge sterben in Amerika jährlich etwa 3000 Menschen an einer Bluttransfusion — das sind Fälle, wo die Todesursache „Bluttransfusion" eingestanden wurde. Ist das nicht wieder ein furchtbar hoher Tribut an den Frühtod?

Das New York Journal of Medicine brachte auch eine sehr bedenkliche Statistik: Von 200.000 Fällen von Leberentzündung in der US-Armee sind etwa 100.000 durch Blutübertragungen verursacht worden! Für wieviel junge Soldaten war diese Leberentzündung der Anfang eines Leidens, das mit Frühtod endete?

Die moderne Forschung hat nun ein weiteres Argument gefunden, das ganz gegen die Anwendung der Bluttransfusionen von heute spricht.

Die bekannten Blutgruppen-Antigene (Blutgruppen-Antikörper) bilden im Erscheinungsbild etwa drei Millionen Kombinationen, wodurch eine exakte Bestimmung zusammenpassender Blutarten praktisch unmöglich gemacht wird.

Es gab eine Zeit, da war man der Meinung, die Blutgruppen A, B, AB und O seien die einzig existierenden Blutgruppen. Später wurden weitere Gruppen M und N erkannt, und im Jahre 1940 entdeckte man den Rhesusfaktor. Damit wurde das Problem der Blut-Kreuzungen immer schwieriger.

Ein Experte auf diesem Gebiet, Dr. Landsteiner, erklärte, „das Blut sei derart kompliziert zusammengesetzt, daß jeder Mensch praktisch sein eigenes Blut habe, etwa so, wie es keine zwei Menschen mit genau dem gleichen Fingerabdruck gebe. Solange man mit Bluttransfusionen weiterarbeitet, werden stets ungünstige Reaktionen auftreten, die der mehr oder weniger großen Unverträglichkeit des gespendeten Blutes zuzuschreiben sind."

Die alte Formel, daß Blut nur durch Blut ersetzbar sei, hat sich als unrichtig erwiesen. Der modernen medizinischen Forschung ist es gelungen, eine Reihe von Blut-Ersatzmitteln herzustellen, Flüssigkeiten zum Auffüllen des Gefäßsystems nach größeren Blutverlusten (Periston und Dextran, kolloidhaltige bzw. kristalloide Lösungen).

Goethe hatte eben nur zu recht: *Blut ist ein ganz besonderer Saft!*

DREI GIFTE LÖSEN DIE DREI GROSSEN LASTER DER MENSCHHEIT AUS

1. ALKOHOL

Es gibt beachtlich viele, selbst gebildete Menschen, die nicht verstehen können, daß es eine „Alkoholfrage" gibt. Sie haben von den mißbräuchlichen Ausmaßen des Alkoholkonsums keine Ahnung und kennen auch die Schwere der durch den Alkoholmißbrauch verursachten körperlichen wie seelischen Leiden und der sozialen Not nicht.

Von den körperlichen Leiden wissen sie sehr wenig, außer den Folgen eines „Schwipses" oder gar „Rausches", unbändiges Schlafbedürfnis, Kopfschmerzen und „etwas Magenweh" — und wenn es schon arg ist, Erbrechen, exzentrisches Benehmen und völliges Auslassen des Gedächtnisses und der Füße!

Alkohol ist aber ein bedenkliches Zellgift; er entzieht vor allem den wasserreichen Gehirnzellen das Wasser. Bei größerem oder Dauerkonsum werden diese Zellen gelähmt und können gänzlich absterben. Alkohol ist aber auch ein schweres Nervengift; von allen narkotischen Giften ist es als einziges in Wasser löslich und somit trinkbar. Bei Alkoholmißbrauch oder ständigem Genuß wird die Großhirnrinde angegriffen und die klare Denkfähigkeit wesentlich verringert. Auch eine Lähmung des Kleinhirns tritt oftmals ein, aber fast immer wird der Gleichgewichtssinn, je nach der „genossenen" Alkoholmenge, empfindlich gestört.

Alkohol fördert ungeahnt den Frühtod!

Auf 1000 Tropfen Blut genügen nur sechs Tropfen Alkohol, daß der Frühtod ehest eintritt!

Darüber hinaus führt ständiger oder fallweiser Mißbrauch zu Lebererkrankungen, Herz- und Kreislaufstörungen, Impotenz, und nach Prof. Dr. Hoff sind 50 Prozent der Geistesgestörten Alkoholiker. Mißbräuchlicher Alkoholkonsum fördert die Arterienverkalkung und setzt die Widerstandskraft gegen krankheitserregende Bakterien stark herab. Hier muß sofort mit einer weit verbreiteten, unrichtigen Ansicht aufgeräumt werden: Alkohol „tötet" die Influenza- oder Grippeviren nicht! Der erhöhte Alkoholgenuß als Abwehrmittel zu Grippezeiten, wie es vielfach üblich ist, kann nach neuen medizinisch-biologischen Forschungsergebnissen nur noch in Großvaters

„Geheimmedizin" weiterleben. Die immer wieder festzustellende Tatsache, daß nach reichlicherem Alkoholgenuß die Grippe oder Influenza erst so richtig „herauskommt", wird als Beweis der Richtigkeit der „Alkoholbehandlung" hingestellt. Die Wahrheit ist aber, daß durch den erhöhten Alkoholgenuß — dazu wird meist Tee mit reichlich Schnaps oder Rum verwendet — eine chronische Entzündung des Rachens und der Speiseröhre ausgelöst und auch die Tätigkeit der Magenschleimhäute empfindlich gestört wird. Dadurch werden influenza- und grippeähnliche Nies- und Hustenanfälle herbeigeführt, die dann als das „Herauskommen" der Grippe oder Influenza angesehen werden. Nur heiße Vollbäder, alkoholfrei zubereitete Kräutertees, Bettruhe, Umschläge u. a. bringen die Influenza oder Grippe zum Abklingen.

Der ständige oder mißbräuchliche Alkoholgenuß bewirkt eine Schwächung der körperlichen und geistigen Rüstigkeit, oft Frühinvalidität, Siechtum und Frühtod.

Über Alkohol und Betriebsunfälle sowie über einen vorbildlichen, alkoholfreien Großbetrieb berichtet unser Werk „Gesundheit durch Heilkräuter" im Kapitel „Schach dem Alkoholmißbrauch" in der Abhandlung über die Weinrebe.

Daß aber der Wein nicht nur Schatten-, sondern auch Lichtseiten aufweisen kann, finden Sie ebenso in der obgenannten Abhandlung über die Weinrebe.

Wein

Vor der Schädlichkeit des Weines wird doch viel gewarnt, die Folgen der Trunksucht, die vielen Krankheiten beschrieben, doch finden wir sehr geringe Andeutungen über die erhöhte Giftigkeit des Weines durch seine „Behandlung", vom Rebstock beginnend, bis der Weingenießer die Flasche entkorkt.

Wollen wir einmal ganz kurz die vielen Vergewaltigungen des Weines kennenlernen, von dem behauptet wird, er sei „eine Labe Gottes". Dies fängt bereits im Weingarten an, wo der Weinstock mancherlei Torturen mitzumachen hat. Gegen die so gefürchtete Reblaus wird die Erde um den Weinstock herum mit Petroleum und Schwefelkohlenstoff desinfiziert. Der Schwefelkohlenstoff ist ein so schweres Gift, daß Weingartenarbeiter, die damit untertags arbeiteten, am

anderen Morgen Vergiftungserscheinungen hatten, da ihre Kleider
über Nacht in der Nähe des Bettes aufgehängt waren!

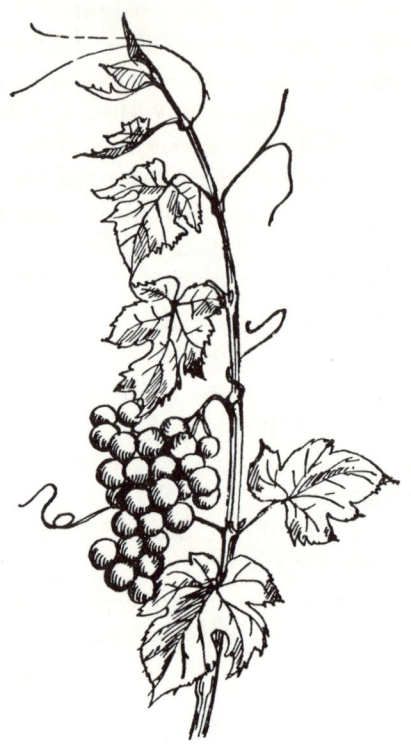

Gegen den Heu- und Sauerwurm werden die Pflanzen, bereits mit
Trauben behangen, mehrfach mit Nikotin- oder Seifenlösungen gespritzt. Um den Weinstock vor Schwarzfäule und dem echten Mehltau vorsorglich zu schützen, wird er mehrmals mit feinstem Schwe-
felpulver bestäubt.

Der sogenannte falsche Mehltau, der arge Feind unserer Trauben,
wird anschließend mit einer Kupfervitriol- und Kalkbrühe bekämpft. Auch Kupfersodabrühe wird verwendet, die bereits von
den Chemikern im frischen Traubensaft und auch im Wein nachgewiesen wurde! Ganz sicher sind auch die übrigen genannten Giftstoffe in die Traube eingedrungen.

Die Weintrauben werden zerquetscht und der frische Saft aus der
sogenannten Maische abgepreßt. Dieser frischgepreßte Traubensaft

ist einer der köstlichsten und gleichzeitig gesündesten Säfte, die uns Mutter Natur beschert. Was ist aus ihm geworden — gelinde gesagt, zumeist eine Giftbrühe. Wir sagen „zumeist", da dies den Weinbauern doch langsam zu dämmern beginnt und sie den „Chemie-Rummel" nicht mehr mitmachen. Durch biologische Düngung und biologische Spritzmittel kann man nämlich der Feinde des Weinstockes auch Herr werden. Wie köstlich und gesund ist doch chemieloser Traubensaft. Er löst die natürliche Blutreinigung und Auffrischung aller Körpersäfte aus, ist basen- und mineralstoffreich und zugleich der vitaminreichste Natursaft! Wir hatten in Meran Gelegenheit, so einen naturreinen, frischen Rebensaft täglich vor Tisch zu genießen. Wie dies erfrischte, wie man da Reservestoffe sammelte für die winterliche vitaminärmere Zeit!

Man besorge sich biologisch einwandfreie Trauben, presse diese mit einer kleinen Obstpresse aus (Tagesquantum etwa ein halber Liter) und trinke diese Menge untertags schluckweise. Wenn wir eine solche Kur acht bis vierzehn Tage vollziehen, zusätzlich alle Tagesgifte (Salz, weißen Zucker und die vielen anderen Ernährungsgifte) meiden, das Rauchen einstellen und die sonstigen biologischen Lebensregeln befolgen, haben wir das Beste für unsere Gesundheit getan! Natürlich darf man nicht nach Beendigung dieser Kur tags darauf wieder anfangen zu sündigen, in dem Glauben, man hätte nun ohnehin wieder genügend „Reserven".

Setzen wir nun bei unserer Weingeschichte fort:

Aus dem gesunden Traubensaft wird nun der Wein bereitet. Die natürlichen Zuckerstoffe und sonstigen Lebensstoffe gehen durch die Gärung bis auf rund ein Zwölftel vollkommen verloren. Dafür erhalten wir in erster Linie Alkohol und Kohlensäure, außerdem höhere (das heißt noch giftigere) Alkoholverbindungen, Bernsteinsäure, Essigsäure, Milchsäure und noch eine Reihe von Verbindungen, die der Fachmann unter dem Ausdruck „Weinfuselöl" zusammenfaßt.

Als Abschluß erfolgt nun die sattsam bekannte „Kellerbehandlung". „Geschmacksverbesserungen" am laufenden Band geben den einzelnen Weinsorten erst das richtige Bukett.

Wein mit zu wenig Zuckergehalt und zu viel Säure wird mit Rohr-, Rüben- oder Invertzucker „korrigiert", die überschüssige Säure dagegen durch Calciumkarbonat „abgestumpft". In neuester Zeit gibt es ein eigenes chemisches Verfahren, bei dem mit sogenannten Ionenaustauschern der richtige Säure- bzw. Süßigkeitsgrad erreicht wird. Das „Schönen" ist ein weiteres Verfahren am Wein. Durch die Zugaben und die bisherige „Behandlung" wird der Wein leicht trüb und unansehnlich. Um dies zu beseitigen, gibt es entweder eigene Apparate mit Asbest- oder Zelluloseeinlagen, in denen der Wein gefiltert wird oder „Schönungsmittel", indem der Wein mit Gelatine, Eiweiß, Knochenkohle, ja sogar Kieselgur behandelt wird.

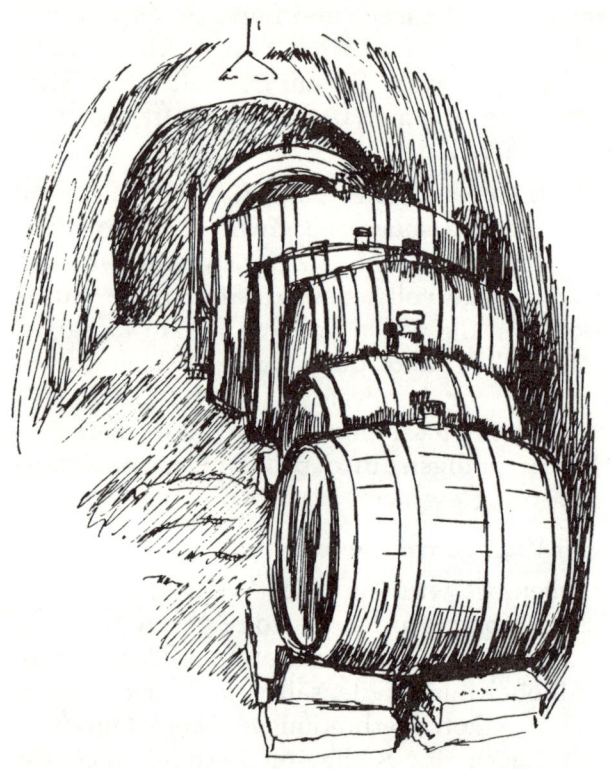

Auch die Hausenblase, die innere Haut der Schwimmblase einiger Fischarten (hauptsächlich Stör und Wels), chemisch mit schwefeliger Säure gebleicht, spielt bei diesem Vorgang eine Rolle.

Die Beigabe von Gips und Phosphaten hat den Zweck, dem Wein ein „feuriges" Aussehen zu verleihen. In Frankreich, Spanien und Griechenland ist dieses Verfahren ohne weiteres erlaubt, bei uns, in der Schweiz und in Deutschland theoretisch verboten.

Noch ein abwegiges Verfahren sei erwähnt, nämlich das Pasteurisieren und zugleich Scheelisieren. Hier wird der Wein als Endprodukt auf 70 Grad erwärmt, und bei diesem Anlaß erhält er noch Beigaben von Glyzerin, um die „Vollmundigkeit" zu steigern. Gegen dieses Verfahren besteht in einzelnen Staaten zumindest ein theoretisches Verbot. Das Ärgste haben wir uns aber für den Schluß aufgehoben:

das Schwefeln.

Schwefel in Verbindungen wurde bisher schon genannt, und nun kommt dieses schwere Gift in Variationen nochmals zur Verwendung. Von alters her spielt der Schwefel in der Kellerwirtschaft eine Rolle, ungeachtet aller Warnungen, die dann immer bagatellisiert werden. Für die Massengiftwirkung des Schwefels oder einer Schwefelverbindung haben wir ja in der Geschichte ein grauenhaftes Beispiel aus der „guten alten Zeit".

Bei der Belagerung von Ostende im 16. Jahrhundert (!) durch Herzog Albrecht von Österreich wollte die Eroberung der Stadt dank der Tapferkeit ihrer Bürger nicht gelingen. Da ließ der Herzog alle Wasserzufuhren in die Stadt feststellen und ordnete die Vergiftung der Quellen durch schwefelige Säure an. In wenigen Tagen war die Stadt erobert!

Wie entrüstet werden die Leser darüber sein, ohne zu bedenken, daß Schwefel-Vergiftungen im großen, jedoch etwas milder, auch heute ständig erfolgen.

Führen wir nur einige Schwefel-Behandlungen in der Kellerwirtschaft an, das Einschwefeln oder „Einbrennen" der Weinfässer mit schwefeliger Säure, um die Entwicklung der Schimmelpilze und anderer Bakterien zu verhindern, zumindest zu hemmen.

Ja sogar der Wein selbst wird mit Schwefelpräparaten oder Schwefelverbindungen „behandelt", mit Calciumsulfit, Kaliumbisulfit, Natriumsulfit, Kaliumpyrosulfit oder verschiedenen, wässrigen Lösungen der schwefeligen Säure. Rotweine, die durch unrichtige Lagerung, durch alte, verseuchte Fässer oder eine Reihe anderer Fehler und Unterlassungen die schöne rote Farbe verloren haben und eine bräunliche Farbe bekommen, werden durch diverse Schwefelpräparate wieder „geschönt". Desgleichen werden Weinflaschen mit muffigen Gerüchen oder Färberückständen durch scharfe Schwefelpräparate „gereinigt", wobei die Reinigung oft mit nur sehr oberflächlichen Spülungen abgeschlossen wird.

Natürlich wird von seiten der Sachverständigen stets behauptet, daß hier nur unschädliche Präparate Verwendung finden und auf das gewissenhafteste vorgegangen wird. Schließlich wird die Beigabe von schwefeliger Säure im Wein damit begründet, daß verschiedene Weinsorten, die für den Export bestimmt sind, damit besser konserviert würden. Hier liegt u. a. eine der Ursachen vor, warum Weine nicht bekommen und Magenstörungen auslösen, wenn es sich laut Schildchen an der Flasche auch um „Echte Naturweine" handelt. Schließlich bezwecken Schwefelbeigaben in die Weine das Verhindern der Nachgärung. Es folgt jedoch immer der Nachsatz, daß alle schwefeligen Beigaben „völlig gesundheits-unschädlich" seien. Gerade das Gegenteil entspricht den Tatsachen. Sogar sehr stark verdünnte Beigaben von schwefeliger Säure können Krankheitserscheinungen auslösen. So wirken derlei Weine sehr nachteilig auf die Eiweißernährung, auf die Atmungsorgane, und nicht zuletzt wird die Süchtigkeit nach derlei Weinen bedenklich gefördert.

Um dieses Weinthema einigermaßen vollständig zu beenden, seien noch Beigaben von gelbem Blutlaugensalz erwähnt, um eine „Blauschönung" zu erreichen, ja selbst Spuren von Arsen sind in Weinsorten nachgewiesen worden, das von arsenhältigen Schädlingsbekämpfungsmitteln aus dem Weingarten stammt. Als durch eine Indiskretion dies aufkam, war man aber um eine Beruhigungsformel nicht verlegen: „Dieses Arsen wird bei der Gärung des Weines mit der Hefe ausgeschieden!"

So haben wir in groben Zügen kennengelernt, was aus dem Traubensaft auf seinem Weg vom Weingarten bis in den Becher des Genießers wurde: In den ganz seltensten Fällen eine, in mäßigen Zügen genossene „Labe Gottes", zumeist aber eine durstmehrende Flüssigkeit, sehr zum gesundheitlichen Schaden der Menschen.

Wie oft erhielten wir nach Vorträgen über Naturheilkunde, wo Alkohol- und Nikotinschäden eingehend erklärt wurden, in der Diskussion das Problem vorgelegt, daß doch Alkohol und Nikotin nie so schädlich sein könnten, wenn diese „angeblichen" Gifte fast täglich im staatlichen Fernsehen propagiert würden.

Was nützen da alle Aufklärungen über die gesundheitsschädlichen Auswirkungen, wenn auf so plumpe Weise von den Massenmedien diese Gifte propagiert werden! Wie verantworten dies die staatlichen Gesundheitsbehörden, die dies dulden?

Weinbrand, Branntwein und Schnäpse

Weinbrand und Branntwein sind noch viel gefährlichere Alkohol-
getränke als der eben besprochene Wein.

Während man als Weinbrand einen Trinkbranntwein bezeichnet, bei
dessen Destillation ausschließlich Traubenwein benützt wird (Weingeist), können bei der Herstellung von Branntwein verschiedene
Ausgangsmaterialien verwendet werden, wie Kartoffeln, verschiedene Getreidearten, Obst und Beeren, Rüben, Molke und auch Pflan-
zenteile, wie etwa Wacholderbeeren oder Enzianwurzeln u. a.

Der Name Kognak (Cognac) ist einem bestimmten Weinbrand vor-
behalten, er darf nur für bestimmte französische Erzeugnisse verwendet werden und ist gesetzlich geschützt. Die goldgelbe Farbe und das
charakteristische Aroma erhält der echte Cognac von ganz bestimmten Eichenfässern, in denen er in vorgeschriebenen Zeiten zu lagern
hat. Wenn abfärbende und geschmacksverändernde Substanzen mit
Spuren von Zucker, Karamel und speziellen Cognac-Sirup-Präpa-
raten beigegeben werden, wenn vor allem statt reinem Weinbrand
auch Kartoffelbranntwein verwendet wird, ist dies ein Kognak-Ver-
schnitt, der als solcher zu etikettieren „wäre".

Bei der Herstellung solcher Kognak-Verschnitte wird die Reinigung
oder „Entfuselung" dieses Branntweines mit kohlensaurem Natron,
Salpetersäure, Schwefelsäure, Kalk oder Pottasche durchgeführt.

Die meisten Fälschungen erfolgen bei Obstbranntweinen und bei
Kornbranntwein. Beim sogenannten „Kirschwasser" oder „Zwetsch-
kenwasser" werden bei Verwendung von echtem Obst die Kerne erst
gar nicht entfernt, und so enthalten obendrein diese Branntweine aus
dem Kernmaterial stammende Giftstoffe, wie Cyanwasserstoff (Blausäure), Bittermandelöl u. a.

Bei anderen Obstbranntweinen wird wieder der zwar verbotene, aber
dennoch viel erzeugte, giftige Methylalkohol verwendet und diesem
entsprechende künstliche Farbstoffe und Geschmacksessenzen beigegeben.

Überhaupt, die Verwendung von Methylalkohol! Wegen seiner
Giftwirkung zur Branntweinverarbeitung verboten, wird er wegen
seiner Billigkeit dennoch zumeist verwendet und löst sehr nachteilige Wirkungen auf das Nervensystem aus, und Trübsichtigkeit,
ja sogar völlige Erblindung, stellt sich bei regelmäßigem Genuß ein!
Kornbranntwein wird in großen Massen aus Industriesprit mit

künstlichen Essenzen hergestellt. Der Käufer solcher „Getränke" kann nicht ahnen, daß da nicht ein Getreidekorn zur Destillation verwendet wurde. Ein Branntweinhändler prahlte uns gegenüber, „daß man nur die Chemie bewundern könne, die heute jeden nur erdenklichen Geschmack synthetisch nachahmen könne"!

Zu den Weinbrand-Sorten gehört auch der viel konsumierte Eierkognak. Wenn die Hausfrau ihren Gästen nicht selbst hergestellten Eierkognak aus legefrischen Eiern und tatsächlich echtem Weinbrand kredenzen kann, tut sie gut daran, ein einfaches Naturgetränk zu servieren, um nicht Gefahr zu laufen, den Gästen einen ganz minderwertigen Trank anzubieten. Nicht nur, daß sehr oft mit Borsäure konservierte Eipräparate und ein minderwertiger Weinbrand verwendet werden, es sind in diesen Erzeugnissen auch reichlich viel Saccharin, Teerfarbstoffe und als „Verdickungsmittel" Gelatine, Stärke, Textrin u. dgl. enthalten.

Sehr ungesunde, ja sogar gefährliche Getränke sind die allermeisten Liköre.

Wir müßten Dutzende Namen von Likören aufzählen, bei deren oft reichlichem Genuß am vorgerückten Gesellschaftsabend zumeist erst nach ein bis zwei Stunden Nervenreizungen allein oder zusammen mit Lähmungserscheinungen am ganzen Körper, heftige Kopfschmerzen, Brechreiz und Magenverstimmungen auftreten.

Zur Selbstherstellung werden alle möglichen Extrakte, fix und fertig, angeboten, in allen Farben und Geschmacksrichtungen, und wie stolz ist da so manche Hausfrau, ihren Gästen mit so einer „Batterie" aufwarten zu können!

Nun kommt es aber in immer größerem Umfang vor, daß zum Ansatz der zahlreichen Schnäpse oder Liköre kein Alkohol mehr verwendet wird, der durch Gärvorgänge aus den Weintrauben oder durch Destillation von Getreide, Kartoffeln oder Obst entstand, sondern daß Alkohol aus Holzmehl, Sägespänen, aus Karbid (!) und noch anderen genußwidrigen Mitteln hergestellt wird. Die genannten Stoffe werden durch Behandlung mit Schwefelsäure, Kalk und einer Reihe von Chemikalien einer Vergärung unterzogen, die als Endprodukt den geradezu gemeingefährlichsten Fusel ergeben. Arme Menschheit!

Statt derlei Erzeugnisse geschlossen abzulehnen und zu boykottieren, loben viele Hausfrauen „die so preisgünstigen Angebote"! Für die

Instinktlosigkeit breiter Volksmassen spricht die Tatsache, daß gerade der Konsum der minderwertigen, billigen Alkoholerzeugnisse immer mehr ansteigt. Wie lange noch wird Alkohol in all seinen vielen Varianten ein allgemein zugängliches, schweres Massengift sein?

Wie lange wird es vor allem noch dauern, bis die Schäden des Alkohols eines Tages nicht mehr reparabel sind?

Als Abschluß sei das relativ harmlose Alkoholmittel Bier erwähnt.

In zahlreichen Herstellungsarten und noch mehr Sorten ist es zum „flüssigen Brot" erhoben worden, mit verschiedenem, zwischen 1,7 und 5,2 Prozent liegendem Alkoholgehalt. Die Grundstoffe des Biers, Gerste und Hopfen, sind schon während ihres Wachstums am Acker schwersten Vergiftungen ausgesetzt. Es werden nicht nur die Ackerböden vorerst gründlich chemisch gedüngt, um entsprechende Erträge zu liefern, auch die Pflanzen selbst werden wiederholt mit dem Gift E 605 oder anderen chemischen Insektenbekämpfungsmitteln gespritzt, Hopfen obendrein noch geschwefelt. Diese schwersten chemischen „Schutzmaßnahmen", denen die Bierpflanzen während des Wachstums ausgesetzt sind, werden während der Lagerung durch giftige, unbiologische, äußerst gesundheitswidrige Behandlung mit Schädlingsbekämpfungsmitteln fortgesetzt. Nun werden aber alle Apparate, Maischbottiche, Pumpen, Hopfenseiher u. dgl. aus Guß- oder Walzeisen, Maischkessel und Würzpfannen u. a. sogar aus Kupfer hergestellt. Bekanntlich gehen diese Metalle immer in allerfeinsten Spuren und Anteilen in Lösung oder direkt als Schwermetalle in den menschlichen Körper über. Das Ergebnis sind Vergiftungen, über deren Auswirkungen wir noch immer viel zu wenig im Bilde sind.

Damit sind wir aber noch nicht am Ende der Gifteinwirkungen! Es kommen noch immer Beimengungen von „künstlich hergestelltem Hopfen", künstlichen Farbstoffen und Aromazusätzen vor, wenn auch diese nach offiziellen Erklärungen der Brauer-Vereinigungen als „überflüssig" erklärt werden und ein strenges „Reinheitsgebot" als Vorschrift gilt.

Dieses aus Hopfen, Hefe (Reinzuchthefe!), Gerste und Wasser (plus „Zusätzen") entstandene Gärungsprodukt „Bier" lagert nun in Fässern, die an den Innenseiten mit einer luftdichten Masse aus Pech oder Kolophonium (mit Zusätzen), überzogen sind, damit die bei der Gärung dieses „Gebräues" entstehende Kohlensäure ja nicht durch die Poren der Holzfässer entweichen kann.

Der weitere Weg dieses Getränkes ist ja bekannt, wie es über durchgeschüttelte Transporte in neue Kühlanlagen der Gastbetriebe kommt, um endlich in nicht gerade pedantisch gereinigten Bierflaschen oder noch weniger vollhygienisch gereinigten „Bierkrügeln" beim Konsumenten zu landen.

Essen und Trinken sind zwei eng zusammenhängende Lebensäußerungen des Menschen. Alle markanten Lebensabschnitte des Menschen sind durch diese zwei Lebensäußerungen gekennzeichnet, vom Tauf- bis zum Totenmahl. Zwischendurch gibt es neben dem täglichen Konsum noch genug Anlässe, dem „flüssigen Brot" besonders reichlich zuzusprechen. Nach den Anlässen in der eigenen Familie und im Freundeskreis, den kirchlichen und weltlichen Feiern, verbleiben noch immer besondere Anlässe, wie Kirchweihfeste, Erntedank u. dgl.

Eine Art „Erntedank" ist ja auch das weltbekannte Münchner Oktoberfest, wo in zwei bis drei Wochen feste und flüssige „Nahrungsmittel" besonders reichlich konsumiert werden, so zum Beispiel bei einem der letzten dieser „Feste":

> rund drei Millionen Liter Bier,
> 16 am Spieß gebratene Ochsen,
> über 160.000 Brathühner,
> rund 700 Zentner Fische und
> rund 800.000 Paar Würstel.

Der Konsum an Brötchen, Fleischspeisen und diversen anderen alkoholischen Getränken ist gar nicht statistisch erfaßt!

Man darf den Bierkonsum in München nicht als „Einmaligkeit" hinstellen. Addieren wir ein Jahr hindurch alle Verkehrsunfälle und sonstigen, meist tödlich verlaufenden Unfälle, die auf das Konto des Alkohols gehen, so ahnen wir, was das leichteste Alkoholübel, „Bier", allein auslöst!

Nach Feststellungen der Weltgesundheitsorganisation sind mindestens 80 Prozent der tödlich verlaufenen Alkoholunfälle Frühtod-Fälle!

Das sollte uns sehr zu denken geben!

Als Abschluß des Themas Alkohol finden wir es angezeigt, die Bedeutung der alkoholfreien Getränke durch unseren Appell an die Getränkeindustrie zu unterstreichen.

Möge die Getränkeindustrie doch wirklich biologisch wertvolle, alkoholfreie Getränke und nicht so viele synthetische Fruchtsäfte herstellen! Der arbeitende Mensch, vor allem der Schwerarbeiter, möchte ja nicht allein seinen Durst löschen, er möchte durch den Trank auch angeregt und gestärkt werden. Diese stärkenden und gesundheitsfördernden Anregungen geben uns aber nur die biologisch wertvollen Früchte und Fruchtsäfte der Pflanzen. Sie sind allen künstlichen Getränken weit überlegen!

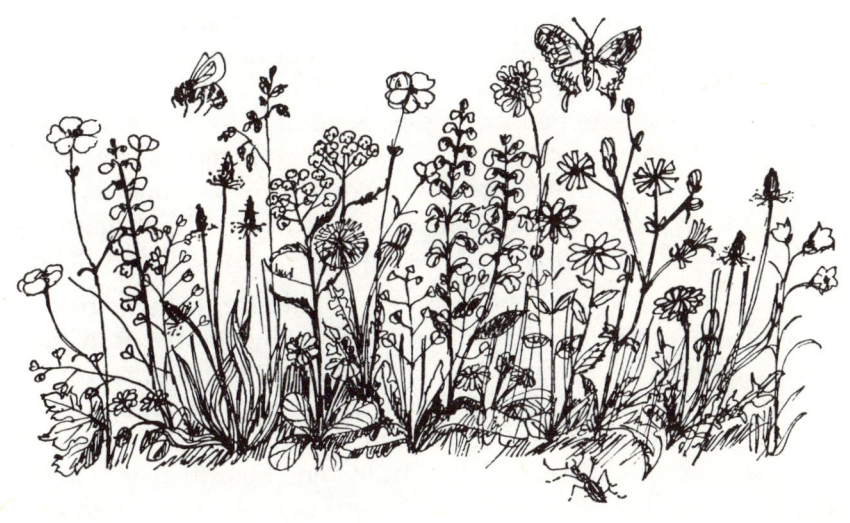

Wir sollten uns endlich wieder so ganz auf die Pflanze besinnen: mit ihren so köstlichen Säften aus Blüte, Blatt, Frucht und Beere, gibt sie uns wahre Grundstoffe für die Gesundheit, wenn diese Stoffe auch reine, unverfälschte Naturmittel bleiben.

„Suchst du das Größte? — Die Pflanze kann es dich lehren.
Was sie willenlos, sei du es wollend — das ist's!"

FRIEDRICH SCHILLER

2. NIKOTIN

Die Tabakpflanze — geschichtlich und botanisch gesehen

Als Columbus im Jahre 1492 auf den Antillen landete, stieß er dort bereits auf Raucher. Die Einwohner rauchten Tabak, in Maisstroh eingehüllt. Das älteste Dokument über das Rauchen dürfte das Relief in den Tempelruinen von Chiapas (Mexiko) aus dem 1. Jahrhundert n. Chr. sein. Es stellt einen Maya-Priester dar, der aus einer Tabakrolle große Rauchwolken ausstößt.

Die ersten Nachrichten über die Tabakpflanze und ihre Verwendung brachte ein Mönch, Ramon Pane, nach Europa. Um 1560 wurde ein Mann durch die Einfuhr von Samen der Tabakpflanze nach Europa so berühmt, daß er noch heute unzählige Male genannt wird. Der französische Gesandte in Portugal, Jean Nicot, züchtete als erster Tabakpflanzen in seinem Garten. Man nannte nach ihm den Hauptinhaltsstoff dieser neuen, mystischen Pflanze Nicotin. Was wurde nicht alles getrieben mit dieser neuen Pflanze! Eine Blüte mit ein bis zwei kleinen Blättern im Knopfloch getragen, galt in Frankreich als Zeichen höchster aristokratischer Würde, und unzählige „Heilkräfte" wurden dieser Pflanze zugeschrieben. Man nannte sie die „Göttliche Pflanze", die „Allesheilende", das „Heilige Kraut".

Dem überschwenglichen Lobe folgten gar bald Schmähschriften von den gleichen Persönlichkeiten, nämlich Fürsten, Ärzten und hohen geistlichen Würdenträgern. Über die ungezählten Kämpfe für oder wider die Tabakpflanze, die bis heute andauern, wo mindestens 70 bis 80 Prozent aller Männer und mindestens 20 bis 30 Prozent aller Frauen dem Rauch dieser Pflanze huldigen, könnte man umfangreiche Spezialbücher schreiben. Die Botaniker entfachten einen neuen Streit, indem sie dieses Kraut in die Pflanzenfamilie der sogenannten „Nachtschattengewächse" einordneten, zu denen Giftpflanzen, wie das Bilsenkraut oder die Tollkirsche zählen, aber auch ebenso berühmte Gemüsepflanzen, wie die Kartoffel oder die Tomate. Nun entstanden gar bald zwei Fronten: Die einen meinten, die Tabakpflanze könne nur sehr giftig sein, wenn sie so giftige Vettern habe wie Bilsenkraut und Tollkirsche. Die Anhänger dieser neuen „Giftpflanze" wieder vertraten die Ansicht, daß es mit der Giftigkeit nicht weit her sein könne, wenn die wohlschmeckenden Tomaten und die Kartoffeln auch zu den Verwandten des Tabakkrautes zählen.

Dem Anbau der Tabakpflanze wurde in Europa eine Grenze gesetzt, fernab von Staatsgrenzen: Wo die Weinstöcke gedeihen, gedeihen auch die Tabakpflanzen. Der rapid ansteigende Konsum des Tabaks hatte zur Folge, daß heute etwa 85 bis 90 Prozent des Jahreskonsums aus dem Ausland bzw. aus Übersee eingeführt werden müssen.

Die Fachleute können heute eine ganze Reihe von Tabaksorten unterscheiden. Durch genaueste Auslese der Samen für den Anbau, einer Auslese innerhalb einer bestimmten Pflanzenart, der Berücksichtigung bestimmter Bodenarten, klimatischer Eigentümlichkeiten, der Bodenbehandlung, der Düngung, Berieselung, der Erntebereitung, der Blattauswahl und schließlich der zahlreichen Fermentationsverfahren (bestimmte Gärungsmethoden, denen die Blätter unterzogen werden), werden kaum mehr übersehbare Tabaksorten hergestellt.

Durch Züchtungsversuche mit unterschiedlichen Tabakpflanzensorten ist es gelungen, Qualitätsänderungen herbeizuführen und Sorten zu züchten, die auch in Deutschland oder Österreich gedeihen und gute Erträge abwerfen. Schließlich ist es auch gelungen, durch Propfung von Tabakpflanzentrieben auf Tomatenpflanzen eine vollkommen nikotinfreie Tabaksorte zu züchten. Da es sich doch langsam herumspricht, wie gesundheitsschädlich das Rauchen ist, und die Zahl der Nichtraucher daher steigt, will man durch „nikotinfreies" Rauchen diese Abtrünnigen „an der Stange" halten.

Bei der Züchtung von sogenannten nikotinfreien Tabaksorten wird man aber noch abzuwarten haben, ob nicht die Natur hier einen bösen Streich spielt, an Stelle des entzogenen Nikotins einen anderen, vielleicht gefährlicheren Stoff entstehen läßt, von dessen Zusammensetzung wir bisher überhaupt nichts wußten.

Noch allgemein Wissenswertes über den Tabak

Mit dem Grade der Fermentation sinkt auch der Nikotingehalt, so daß billige Tabaksorten „stärker" sind, da sie auch geringer fermentiert wurden. Kautabake enthalten das meiste Nikotin, im Schnupftabak dagegen ist zumeist der geringste Nikotingehalt.

Der in bestimmten Volks- und Berufsschichten sehr beliebte „Schneeberger Schnupftabak" enthält, wie die wenigsten Genießer wissen, gar keinen Tabak und damit auch kein Nikotin! Dieser Schnupftabak besteht nur aus verschiedenen Alpenkräutern, darunter die feingeschnittene Wurzel des Weißen Germers, einer gefährlichen Giftpflanze unserer Alpen. Ganz billige Tabaksorten, wie sie vielfach aus dem Ausland eingeführt werden, sind durch Sand- und Erdteilchen verunreinigt, da zumeist nur die untersten Tabakblätter der Pflanze verwendet werden und diese keine besondere Bearbeitung erfahren. Die Schädlichkeit des Rauchens wird durch derartige Beigaben nicht unerheblich erhöht.

Leider wird auch noch viel zu wenig bedacht, daß bestimmte Tabake dadurch von Haus aus gefährlicher sind, weil sie in bleihaltige Folien eingehüllt sind. Besonders bei Schnupf- und Pfeifentabaken, aber auch bei guten Zigarettentabaken entstehen durch die bleihältigen Folien sehr nachteilige Beeinflussungen des Tabaks, und ärztlichen Berichten zufolge wurden schwere Bleivergiftungen nach Gebrauch solcher Tabake festgestellt. Freilich bestehen diesbezüglich strenge sanitätspolizeiliche Vorschriften, aber, wie schon so oft erwähnt, kann nicht hinter jedem Genußmittel ein Sanitätsorgan stehen. Zur Steigerung des Genusses werden unverantwortlicherweise dem Tabak gewisse Zusätze beigefügt, wie Veronal, Opium, Kokain, Haschisch, Coffein, worüber wir im Kapitel Rauschgifte berichten. Die Folgen des Genusses derlei Tabaksorten sind verheerend und können direkt lebensbedrohend sein. Bei rauschgiftsüchtigen Jugendlichen waren auch schon entsprechend viele Fälle von Frühtod zu verzeichnen.

Die *Tabakersatzmittel* waren hauptsächlich in den Kriegszeiten üblich, wo man die Blätter der Buche, Birke, Walderdbeere, Himbeere und Brombeere zuerst fermentierte und dann versuchte, die Tabake damit zu strecken. Als besonders gefährlich stellte sich der Waldmeister als Streckungsmittel heraus, der infolge seines Cumaringehaltes sehr nachteilige Folgen, wie Taumel, hochgradige Reizempfindlichkeit, Übelkeit und Schweißausbrüche auslöst. In der ärmlichen Landbevölkerung wird sogar heute noch der Waldmeister als Tabakstreckungsmittel verwendet. Man kann vor dieser unsinnigen Anwendung nicht oft genug warnen!

Die Schädlichkeit des Rauchens wird noch erhöht durch die Zugabe von „Tabakveredelungsmitteln". Gewissen Tabaksorten werden chemisch hergestellte Duft- und Geruchsmittel beigegeben, die beim Rauchen ein bestimmtes Aroma auslösen, jedoch vielfach nachteilige Nebenwirkungen, wie Kopfschmerzen, Schwindel, Benommenheit oder erhöhte Erregbarkeit erzeugen, bis der Raucher sich an diese Gifte gewöhnt.

Dem Zigarettenpapier wird eine nicht mindere Schädlichkeit als dem Tabak zugeschrieben. Schon die Herstellung aus Lumpen, Leinen-, Hanf-, Mais- oder Leinenfasern ist sehr bedenklich, da beim Verbrennungsprozeß mit dem Tabakrauch Verbrennungsprodukte eingesogen werden, die von größtem Nachteil, ja sogar bedenklicher Schädlichkeit für die Atmungsorgane sind. Zusätzlich werden dem Zigarettenpapier zur Erhöhung der Glimmfähigkeit Magnesium oder andere chemische Zusatzstoffe beigegeben, wodurch sich die schädliche Wirkung nur noch erhöht. Während einerseits die Schädlichkeit des Zigarettenpapiers von vielen vollkommen verneint oder als geringfügig hingestellt wird, gibt es auch viele Wissenschaftler, die das Zigarettenpapier als genauso schädlich bezeichnen wie den umhüllten Tabak.

Schließlich ist noch ein Irrtum richtigzustellen. Raucher sind vielfach der Meinung, daß von einer „strohtrockenen" Zigarette (oder Zigarre) viel mehr Nikotin in den Rauch gelange, als von einem feuchten Exemplar. Gerade das Gegenteil ist der Fall! Eine feucht gewordene Zigarette oder frischfeuchter Tabak geben bis zu 70 Prozent mehr Nikotin ab als ein gut durchtrockneter Tabak. Zu frische Tabake sind daher auch bedenklicher als längere Zeit gelagerte. Durch längere Lagerung verflüchtigt sich, dies stellte sich experimentell heraus, bereits ein beachtlicher Teil des Nikotins und der weiteren, schädlichen Nebenprodukte. Eine eigene Industrie stellt Tongefäße her, in denen Tabakvorräte „frisch" erhalten werden. Man schwatzt den Rauchern auf, daß feuchte Tabake „bekömmlicher" seien.

Bei zu lockerer Stopfung der Zigarette oder bei zu locker gewickelten Zigarren tritt eine Verbreiterung der Verkohlungszone beim Rauchen ein, so daß sich mehr Nikotin zum Munde hin verflüchtigen kann und weniger vorher verbrennt. Locker gestopfte Zigaretten oder locker gewickelte Zigarren sind daher wesentlich schädlicher! Die Farbe des Tabaks läßt keine Schlüsse auf den Nikotingehalt zu. Dunkle Tabake gelten allgemein als „starke", hellgelbe als „schwache" Sorten. Dies ist unrichtig, da vielfach helle Tabaksorten mit Safran oder Arnika „nachgedunkelt" werden.

Die Verwendung von Pfeifen mit längeren Pfeifenrohren ist empfehlenswert, da sich bei diesen nachweislich weit mehr Nikotin in der kälteren Innenwand niederschlägt als in den kurzen Pfeifenrohren. Am relativ unschädlichsten ist daher die Wasserpfeife aus Großvaters Zeiten, da durch das lange Rohr und das im Pfeifenkopf enthaltene Wasser eine beachtliche Nikotinmenge zurückbehalten wird.

Die Inhaltsstoffe des Tabakrauches

Die nachfolgende Aufzählung der im Tabakrauch enthaltenen Stoffe beansprucht nicht das Prädikat der Vollständigkeit, da jedes Jahr immer wieder neue Bestandteile entdeckt werden und dieses Thema somit noch lange nicht abgeschlossen ist. Jede Tabaksorte ist in ihrer Giftwirkung verschieden und enthält auch eine Reihe von Inhaltsstoffen, die so unbedeutend sind, daß wir auf deren Aufzählung verzichten.

Nikotin muß als der wichtigste Stoff des Tabaks angesehen werden, da er gesundheitsgefährdende Folgen zeitigt. Das Nikotin ist ein Haupt-Alkaloid der Tabakpflanze ($C_{10} H_{14} N_2$), eines der stärksten pflanzlichen Gifte. Nikotin ist ein Suchtgift, und bereits 60 mg wirken für den Menschen tödlich! Wenn man bedenkt, daß diese Menge bereits in einer Zigarre von vier Gramm Gewicht oder in zwei bis drei Zigaretten von je zwei Gramm aus gewöhnlichem Tabak enthalten ist, kann man ermessen, wie leichtsinnig die Menschen diesem Gift frönen! Bei langsamem Rauchen gelangen etwa 25 Prozent, bei raschem Rauchen etwa 80 bis 85 Prozent des Nikotins in den Mund des Rauchers und werden durch das Inhalieren des Rauches von der Schleimhaut der Mundhöhle und der Atemwege aufgenommen.

Je nach der körperlichen Konstitution, dem Grad des Nikotingehaltes der Tabaksorte, der Menge und der Gewohnheit des Rauchers, löst das Nikotin leichte bis schwerste Schäden im Körper des Rauchers aus. Bei Nichtgewöhnung können bereits wenige Zigaretten mehr oder minder schwere Vergiftungserscheinungen hervorrufen, wie Herzklopfen, Übelkeit, Erbrechen, Durchfall, Zittern, Schwindel, Schweißausbruch, Blutdrucksteigerung mit nachfolgender Senkung. Ja sogar der Frühtod durch Versagen der Herztätigkeit kann eine Folge des Nikotingenusses sein. Tritt die Nikotinvergiftung erst nach längerem Mißbrauch des Rauchens ein, sprechen wir von einer chronischen Nikotinvergiftung. Es treten zusätzlich folgende Vergiftungserscheinungen auf: Appetitlosigkeit, unregelmäßiger Puls, Abnahme des Gedächtnisses und der Sehschärfe, schwerste Schädigung der Blutgefäße, besonders Schädigung der Herzkranzgefäße, Magenschleimhautentzündung mit zumeist anschließenden Magen- und Dünndarmgeschwüren.

Die einzige Kur gegen dieses lasterhafte und lebensbedrohliche Gift wäre die völlige Enthaltsamkeit, Herzanregungsmittel, Blutreinigungstees, viel Aufenthalt in frischer Luft, naturgemäße Lebensweise.

Das *Pyridin* ist eine organische Base (C5 H5 N), die im Steinkohlenteer, im Knochenöl und im Tabakrauch enthalten ist. Sie ist eine unangenehm riechende Flüssigkeit und wird ihrer chemischen Konstitution nach vom Benzol abgeleitet. Ihr Gesamtgehalt einschließlich der Pyridinbasen beträgt pro Gramm verrauchten Tabakes nur etwa 1 mg! Dennoch darf der Giftigkeitsgrad nicht bagatellisiert werden. Die Wirkungen sind ganz ähnlich wie beim Nikotin.

An *Ammoniak* werden dem Körper vom Zigarren-Tabak zumeist größere Mengen abgegeben als vom Zigarettentabak. Die gesundheitliche Störung zeigt sich hauptsächlich in Schleimhautreizungen, im Kratzen und Tränen der Augen während des Rauchens, in Störungen in der Mundhöhle, im Rachen und in den Luftwegen. Dem Ammoniak wird hauptsächlich die Entstehung der Raucherkatarrhe und aller weiteren Erkrankungen des Rachens und der Luftwege zugeschrieben.

Die *Blausäure* wird zwar nur in geringsten Mengen (1 mg in 1 g Rauch) aufgenommen, gilt aber als ein genau so starkes Gift wie Nikotin. Die durch das Rauchen in den Körper eingedrungene Menge Blausäure wird jedoch sofort chemisch in Rhodan umgewandelt, so daß man kaum von einer wirksamen Vergiftung sprechen kann.

Das *Kohlenoxyd* ist in sehr verschiedenen Mengen im Tabakrauch vorhanden. Je geringer die Sauerstoffzufuhr zur Glimmzone ist — in arg verrauchten Lokalen und Gesellschaftsräumen —, desto höher ist der Anteil an Kohlenoxyd, das mit den Rauchgasen eingesogen wird. Raucht man im Freien, ist keine Kohlenoxyd-Vergiftung zu befürchten, desgleichen treten kaum Schädigungen auf bei nur gelegentlichem Aufenthalt in stark verrauchten Räumen. Untersuchungen haben jedoch ergeben, daß bei regelmäßigem, längerem Aufenthalt in Gastlokalen der Kohlenoxydgehalt im Blut bedenklich steigt. Die Folgen dieser Kohlenoxydvergiftung sind heftige Kopfschmerzen, Beklemmungen, besonders in der Liegestellung, schlechter Schlaf und rapides Absinken der Lebensenergien.

Als der wohl gefährlichste und heimtückischeste Bestandteil des Tabakrauches ist der *Tabakteer* zu bezeichnen, dessen krebserzeugende Wirkung vor allem im Bereich der Luftwege nicht mehr bestritten werden kann. Der Tabakteer erzeugt nachgewiesenermaßen bei Rauchern den Lippen-, den Zungen- und den Lungenkrebs, Krebsarten, die beim Mann etwa siebenmal häufiger auftreten als bei der Frau, entsprechend der Verteilung der Geschlechter unter den Rauchern.

Wer 20 Jahre lang täglich 20 Zigaretten raucht, inhaliert 6 kg Zigarettenasche und vermindert damit seine Lebenserwartungen um einige Jahre.

Man hat etwa 40 Gramm Tabakteer in 1 kg verrauchtem Tabak festgestellt und darin wieder einwandfrei sogenannte polycyclische aromatische Kohlenwasserstoffe nachgewiesen, die ja ganz erhebliche krebserzeugende Wirkungen auslösen!

Die Ausgaben der Krankenversicherungsanstalten steigen jährlich ins Uferlose. Findet sich denn kein Abgeordneter oder Minister, der dem Wahnsinn der Zigarettenwerbung durch die Massenmedien Einhalt gebietet? Die Einnahmen aus dieser Reklame können doch nicht im geringsten die Ausgaben wettmachen, die durch die Schäden des Rauchens entstehen. In den Zeitungen und Zeitschriften, auf Bahnhöfen, im Zug, auf allen Straßenecken, nichts als Zigarettenreklamen, alles Aufforderungen, die Gesundheit zu ruinieren, die Leistungsfähigkeit der Menschen herabzusetzen, sie vorzeitig zu Rentnern zu machen. Wann wird diesem irrsinnigen Raubbau an unserer Gesundheit ein Ende gesetzt?

Die wichtigsten Organschädigungen durch das Rauchen

So wie beim Alkohol dürfen wir auch nicht jede Organerkrankung als Nikotinschädigung hinstellen, sondern uns vergegenwärtigen, daß genügend andere Einflüsse zu dieser oder jener Erkrankung geführt haben können. Es bleibt dem Arzt überlassen, bei einem erkrankten Raucher zu beurteilen, ob und wie weit die Nikotineinflüsse bei einer Erkrankung mitspielen oder überhaupt die Ursache dafür bilden. Daß das ganze Nervensystem durch das Nikotin empfindlich bedroht wird, ist eine allgemein bekannte Tatsache, doch wird es wieder dem Arzt überlassen, festzustellen, in welchem Ausmaß die Erregbarkeit der Nerven bis zum Zusammenbruch des Nervensystems dem Nikotin zuzuschreiben ist, da die Empfindlichkeitsschwelle der einzelnen rauchenden Menschen sehr verschieden zu beurteilen ist. Durch eine chronische Nikotinvergiftung wird das

Gehirn sehr in Mitleidenschaft gezogen, sichtbar zumeist in mehr oder weniger starken Kopfschmerzen, Anfällen von Migräne und auch Schwindelerscheinungen. Sehr starke Vergiftungen lösen Bewußtseinsstörungen aus. Während es Raucher gibt, die den Tabak als Schlafmittel benötigen, die nicht einschlafen können, wenn sie nicht unmittelbar vor dem Zu-Bette-Gehen noch rauchen, löst bei anderen Rauchern der mäßige bis starke Nikotingenuß leichte bis schwerste Schlafstörungen aus. Eine Reihe von Rauchern klagt wieder über Schlafunterbrechungen mit stundenlangem Wachsein, andere wieder über Alpträume oder nächtliche Angstzustände. Alle diese Störungen bedingen eine hochgradige Reizbarkeit, körperliche wie seelische Übermüdung, Verstimmungszustände und Gehirngefäßkrämpfe. Dauerschädigungen bis zum tödlichen Gehirnschlag, ja sogar Selbstmord auf Grund dieser Störungen können vorkommen. Die Muskel- und Gefühlsnerven sind durch die Nikotineinwirkung ebenfalls sehr gefährdet, und wir verweisen auf Nervenentzündungen in Gesicht, Armen und Füßen, ja es kann zu Lähmungserscheinungen kommen, die der erfahrene Arzt als Nikotinschäden diagnostizieren wird. Die *Sinnesorgane,* ob Augen, Ohren, der Geschmacks- oder Geruchssinn, werden durch chronische Nikotinvergiftung in ihrer Tätigkeit leicht bis sehr schwer gehemmt. Diese Störungen bessern sich durch strengen Nikotinentzug.

Die *Atmungsorgane* sind den Nikotinschäden am meisten ausgesetzt. Der Einfluß des Rauchens auf die *Bronchialerkrankungen* allein wäre ausreichend, dieses Laster sofort aufzugeben. Hier muß einem Irrtum ein Ende gesetzt werden: Bei Rauchern besteht die weitverbreitete Ansicht, daß durch das Rauchen eine Art von Desinfektion der Atmungsorgane, insbesondere der Nasenschleimhäute, entstehe. „Zigarettenrauch verhütet sogar die Ansteckungsgefahr, selbst die Influenza- oder Grippebazillen sterben ab", dozierte der Stabsarzt bei der Visite und forderte die Soldaten auf, mehr zu rauchen. Er sei das beste Beispiel hiefür. Inmitten eines ganzen Regimentes Influenza- und Grippekranker sei er als starker Raucher der einzige Gesunde! Diese vollkommen veraltete Ansicht wurde wissenschaftlich gründlich widerlegt und gilt nur noch für märchenerzählende Stabsärzte. Die Herabsetzung des Geruchs- und Geschmackssinnes bei Rauchern ist ja allgemein bekannt.

Nikotingenuß kann sogar chronischen *Kehlkopfkatarrh* bewirken, besonders dann, wenn eine Disposition vorhanden ist. Durch das

Rauchen droht den Sängern Heiserkeit, ja sogar Stimmlosigkeit.
Die *Kehlkopftuberkulose* wird durch das Rauchen nicht ausgelöst,
jedoch wird ihr durch Rauchen Vorschub geleistet. Bei der Entstehung
des *Kehlkopfkrebses* ist man sich bezüglich des Einflusses von Nikotin noch nicht einig. Auffällig ist nur die Tatsache, daß Fachärzte
auf diesem Gebiet immer wieder feststellen, daß ihre Kehlkopf-
krebs-Patienten stets Raucher sind. Auch bei Frauen trifft dies zu!

Die *chronischen Bronchialkatarrhe* (Raucherhusten) haben nicht immer, aber vielfach, den Tabakqualm als Entstehungsursache, und das
Ansteigen des Bronchialkrebses bei Rauchern weist eindeutig auf
dessen Entstehung durch langjähriges Rauchen hin. Die allermeisten
Erkrankungen der Verdauungsorgane haben ebenfalls Rauchschäden
als primäre Ursache, die im weiteren Verlauf auch Krebsbildungen
auslösen. Es sei auf den Lippenkrebs, Krebswucherungen an der
Mundschleimhaut, an der Zunge, den Rachenkrebs, den Speise-
röhrenkrebs, auf die Magengeschwüre und auf die Geschwürbildungen im Zwölffingerdarm hingewiesen. So viele schwere Krankheiten
wären noch aufzuzählen, von so manchen lebenswichtigen Organen
wäre noch zu berichten, so z. B., daß die Schilddrüse durch den Nikotingenuß zu krankhafter, erhöhter Tätigkeit veranlaßt wird, daß das
Nikotin als ein Keimgift angesprochen werden muß, nicht minder
aber auch bei den Frauen durch die schädigende Einwirkung des
Nikotins auf alle weiblichen Organe die Nachkommenschaft in Frage
gestellt wird. Raucherinnen haben vermehrt Fehlgeburten und offensichtlich schwächlichere Kinder! Welch tiefgreifende Folgen der Ta-
bakkonsum der Mutter auf das Kind im Mutterleib hat, erhellt wohl
die Entdeckung, daß nach dem Rauchen einer Zigarette das Kindlein mit vermehrten Herztönen reagiert, und zwar mit fünf bis zehn
Herzschlägen mehr pro Minute!

Wurde das Kind der rauchenden Mutter nun doch geboren, gibt es
eine neue furchtbare Entdeckung: Die rauchende Mutter ernährt ihr
Kindlein mit nikotinhältiger Muttermilch! Hier packt uns das
Grauen, und wir möchten dieses naturwidrige Kapitel am liebsten
beenden, obwohl wir noch gar nicht über die Schäden berichtet ha-
ben, die das wichtigste Organ unseres Körpers, das Herz, durch das
Nikotin davonträgt. Der Vollständigkeit halber seien dennoch einige
Worte hiezu angeschlossen.

Auch das Herz ist durch das Tabakgift Nikotin in seiner Tätigkeit
schwer gefährdet, und neben einer Reizung des Herznervensystems

tritt eine Unregelmäßigkeit der Herztätigkeit ein. Die Herzneurosen mit ihren zumeist sehr schmerzhaften Auswirkungen veranlassen so manchen Raucher noch immer nicht, endlich dieses todbringende Gift aufzugeben. Erst wenn die Herzkranzarterie als Folge der chronischen Nikotinvergiftung die ersten Krampfbildungen und Verkalkungen aufweisen, der Arzt die Diagnose Angina pectoris stellt, wäre unser Patient bereit, klein beizugeben. Das Herz aber, dieses fleißige, aber auch geplagte Organ, kann nicht mehr weiter: Es hört ganz plötzlich zu schlagen auf.

Leider — und dies zeigt die Gefährlichkeit der Rauchgase — sind von den Raucherschäden auch Menschen betroffen, die selbst nicht rauchen, aber viel in verrauchter Luft leben müssen.

In Ämtern und Büros, wo oft mehrere Angestellte in einem Raum ihre Büroarbeit verrichten müssen, sollte striktes Rauchverbot vorgeschrieben sein. Es zeigt von einer argen Rücksichtslosigkeit, wenn rauchende Bürokollegen nichtrauchende Kollegen der Qual des ständigen Einatmens rauchiger Luft aussetzen!

Millionen wurden schon dahingerafft durch dieses unscheinbare Pflanzengift. Die grauenhaften Berichte und Statistiken vermochten nicht, die Menschheit zu beeindrucken. Die Zeitschriften werden weiterhin seitenlange Reklamen drucken, die Radio- und Fernsehstationen werden weiterhin in Wort und Bild den Zigarettenkonsum anregen, und wir werden leider weiterhin gegen den Wind sprechen — der Frühtod wird sich nicht über Arbeitsmangel beklagen — denn, so flüsterte er uns zu, ich habe ja doch die besseren Bundesgenossen — die Haltlosigkeit und die Dummheit!

Tabak-Entwöhnung

Immer wieder werden wir nach Mitteln zum Abgewöhnen dieses Lasters gefragt, hauptsächlich von Menschen, deren Willenskraft nicht ausreicht, dieses Laster aufzugeben.

Von den sturen Rauchern, die immer wieder eine noch so fadenscheinige Ausrede oder Begründung finden und gar nicht gewillt sind, aufzuhören, unterscheidet sich eine beachtliche Menge von Frauen und Männern, die bereits die Gefährlichkeit des Rauchens erkannt haben, aber nicht die moralische Kraft und den sittlichen Ernst besitzen, sich von diesem Laster restlos zu befreien. Nur an diese seien die nachfolgenden Ratschläge gerichtet.

Das Entwöhnen von der Zigarette, Zigarre oder Pfeife, wenn es wirklich Erfolg haben soll, kann *nur* von einem Tag auf den anderen erfolgen! Man schneidet einem Hund auch den Schwanz nicht stückweise ab! Das „langsame" oder allmähliche Abgewöhnen führt zu keinem durchschlagenden Erfolg! Hier muß sogleich auch einem großen, allgemeinen Irrtum vorgebeugt werden. Das radikale Abgewöhnen ist *nicht* gesundheitsschädlich!

Dies sind allgemeine, durch nichts begründete Redensarten, hauptsächlich von Menschen ausgestreut, die ihre Willensschwäche verdecken wollen, die nicht zugeben wollen, daß sie vergeblich versuchten, von diesem Laster loszukommen. Wir hörten diese irrige Formel auch von Ärzten und konnten nur immer feststellen, daß diese Herren selbst leidenschaftliche Raucher waren, dies aber nicht zugeben wollten. Zugegeben, es ist nicht leicht, eine von Jugend auf förmlich eingefressene oder auch nur einige Jahre alte Nikotinsucht plötzlich aufzugeben. Die erste Zeit ist nicht leicht, besonders wenn man von Menschen umgeben ist, die ständig rauchen, wenn man gezwungen ist, sich in Gast- oder Cafehäusern öfter lang aufzuhalten oder wenn man in überfüllten Zügen gezwungen ist, in einem Raucherabteil zu sitzen (Pendler). „Nur tapfer ausharren!", rufen wir allen diesen Schwankenden und noch nicht gänzlich Losgelösten zu. Es kommt die beglückende Stunde, da Ihr Euch restlos befreit fühlt, Ihr den oft gezwungenen Aufenthalt in einem rauchigen Raum oder Lokal als Qual empfindet und nichts sehnlicher erwartet als den Heimgang in frischer, rauchloser, erquickender Luft. Damit kommen wir auf eines der wirksamsten Gegenmittel zu sprechen, besonders wichtig in der ersten Zeit.

Viel Aufenthalt in gesunder, würziger Luft, wiederholte tiefe Atemzüge, womöglich Schlafen bei offenem Fenster! Warme Wannenbäder mit sich steigernder Warmwasserzufuhr, bis man in Schweiß gerät, gründliches Abduschen, damit man die Ausscheidung der noch innewohnenden Giftstoffe weitgehend fördert. Auch milde Abführmittel sollen die Darmreinigung beschleunigen. Schweren Speisen — die man ja überhaupt meiden soll — entsagen, die vegetarische Ernährung bevorzugen, da Fleisch- und Wurstgenuß mehr zum Nikotingenuß anregen. Und nun noch „zwei Gefahren", auf die von Rauchern oft hingewiesen wird. Die eine „Gefahr" sei, daß man durch die Tabakabstinenz ein Trinker werden könne, die zweite der nun einsetzende erhöhte Konsum an Süßwaren, da man doch dem Körper

„irgend ein Ersatzmittel" geben müsse. Verführerische Formeln, die leider oft willige Ohren finden! Zugegeben, die Abstinenz wird den Appetit wieder normalisieren, der durch die Nikotineinwirkung auf unsere Verdauungsorgane im argen lag. Doch wir werden uns auch hier eine Grenze auferlegen können, wenn wir uns sagen, daß wir das gesundheitsschädliche Laster des Rauchens nicht zugunsten eines nicht minder gesundheitsschädlichen Lasters, des „Fressens", aufgeben. Die Gefahr aber, durch die Abstinenz zum Trinker zu werden, ist kaum gegeben, da durch die erfolgreiche Abstinenz auch die ständigen Durstgefühle zurückgehen, die uns in Rauchertagen zusätzlich beschwerten. Eine Erscheinung jedoch, die wir bei Abstinenzlern gerne sehen: Sie greifen öfter in die Obstschale als früher. Damit kommen wir zu jenem Thema, das wir in unserem Werk *„Gesundheit durch Heilkräuter"* im Kapitel „Apfelkur zur Nikotin-Entwöhnung" auf Seite 46 beschreiben. Apfel contra Nikotin, ein ganz und gar unschädliches, biologisches Mittel, das wir allen Menschen wärmstens empfehlen, die von dem gesundheitsschädlichen Laster Nikotin loskommen wollen!

Die oft mit viel Reklame angepriesenen „Abgewöhnungspillen chemischer Art" und die anorganischen „Gurgelwässer" lehnen wir ab. Diese Tabletten oder Pillen bzw. die zumeist höllensteinhaltigen „Gurgelwässer" mit Zusätzen von Kupfersulfat, Gerbsäure, Perhydrol u. a., haben den Zweck, allfällig noch eingesogenem Tabakrauch einen widerlichen Geschmack zu verleihen, so daß es dem „Gefallenen" vergeht, wieder zu rauchen.

Daß es zu guter Letzt nicht auch an sogenannten „Geheimmitteln" fehlt, darf uns nicht wundern. Diese Mittel mit zumeist hochtrabenden Namen haben einen abnorm hohen Preis und bergen die Gefahr, daß man ein Übel durch ein neues Übel vertreibt, daß irgend eine Organschädigung den Abschluß einer „Wunderkur" bildet. Wir lassen ab davon und setzen unseren ganzen Willen und unsere psychischen Kräfte ein, um dieses Übel in uns niederzuringen.

Die zehn Gebote für den Raucher

Es sollte ein einziges Gebot genügen: Rauche nicht! Da sich aber leider so viele Raucher nicht entschließen können, das Rauchen aufzugeben, haben wir eine Mindestforderung für die Raucher aufgestellt. Wie weit diese Gebote befolgt werden, hängt von der Süchtigkeit des einzelnen ab. Die Schulkinder (Mädchen genau so wie

Buben) sollten in der Schule gründlich über die gesundheitlichen Schäden aufgeklärt werden, die das Rauchen auslöst. Die Schwierigkeit dieser Forderung besteht hauptsächlich darin, daß viele Lehrer und Pädagogen selbst Raucher sind! Solche Lehrer werden die Schuljugend nie mit sittlichem Ernst und unermüdlicher Ausdauer vom Rauchen abhalten.

1.   Man rauche niemals am Morgen vor dem Frühstück auf nüchternen Magen! Wer die Kraft aufbringt, vermeide überhaupt das Rauchen am Vormittag und beginne erst, wenn es schon sein muß, nach dem Mittagstisch! Das Rauchen in einem Hungerzustand ist besonders gesundheitsschädlich.

2.   Studenten, besonders Hochschüler, deren Tätigkeit doch eine große geistige Konzentration erfordert, sollen beim Studium (Lektüre, Konzipieren) nicht rauchen, da man gerade hier gedankenlos tiefe Züge macht, um sich zu „konzentrieren".

3.   Junge Mädchen, Studentinnen, beginnen erst gar nicht zu rauchen. Elternhaus und Schule müßten die Jugend ernstlich darüber aufklären, wie schädlich das Rauchen für die zukünftigen Mütter ist! Wie soll das aber geschehen, wenn sowohl Mütter als auch Pädagoginnen selbst den ganzen lieben Tag qualmen?

4.   Man inhaliere nicht!
Das „Rauch-Schlucken" ist eine der schädlichsten Untugenden!

5.   Man rauche zumindest Zigaretten mit Mundstück, denn so werden die Rauchgase zum Teil — nicht ganz — filtriert.

6.   Man rauche im Freien, im Garten, auf dem Balkon, womöglich nicht in geschlossenen Räumen. Es ist eine viel zu wenig beachtete Rücksichtslosigkeit, daß man Nichtrauchern zumutet, die verrauchte Luft im Wohnraum, in Gesellschaftsräumen einzuatmen. Vor allem aber nicht im Schlafzimmer rauchen! Das wäre die größte Rücksichtslosigkeit, wenn ein Gattenteil vor dem Einschlafen noch eine Zigarette raucht und so dem nichtrauchenden Partner zumutet, in dem verrauchten Raum zu schlafen. Wenn Kleinkinder im Elternschlafzimmer schlafen, ist das Rauchen in diesem Raume besonders verwerflich! Eltern sollten vor den Kindern überhaupt nicht rauchen! Im Kind entwickelt sich — dies wurde von Psychologen festgestellt — der fast nicht mehr auszulöschende Eindruck, daß das Erwachsensein durch Rauchen charakterisiert sei. Unverantwortlich ist es von Eltern, die Kinder anzuhalten, Zigaretten zu stopfen und den Tageskonsum eines oder beider rauchenden Elternteile laufend vorzubereiten.

7. Raucher sollen sich besonders eine gründliche und systematische Mund- und Rachenpflege angewöhnen. Niemals Schlafengehen ohne gründlichste Mundspülung!

8. Raucher sollen sich gewissen Willensschulungen unterwerfen und sich nach ein bis zwei Wochen prüfen, ob sie imstande sind, etwa einen Tag nicht zu rauchen. Im Urlaub sollte man sich ernstlich vornehmen, nicht zu rauchen, mehr an die Gesundheit zu denken, und vor allem Verheiratete sollen sich mehr der Verantwortung bewußt sein, daß sie durch das Rauchen ja doch ihre Gesundheit gefährden.

9. Keine Geburtstagsgeschenke oder Weihnachtsüberraschungen in Form von Etuis, Feuerzeug oder schönen Zigaretten- oder Zigarrenkassetten!

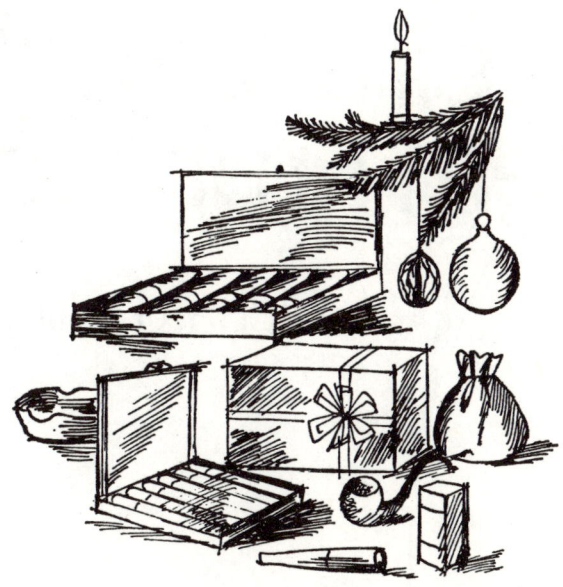

Die unpassendsten Geschenke

10. Mit Erreichung des 40. Lebensjahres das Rauchen immer mehr einschränken. Rauchen beide Ehepartner, legen sie sich einen Abgewöhnungsplan zurecht, etwa sonntags nicht zu rauchen oder beim Fernsehen oder Radiohören das Rauchen zu meiden.

Durch derlei Willensübungen sieht man, ob man noch Herr seines eigenen Willens ist oder ob man dem Rauchlaster total verfallen ist und damit dem Frühtod!

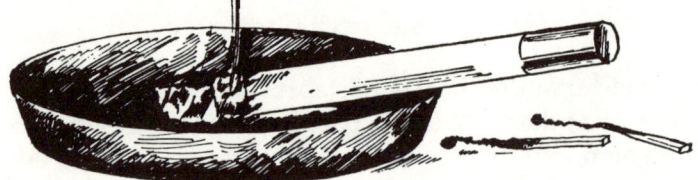

Ein Schach dem Nikotin ist ein Schach dem Frühtod!

Richard Willfort

WAS GEISTIG SCHAFFENDE ODER BEKANNTE SPORTLER ÜBER DAS RAUCHEN SAGEN:

Das Rauchen macht dumm, es macht unfähig zum Denken und Dichten. Es ist auch nur für Müßiggänger, für Menschen, die Langweile haben, die ein Drittel des Lebens verschlafen und mit Rauchen zubringen.

JOHANN WOLFGANG VON GOETHE

Ich halte den Tabak für eines der heimtückischsten Nervengifte. Die „belebende" Wirkung des Rauchens ist ein großer Selbstbetrug und nur eine faule Ausrede. Wenn nur die Menschen dies erkennen würden!

FRIEDRICH SCHILLER

Der große irische Dichter Bernhard Shaw wurde über das Rauchen befragt. Der sonst so stille Shaw wurde ungehalten:
Mich über das Rauchen auszufragen, heißt mich beleidigen. Wie kommt man nur dazu, mir eine so schmutzige Gewohnheit zuzutrauen!

BERNHARD SHAW

Der Dichter Anton Wildgans hat nicht nur in einem seiner letzten Gedichte „Abschied vom blauen Rauch" gegen das Rauchen Stellung bezogen, von ihm stammt auch nachstehender Ausspruch:
Rauchen erzieht die Menschen zur Willensschwäche und Charakterlosigkeit. Die klügsten Männer gebrauchen die simpelsten Begründungen für das Rauchen. Rauchen macht süchtig, es wurde ein Gesellschaftslaster.

ANTON WILDGANS

Rauchen macht willenlos, dumm und schwach. Dies sollte der Staat bedenken und dieses Laster ausrotten!

LUDWIG UHLAND

Es liegt nur an den klugen Frauen. Rauchende Männer einfach gesellschaftlich boykottieren. Sehr bald hätte die luftverpestende Unsitte ein Ende!

HENRY FORD

Durch das Rauchen senkt sich das gesundheitliche Wohlbefinden der Menschen, ja, es tritt sogar eine erwiesene Lebensverkürzung ein. Leider haben noch vereinzelt Ärzte eine Schwäche für das Rauchen und gehen dadurch mit sehr schlechten Beispielen gegenüber ihren Patienten vor.

MICHAEL HAINISCH
ehem. Bundespräsident von Österreich

Solange es soviel Elend und Not in der Welt gibt, ist schon deswegen der Tabakgenuß sittenwidrig. Mit den unnötigen Auslagen für Tabak und Zigaretten wäre das Elend und die Not der ganzen Welt schlagartig beseitigt.

MAHATMA GANDHI

Was ist das Rauchen? Eine glimmende Zigarette ist ein stinkendes Kraut mit einem Feuer an einem Ende und einem Narren am anderen Ende.

ABRAHAM LINCOLN
16. Präsident der Vereinigten Staaten

Der russische Dichter Leo Tolstoj war ein überzeugter Nichtraucher und er schrieb auch eine scharfe Kampfschrift gegen das Rauchen „Warum die Menschen sich betäuben". Von ihm stammt auch der Ausspruch:
An Tabak gehen mehr Menschen zu Grunde als in den Kriegen. Dies mag nur demjenigen Raucher als übertrieben scheinen, der die gesundheitliche ungeheure Gefahr des Rauchens eben nicht kennt. Das Rauchen ist außerdem die beste Vorbereitung zu jeder schlechten Tat!

LEO TOLSTOJ

Das Rauchen ist ein ganz abscheuliches Gift, das beweist schon die Tatsache, daß so viele geistig Schaffende und Wissenschaftler von Rang — Raucher sind.

PROF. DR. ERNST HAECKEL
(berühmter deutscher Naturforscher)

Rauchen ist gleichzusetzen mit Charakterlosigkeit!

FRIEDRICH WILHELM NIETZSCHE

Nicht genug, daß der Männerpack raucht, nun beginnen sogar die Weibsleut zu rauchen. Diese Gewissenlosen!

         KAISERIN MARIA THERESIA

Die klugen Frauen sollten sich ihren rauchenden Männern verweigern. Sogleich hätte dieses stinkende Laster ein Ende, nur an ihnen liegt es!

         BENJAMIN FRANKLIN

Was für eine stumpfsinnige Sache, was für eine Sklaverei, dieses in Papier eingewickelte Heu, das man anzündet, ein Stück nach dem anderen und es qualmt, bis man hustet und spuckt und röchelt!

         PABLO PICASSO

Welch machtlose Königin bin ich nur! Vermag nicht einmal das Rauchen in meinem Reich zu verbieten! England wäre ohne Rauch-Qualm und Alkohol dreifach so reich!

         KÖNIGIN VIKTORIA VON ENGLAND

Weil die höchsten Persönlichkeiten von Politik und Industrie, von Wissenschaft und Kunst rauchen, wird nie dieses Laster staatlich verboten und dessen Ausübung unmöglich gemacht. Nikotin ist das gemeinste Gift, es schwächt jede geistige und körperliche Leistung, macht schlapp und denkfaul.

         JOHN ROCKEFELLER

Ich habe nie geraucht und glaube diesem Umstand meine Ausdauer bei physischen Strapazen, besonders beim Bergsteigen, zu verdanken. Ich halte das Rauchen nach meinen Beobachtungen für sehr schädlich.

         FELDMARSCHALL CONRAD VON
         HÖTZENDORF

Zwei Pflanzen von großer Bedeutung sind von Amerika zu uns herübergekommen, die eine zum Segen, die andere zum Verderben. Die Segenspflanze ist die Kartoffel, die Pflanze des Verderbens das Kraut Tabak.

         ALEXANDER V. HUMBOLDT
         Naturforscher

Die vielen, vielen Millionen Menschen in der Blütezeit des griechischen und römischen Altertums, sogar weit herauf ins Mittelalter, unter ihnen die vielen geistigen und sittlichen Größen dieser Epochen, lebten, schufen und wirkten ohne das Volksgift Nikotin!

PROF. DDR. FRIEDRICH VON MORTON

Tabak und Alkohol sind die schlimmsten Räuber der Volksgesundheit.

PROF. DR. WERNER ZIMMERMANN

Gesundheitsschädlinge sind stets auch Kulturschädlinge und vor allem dann, wenn sie die Volksgesundheit sehr in Frage stellen, wenn diese Gesundheitsschädlinge seuchenhaft auftreten. Dies ist der Tabak, das Rauchen, es ist ein Kulturfeind der Menschheit.

UNIV.-PROF. DDDR. JOHANNES UDE

Zyankali und Nikotin sind von gleicher Giftigkeit! Wer bedenkt dies beim Rauchen?

GEH. SANITÄTSRAT PROF. DDR. CRÄMER

Nikotin und Alkohol zählen zu den größten Feinden des Sportlers. Der Leistungssport, wie ihn die Olympischen Spiele immer wiederum zeigen, fordert vom Sportler allerletzten Einsatz und da macht sich auch die geringste Zufuhr von Giftstoffen, zu denen das Nikotin nun einmal gehört, negativ bemerkbar.

CHRISTIAN WÄGLI
Schweizer Leichtathlet und Finalist bei den
Olympischen Spielen in Rom

Sport und Rauchen ist einfach unvereinbar; Rauchen setzt die physischen Kräfte sehr herab. Es gibt keinen Olympiasieger oder -siegerin, die rauchen.

SONJA HENIE
Weltmeisterin und Olympiasiegerin

Ich laufe schon 15 Jahre und habe noch nie eine Zigarette geraucht. Wäre rauchend nie Weltrekordinhaber geworden!

GORDON PIRIE
Englischer Langstreckenläufer

Ich rauche nicht und trinke nicht, weder auf dem Sportplatz noch außerhalb desselben. Beide bergen für einen Sportler nur Nachteile.

ALFRED OERTER
Olympiasieger im Diskus

Wer raucht, muß den Sport aufgeben; beide sind unvereinbar.

KARL SCHRANZ
Mehrfacher Olympiasieger im Skilauf

Die österreichische Gesellschaft für die Erforschung und Bekämpfung der Krebskrankheit gab beim Krebskongreß 1950 nachstehende wissenschaftlich überprüfte Daten bekannt:

Kehlkopfkrebs:	fast	100 %	bei Rauchern,
	kaum	4 %	bei Nichtrauchern;
Lungenkrebs:	etwa	94 %	bei Rauchern,
		7 %	bei Nichtrauchern;
Krebs der Harnwege:	fast	80 %	bei Rauchern,
	etwa	20 %	bei Nichtrauchern.

Trotz dieser erschütternden Zahlen steigt alljährlich der Konsum an Rauchwaren! Kein Wunder bei der täglichen Reklame im Fernsehen!

Der sogenannte *„Terry-Report"* 1964 in den *USA:*

Zehn der besten Wissenschaftler der amerikanischen Medizin unter Mitarbeit von weiteren 188 Forschern haben in diesem Bericht an die Regierung der USA einstimmig erklärt:

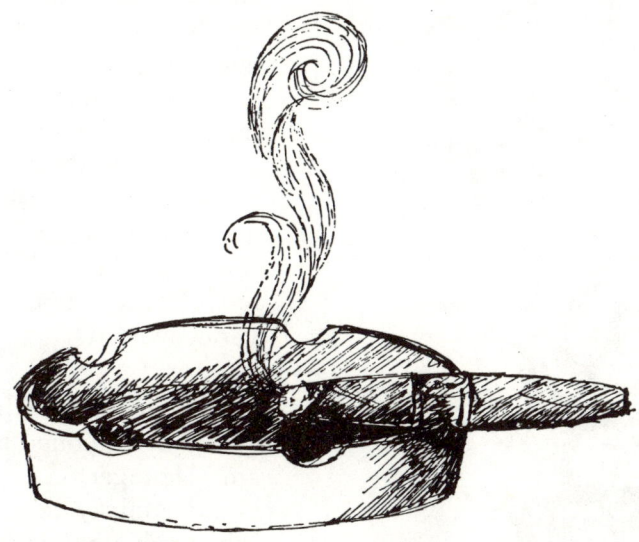

„Zigarettenrauchen verursacht Lungenkrebs. Die Wirkung des Zigarettenrauchens überragt alle anderen Faktoren bei weitem."

Die Wirkung dieses Berichtes auf die Raucher: Die erste Zeit ein merkbares Absinken des Zigarettenkonsums. Derzeit steigt der Konsum bereits wieder!

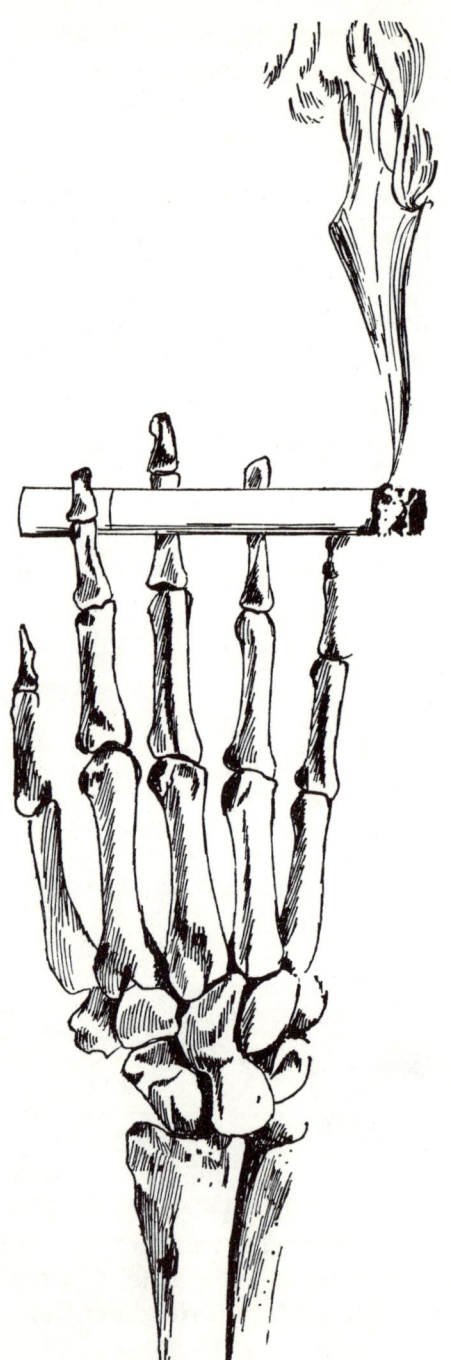

An die Mütter!

Nach genauen ärztlichen Forschungen wurde festgestellt, daß die Zahl der Frühgeburten bei rauchenden Müttern doppelt so groß ist als bei Nichtraucherinnen! Das Rauchen benachteiligt schwerstens die Mutterschaft. Nikotin geht nachweisbar durch die Muttermilch auf das Kleinkind über! Ende: Frühtod! Mütter, könnt ihr das verantworten?

In Indien gehen jährlich ungefähr 5 Millionen Menschen am Hungertod zugrunde. Hunderttausende gehen jährlich durch übermäßiges Rauchen oder Trinken von Alkohol in Europa zugrunde, sie sterben eines Frühtodes!

3. SCHACH DEM DROGENMISSBRAUCH

*Der Mißbrauch hebt
den geordneten Gebrauch nicht auf
THOMAS VON AQUIN (1225–1274)*

DIE RAUSCH- UND GENUSSMITTEL

Während dem Mißbrauch von Arzneimitteln hauptsächlich durch die Erwachsenen gehuldigt wird, gibt sich dem Rauschmittelkonsum vorwiegend die Jugend hin. Für eine ganze Reihe von Staaten wurde dieser Mißbrauch bereits zu einem Problem. Hatte man noch vor wenigen Jahren die Drogenabhängigkeit und Rauschgiftsucht für einen Angsttraum einiger Ärzte, Schulmänner, Vertreter der Jugend- und Gesundheitsämter gehalten, spricht man nun schon von einer weltweiten Seuche, deren Bekämpfung nicht nur Aufgabe der einzelnen Länder ist. Auch die Welt-Gesundheitsorganisation (UNESCO) wird eingeschaltet, um dieser überaus gefährlichen Seuche entgegenzuwirken.

Welche beängstigende Formen der Rauschgiftmißbrauch bereits angenommen hat, mögen die nachstehenden amtlichen Zahlen zeigen: Es gibt Rauschgifte, bei denen bereits eine Dosis von einem tausendstel Gramm (1/1000 g) genügt, um einen rauschartigen Zustand zu erzeugen. Der „Fachausdruck" hiefür ist eine „Reise". Man kann sich nun leicht ausrechnen, wie viele „Portionen" aus einem Kilogramm (1 kg) Haschisch bzw. Marihuana hergestellt werden! Nach Deutschland werden die allermeisten Rauschgifte bis auf die im Lande selbst synthetisch hergestellten, eingeschmuggelt. Daß den Zollbeamten und der Polizei der Großteil der eingeschmuggelten Ware entgeht, können wir ruhig annehmen. Die Zunahme des Bedarfes an diesen Rauschgiften aber erkennt man nur zu deutlich an nachstehenden amtlichen Zahlen.

Während 1960 in Westdeutschland 1,3 kg Haschisch beschlagnahmt wurden, waren es 1962 5,5 kg, 1964 40,2 kg, 1966 134,9 kg und 1968 381 kg. 1970 wurden allein bei einer Kontrolle innerhalb von drei Tagen über 400 kg Rauschgift beschlagnahmt! Diese Zahlen sind niederschmetternd und zeigen die ungeheure Gefahr auf, in der sich die zivilisierten Staaten der Welt befinden. Die Lebenssubstanz der Menschheit ist aufs höchste bedroht.

Der Drogenmißbrauch

Bereits gelegentliche oder gar ständige, übermäßige Einnahme einer oder mehrerer Drogen, ohne medizinische Ursache bzw. über die ärztliche Verordnung hinaus, ist ein Drogenmißbrauch, der zu einer Drogenabhängigkeit (= Sucht oder Gewöhnung) führt.

Durch den Einbau des Suchtstoffes in den Stoffwechselvorgang im Organismus des Menschen reagiert nun dieser bei plötzlichem Fehlen des Suchtstoffes mit mehr oder minder starken Entzugserscheinungen. Der so abhängig gewordene Mensch versucht, diese unangenehmen Mangelsymptome durch erneute Drogeneinnahme zu überwinden.

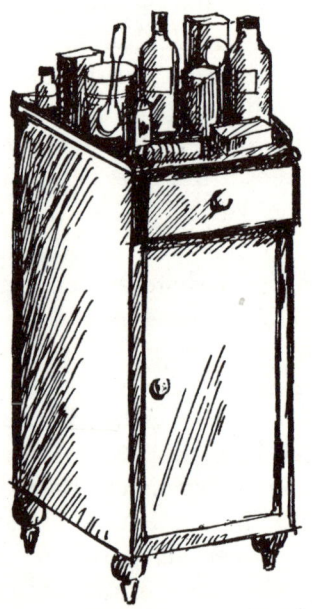

Wann entsteht Drogen-Abhängigkeit (Sucht)?

Drogen-Abhängigkeit kann verschiedene Gründe haben. Von Bedeutung sind Art, Dosis und Wiederholung der Drogeneinnahme.

Einige Drogen (z. B. Morphium, Heroin, Kokain und diverse sogenannte „Weckmittel") führen sehr rasch zur Abhängigkeit, bei anderen Mitteln kommt es erst nach längerem Mißbrauch der Drogen zu der schwer heilbaren Abhängigkeit. Die seelische und körperliche Verfassung haben hier größten Einfluß. Einige der wesentlichsten seelischen Faktoren sind gestörte Familienverhältnisse, zerrüttete Ehen, ungünstige Umweltverhältnisse, längerer Ärger und Verdruß im Beruf, geschäftliche oder sonstige Existenzsorgen, schlechter Einfluß durch sogenannte Freunde u. a.

Bei Jugendlichen ist zumeist primär die Neugierde, die Verführung durch Freunde und nicht zuletzt ein jugendliches Geltungsbedürfnis, um quasi als „Erwachsener" zu gelten, Anlaß zum Rauschgiftkonsum.

Drogen-Abhängigkeit entsteht sehr oft bei Krankheiten mit schweren Schmerzattacken, die den Verbrauch starker Schmerzmittel (Narkotika) erfordern.

Symptome des Drogenmißbrauches

Diese sind schwer feststellbar, es sei denn, der Süchtige gibt unumwunden die illegale Wiederholung der Drogeneinnahmen zu. Werden Drogen mittels Injektionsnadel eingeführt, verraten sie die Einstichstellen am Körper. Als indirekte Symptome gelten Müdigkeit, übermäßiges Schlafbedürfnis, wobei der Schlaf nicht erfrischt, Appetitlosigkeit, Gewichtsabnahme, Magenbeschwerden, Brechreiz oder Brechanfälle, gerötete Augen, trockener Mund, enge oder sehr weite Pupillen u. a.

Psychische Störungen machen sich bemerkbar durch Unausgeglichenheit, Reizbarkeit, Depressionsstimmungen, Interesselosigkeit an allem, rapides Nachlassen der Lernerfolge in der Schule, berufliches Versagen trotz Intelligenz, nicht zuletzt äußerliches „Sich-gehen-Lassen", keine Körperpflege, schlampige Kleidung, Neigung zur Asozialität u. a.

Hier müßte in der Schule schon bald genug und intensiv eine gründliche Aufklärung, sowohl bei Jungen als auch Mädchen, durchgeführt werden. Ärzte müßten auf die Psyche des heranwachsenden, jungen Menschen feinfühlend eingehen, der Jugend das ganze Elend des Drogenmißbrauches und besonders der Rauschgifte erklären, so daß die Jugend eine gewisse Abscheu vor diesen Lastern bekommt. Aufklärungsfilme müßten das Elend vorführen, hier dürften keine Ausgaben zu hoch sein, denn eine rauschgiftsüchtige Jugend — wie man sie schon vielfach antrifft — ist eine unausdenkbare Gefahr für den Fortbestand eines Volkes!

In der Jugend steckt noch ein guter Kern. Wenn dieser angesprochen wird, kann er so weit eine Abwehr auslösen, daß Verführungen keinen Erfolg haben. Natürlich darf es auch an erzieherischer Aufklärung im Elternhaus nicht fehlen.

Wir sprachen schon öfter mit rauschgiftsüchtigen Jugendlichen, die erklärten: „Ja, hätte uns jemand über diese Folgen aufgeklärt. Das geschah weder zu Hause noch in der Schule!"

Die vielen Bildungswerke für Jugendliche und Erwachsene müßten auch hier viel mehr bieten!

Schach dem Tablettenturm

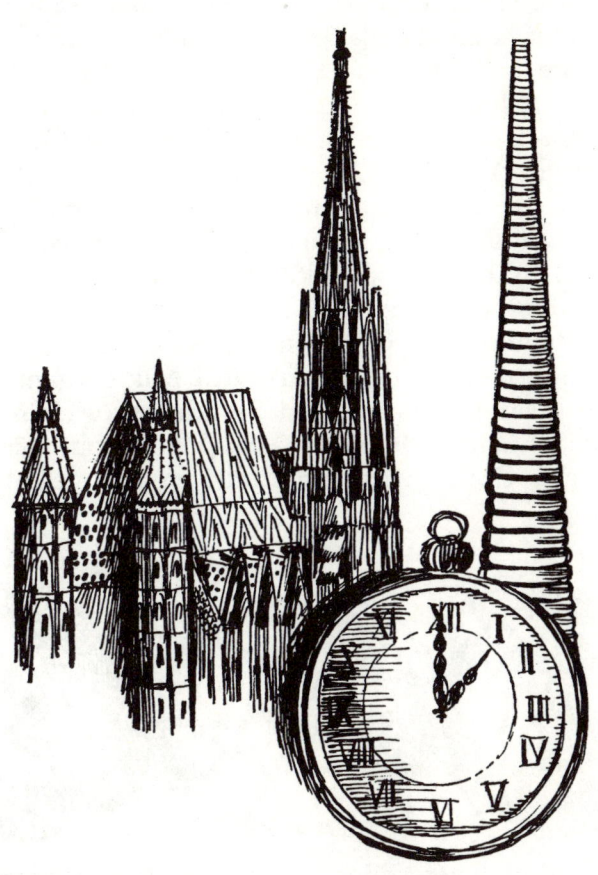

Durchschnittlich 30.000 Tabletten pro Stunde werden in Österreich eingenommen. Das gibt übereinandergelegt die Höhe des Wiener Stephansturmes! Man kann hier nur noch von einer Tablettensucht sprechen. Ein sehr bedenkliches Zeichen!

Die wichtigsten Rauschgifte

1. Opium und Opiate

Historischer Name: Laudanum.

Deckname: „O" (Opium), „hard stuff", brown stuff (Rohopium), „H" (Heroin), „M" (Morphium). Opium ist der braune, betäubend riechende, bitter schmeckende, eingetrocknete Milchsaft des Schlafmohns. Opium enthält etwa 25 verschiedene Alkaloide, u. a. das Morphin (Morphium), aus dem wieder in einem chemischen Umwandlungsprozeß das Heroin gewonnen wird. Das Codein ist ebenfalls ein Opium-Alkaloid. Eine Mohnkapsel liefert etwa 0,02 bis 0,05 g Saft (Rohopium), das getrocknet in Form von Broten, kleinen Kugeln oder Stäbchen vertrieben wird. Rohopium wird von Süchtigen zumeist in Wasser aufgelöst und in die Vene injiziert, in geringem Umfang auch geraucht. Das feine Rauschgift Opium (das sogenannte Rauchopium = Tschandu), wird durch Verflüchtigung der Nebenstoffe und Fermentation durch Mikroorganismen hergestellt, wodurch sich Geschmack und Geruch sehr verfeinern. Es wird in den sogenannten Opiumpfeifen aus Bambusrohr oder Elfenbein geraucht. Dieses Opium wird von Süchtigen auch geschnupft, seltener injiziert.

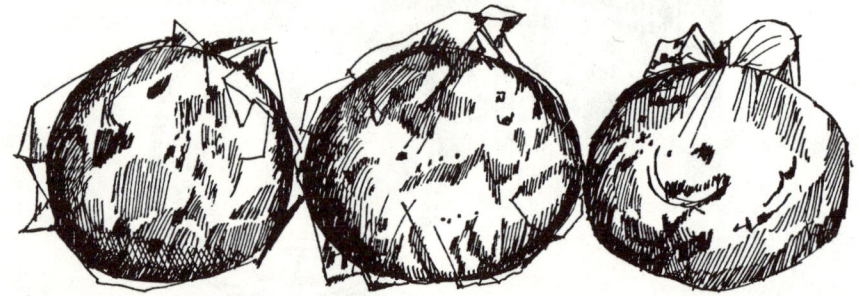

Zu Broten geformtes Rohopium in Nylonsäcken

Wirkung und Gefahren:

Opium und Opiate haben eine beruhigende, krampf- und schmerzstillende (betäubende) Wirkung; soweit sind sie rezeptpflichtige Heilmittel. Darüber hinaus vermitteln die Opiate — und da werden sie zum Suchtmittel — ein allgemeines Glücksgefühl, ein Gefühl des Losgelöstseins überkommt den Opiumraucher, und angenehme Träume erfüllen ihn.

Die Sucht entwickelt sich relativ rasch, unter Umständen bereits inner-
halb weniger Wochen. Der Wunsch nach ständiger Einnahme der
Droge wird übermächtig und führt zu wesentlichen Steigerungen der
Dosis. Der Körper gewöhnt sich in solchem Ausmaß an die Droge,
daß er bei ihrem Fehlen heftigst reagiert: Unruhe, Angstgefühle,
Schweißausbrüche, Übelkeit. Hier beginnt nun die große Gefahr der
Überdosierung, um diese Abstinenzerscheinungen rasch zu beheben.
Bei Kindern und Jugendlichen wirken bereits Gaben von 0,01 bis
0,05 g, bei Erwachsenen Gaben von 0,3 bis 1,5 g tödlich. Der Frühtod tritt durch Lähmungen des Zentralnervensystems und des Atem-
zentrums ein. Die Opium- und Morphiumsucht kann sich so steigern, daß die der Sucht Verfallenen im Stadium der Verzweiflung zur
Beschaffung der Suchtdroge vor kriminellen Handlungen oft nicht
zurückschrecken.

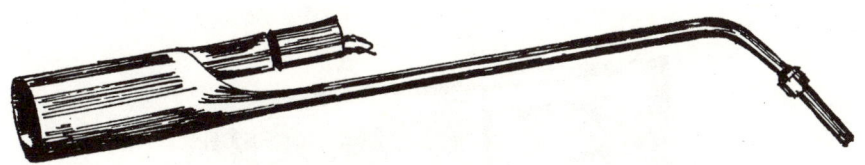

Haschisch-Opiumpfeife

Morphium:

weist ähnliche Eigenschaften auf. Es wird in Pulverform eingenommen oder unter die Haut gespritzt. Gerade bei hochbegabten Menschen kann die Morphiumsucht zum vollkommenen Verfall der Persönlichkeit führen, zu Charakter- und Intelligenzdefekten sowie vollständig asozialem Verhalten. Die kaum heilbare Sucht führt zum
Frühtod, auch Selbstmord ist häufig. Bei Frauen tritt der völlige
Zusammenbruch noch eher ein als bei Männern.

Heroin:

Das Heroin wurde anfangs als harmlos hingestellt, da man meinte, daß es nicht süchtig mache. Leider ist dies gänzlich falsch. Heroin ist als Suchtmittel sogar noch gefährlicher als Morphium.

Das Opium wurde als Arzneimittel um 47 n. Chr. von Scribonius Largus bereits erwähnt, das Morphium erst um 1804 entdeckt.

Gedanken bei einem Einblick in die Weltstatistik: Die Weltstatistik über Opium stimmt nachdenklich, denn es werden jährlich rund neun bis zehn Millionen kg Opium geerntet, und nur rund 500.000 kg Opium ist der Weltbedarf für medizinische Zwecke!

2. Haschisch bzw. Marihuana

Indisch-arabische Namen: Beng, Bhang, Charas, Dacha, Dakka, Djamba, Esrar, Haschisch.
Amerikanischer Name: Marihuana.
Decknamen: „Heu", „Hasch", „hash", „grass", „pot", „tea", „weed", „shite" „„joint" (= Name für die fertige Marihuana-Zigarette).

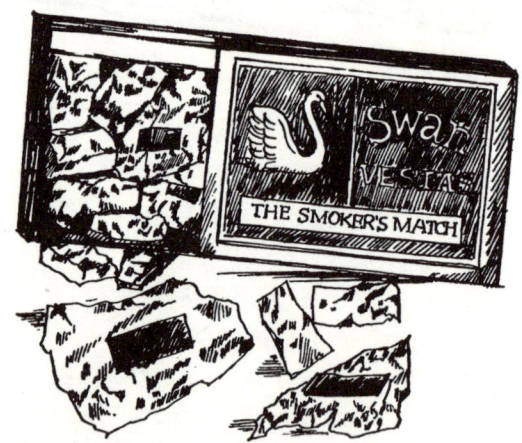

Haschisch-Verkaufsportionen

Hanf ist eine vermutlich aus Zentralasien stammende Faser- und Ölpflanze. Er wird nicht nur in Asien und Afrika, sondern auch in Europa (Süd-, Ost- und Mitteleuropa) angebaut.

Die Abart Cannabis sativa var. indica, der Indische Hanf, wird besonders in Indien, Iran, Ostasien und China zur Gewinnung des Rauschmittels Haschisch angebaut. Dieses Rauschmittel wird aus dem Harz der weiblichen Blütenspitzen gewonnen, mindere Qualität aus dem Harz in den Blattspitzen.

Unter *Marihuana* versteht man die amerikanische Abart des asiatischen (indischen) Hanfes, Cannabis sativa (nur dem Fachmann erkennbare Unterschiede), die jedoch von gleicher Wirkung und Gefahr ist.

Durch Zusätze von pflanzlichen, dickflüssigen Gummistoffen und Zucker zu schwärzlich-braunen Fladen gepreßt und anschließend zerbröckelt bzw. pulverisiert, wird das feine Pulver teils geschnupft oder als Getränk (in Mokka aufgelöst) getrunken.

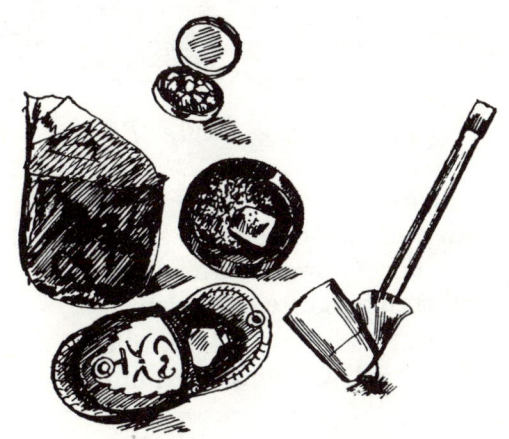

Haschisch in Verkaufsportionen mit Pfeife

Als Marihuana werden zumeist die Blätter und restlichen Blüten der amerikanischen Abart bezeichnet, die fein oder grob gemahlen, mit Tabak vermischt, als Zigaretten oder in eigenen Pfeifen geraucht werden.

Marihuana hat eine gewisse Ähnlichkeit mit getrockneter und gemahlener Minze und hat einen angenehmen, etwas süßlichen Heugeruch. Eine Marihuana-Zigarette, in einem geschlossenen Raum geraucht, erfüllt diesen noch tagelang mit ihrem charakteristischen Geruch.

Der wirksame Bestandteil des Haschisch bzw. Marihuana ist das im
Harz der weiblichen Blüten oder Blätter befindliche Cannabinol, eine
organische, sehr giftige Verbindung.

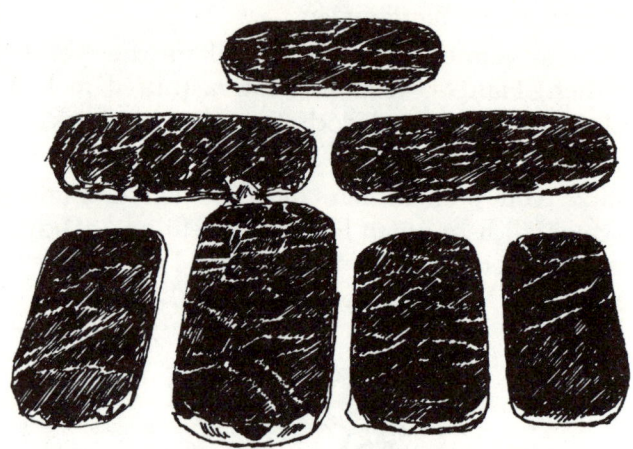

Haschisch in gepreßten Platten

Der Grad der Giftwirkung ist sehr verschieden, da Haschisch bzw.
Marihuana vielfach mit minderwertigen Zusatzmitteln gestreckt werden. Dies ist auch der Grund, warum Haschisch und Marihuana
vielfach als ungefährlich hingestellt werden.

Andererseits werden Haschisch und Marihuana auch mit anderen
Rauschgiften, zumeist mit Opium, „verpimpelt", wie der Fachausdruck lautet.

Dadurch werden Haschisch bzw. Marihuana in ihrer Wirkung mehr
oder weniger verstärkt, ohne daß der Verbraucher etwas ahnt. Kein
Rauschgift wird so verfälscht wie Haschisch bzw. Marihuana. Es gibt
dosierte Präparate, die fast wirkungslos sind oder die erst nach längerer Verwendung berauschend wirken. Vollkommen unverfälschtes
Haschisch oder Marihuana ist nicht nur sehr hoch im Preis, es wirkt
auch rasch und gefährlich, da die Süchtigkeit bereits nach wenigen
„Versuchen" entsteht.

Wirkung und Gefahr: Haschisch bzw. Marihuana beeinflussen das
Konzentrationsvermögen, führen bei manchen Menschen zu gehobe-
ner Stimmung und gesteigerter Kontaktfreudigkeit, bei anderen wieder zu Ruhelosigkeit und Initiativeverlust. Auch Intensivierung von

Zeit- und Raumgefühl, Farb- und Tonempfinden treten ein. Bei Verwendung höherer Dosen ausgesprochene Sinnestäuschungen (Halluzinationen) oder auch Angstzustände und Depressionen. Bereits sehr süchtige Personen (besonders junge Mädchen oder Frauen) verfallen körperlich und geistig und ergeben sich einer sexuellen Hemmungslosigkeit. Nach diesen Sexualorgien treten nicht selten um so stärkere Depressionsanfälle ein, die zu Frühtod durch Selbstmord führen.

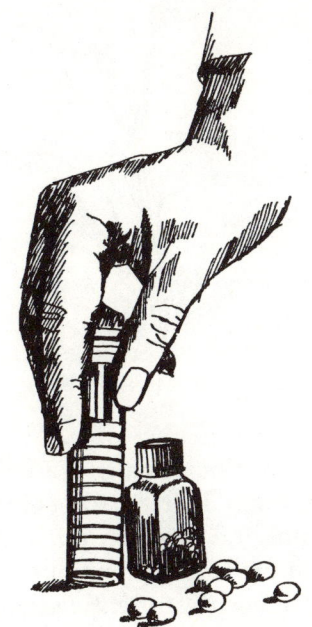

Marihuana dosiert

Es ist eine der traurigsten Zeiterscheinungen, daß besonders die Jugend Zugang zu diesen Rauschgiften gefunden hat. Sehr aufmerksame Lehrer entdeckten in Mittelschulen in der Schulpause Haschischhändler, die der Schuljugend das „Heu"anboten!

3. Cocain (Kokain)

Name: südamerikanisch-indianischen Ursprungs.
Deckname: „C", „Koks", „coke", „charley", „white stuff", „Schnee".
Cocain ist ein Abkömmling (ein Methylbenzoinekgonin) des südamerikanischen Cocastrauches (Erythroxylon coca) und in der Andenkette Südamerikas heimisch. Die Cocablätter enthalten das

Hauptalkaloid Cocain und eine Reihe von Nebenalkaloiden (Truxillin, Tropacocain u. a.). Sie werden von den Eingeborenen wegen ihrer leistungssteigernden und ermüdungsbeseitigenden Wirkung roh gekaut, aber auch zur Überwindung des Hungergefühles und anderer unangenehmer Empfindungen und nicht zuletzt zur Erzeugung eines eigenartigen Glücksgefühles und von Wunschlosigkeit.

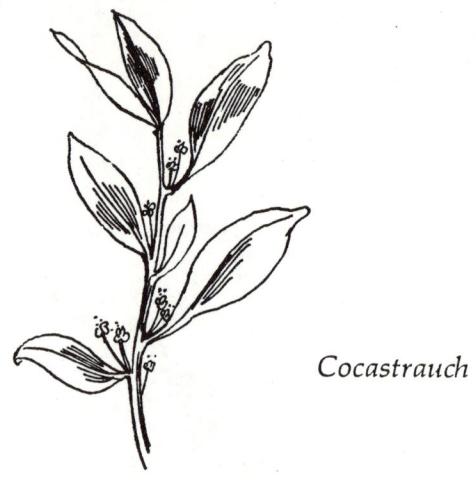

Cocastrauch

Das Alkaloid Kokain wurde erstmalig wissenschaftlich von Nieman 1860 entdeckt und aus den Blättern des Cocastrauches hergestellt; es bildet farblose monokline Prismen mit bitterem Geschmack, die zu Pulver verrieben, zur örtlichen Schmerzbetäubung angewandt werden. Kokain wird von Süchtigen entweder geschnupft oder — in Wasser aufgelöst — in die Vene gespritzt.

Wirkung und Gefahr: Bei den ersten kleinen Gaben steigert diese Suchtdroge die Funktion des Gehirns und bewirkt eine angenehme Aufheiterung, Abnahme des Schlaf- und Nahrungsbedürfnisses sowie erhöhte Arbeitsfähigkeit bei körperlicher und innerer Leichtigkeit. Die Sprechlust und Kontaktfreudigkeit wird ebenfalls gesteigert. Die Süchtigkeit tritt sehr rasch ein, da man die genannten angenehmen Gefühle immer wieder in kürzeren Abständen erleben möchte. Auch besteht sehr bald die Sucht, immer größere Dosen einzunehmen. Dadurch wird nach anfänglicher Erregung die Hirnfunktion herabgesetzt, und Müdigkeit, Schlaf und Betäubung nehmen zu.

Es treten Verwirrungszustände ein, und es macht sich gar bald ein krankhaftes Mißtrauen der Süchtigen selbst gegen beste Freunde und Verwandte bemerkbar. Das Mißtrauen steigert sich öfters in eine Art Verfolgungswahn. Die Süchtigen fühlen sich ständig bedroht und tragen sogar eine Waffe bei sich. Die verbreitete Ansicht, Cocain-Süchtige seien gemeingefährlich, ist nicht richtig. Sie sind harmlos, fühlen sich jedoch ständig bedroht und glauben, sich verteidigen zu müssen.

Schließlich tritt ein schwerer körperlicher und geistiger Zerfall (Cocainismus) ein, der zu vollständiger Geistesstörung führt. Die Kokainsucht ist noch schwerer heilbar als die Morphiumsucht, und es ist tragisch, daß geistig hochstehende Persönlichkeiten besonders nach diesem Suchtgift greifen und nach einem furchtbaren Siechtum noch immer eines Frühtodes sterben.

Kokain fällt wegen dieser Gefahren unter das Betäubungsmittelgesetz und darf von Apotheken, die jedes Rezept registrieren müssen, nie als Reinsubstanz, sondern nur in Lösung von bestimmter Stärke ausgefolgt werden. Trotzdem steigt die Zahl der Kokainisten jährlich, ein Beweis, daß sich die Süchtigen immer wieder das Rauschgift zu beschaffen wissen. Die illegale Einfuhr erfolgt hauptsächlich aus Südamerika, wo dieses Rauschgift zu einem Problem für die staatlichen Behörden geworden ist.

4. Halluzinogene

Halluzinogene sind organische oder anorganische chemische Stoffe, die Bewußtseinstäuschungen und schwerste psychische Defekte hervorrufen. Sie sind Abkömmlinge der Lysergsäure, die wiederum ein Baustein der Mutterkornalkaloide ist. Das Mutterkorn ist ein überwinternder Teil des auf Roggenähren schmarotzenden, sehr giftigen Schlauchpilzes. (Näheres darüber in Willfort's „Gesundheit durch Heilkräuter", S. 625.) Diese Lysergsäure wird auch synthetisch gewonnen und hat eine sehr starke Wirkung auf das Zentralnervensystem, ruft bereits in äußerst geringen Mengen (1/10.000 Gramm!) manisch-depressive Zustände und Erregungen, verbunden mit Spaltungseindrücken und Halluzinationen, hervor.

Von den vielen Halluzinogenen, die sich erst im Anfangsstadium der Forschung befinden, seien die drei wichtigsten genannt:

LSD, Meskalin und DOM

A) LSD, *Deckname: „acid".*

Auf dem schwarzen Markt in Europa — das Rauschgift stammt zumeist aus den USA — wird das LSD in unterschiedlicher Konzentration oder mit anderen Stoffen vermengt angeboten. Würfelzucker wird mit Lösungen getränkt und in Stanniolpapier gewickelt oder auch Löschpapier, das dann ebenfalls mit Stanniolpapier verpackt wird. LSD wird vielfach von den Hippies genossen.

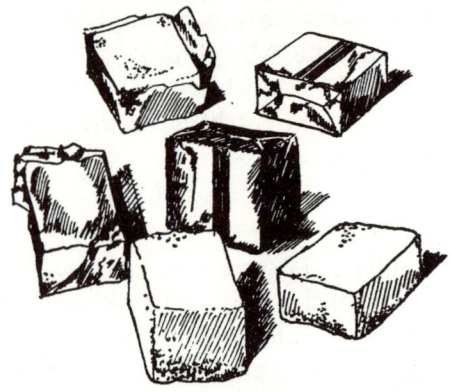

LSD auf Würfelzucker

Wirkung und Gefahr: LSD-Anfänger sprechen von „offenbarenden" psychodelischen und euphorischen Wirkungen. Wird man süchtig, so tritt eine Umkehrung ein; die Süchtigen werden immer depressiver. Die bewußtseinserweiternden Erlebnisse und Sinnestäuschungen können so bedrängend werden, daß es zu abrupten Fehlhandlungen kommt, nicht selten zu Frühtod durch Selbstmord. Das Heimtückische an dieser Rauschdroge ist, daß der Süchtige die euphorischen Stimmungen verliert und an deren Stelle depressiv gesteigerte Erregbarkeit tritt. Nun steigert der Süchtige die Menge des Rauschmittels in dem Glauben, die euphorischen Stimmungen wieder zu gewinnen, verliert diese aber gänzlich und gerät so in einen gefährlichen Sog, der bis zum Selbstmord führen kann.

Sowohl in chemischer als auch in physiologischer Hinsicht sind die Halluzinogene teilweise unerforscht. Die neuesten Forschungsergebnisse gehen dahin, daß gerade in letzter Zeit bei LSD-süchtigen Mädchen und Frauen genetische Schäden festgestellt wurden. Auch wurde von einer teratogenen (d. h. Mißbildung verursachenden) Wirkung des LSD berichtet.

B) Meskalin

Deckname: Melin-Mezkalin. Stammt von einem Alkaloid aus den getrockneten Kopfteilen der in Mexiko und Texas wachsenden Kakteenarten Pophophora, Peyotl, Pellote oder Mescal-button. Außer dem Alkaloid Meskalin enthalten die Kakteenköpfe noch drei weitere Alkaloide. Meskalin kann auch synthetisch hergestellt werden. Die giftigen Alkaloide des Rauschgiftkaktus Peyotl spielten als kultisches Rauschmittel bereits zur Zeit der Eroberung des Aztekenreiches durch Cortez (1519 bis 1521) eine Rolle, und um 1800 hat sich dieses Rauschmittel auch unter den nordamerikanischen Indianern eingebürgert und einen regelrechten Peyotl-Kult hervorgerufen. Die Reinherstellung von Meskalin gelang A. Heffter 1897. Meskalin wird illegal in Kapseln als weißes Pulver oder in wässriger, farbloser Lösung vor allem aus USA über die Hafenstädte eingeführt und in ganz Europa gehandelt und in bedenklichen Mengen verbraucht.

Wirkung und Gefahren: Der Meskalinrausch löst zuerst farbige Visionen aus, dann Pulsverlangsamung, Pupillenerweiterung, Verlust des Zeitsinnes, Schwindel, Kopfschmerz. Kurz nach Eintritt des Rauschzustandes sind die Rauschsüchtigen in euphorischer Stimmung, die dann in eine mehr passive Bewußtseinslage übergeht. Bei fortschreitender Süchtigkeit tritt an Schizophrenie erinnernde Spaltung der Persönlichkeit mit schwersten depressiven Stimmungen ein. Auch Frühtod durch Selbstmord wurde festgestellt, hauptsächlich dann, wenn die Rauschsüchtigen zur Erkenntnis kamen, von diesem Rauschmittel nicht mehr lassen zu können. In Tierversuchen wurde Meskalin in der Lebersubstanz festgestellt. Meskalin greift offensichtlich weitgehend in den Zellstoffwechsel ein. Daher auch die große Schwierigkeit bei Entwöhnungsversuchen.

C) DOM

Deckname: „ST P".
Über Herkunft und Herstellung dieses Halluzinogens, auf dem amerikanischen Markt vor kurzer Zeit erst herausgekommen, weiß man noch gar nichts. Man konnte nur erfahren, daß die skrupellosen Hersteller verlauteten, sie werden diese Droge auch bald in Europa einführen. Sie soll um vieles stärker und gefährlicher wirken als das sattsam bekannte „LSD" und soll auf die geistigen Funktionen

im menschlichen Gehirn verheerende Wirkungen auslösen. Diese
Wirkung soll drei bis vier Tage unvermindert anhalten. Nach Einnahme einer einzigen Pille verfällt der Betreffende in einen Dämmer-
zustand, wobei er sich an nichts mehr erinnert, seine nächste, ihm
vertraute Umgebung nicht erkennt und die primitivsten geistigen
Arbeiten nicht durchführen kann.

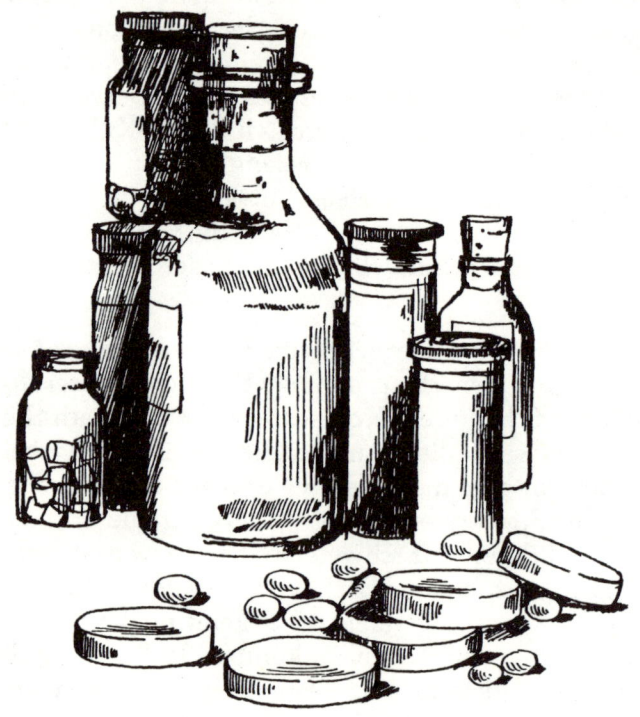

Kleines Giftstilleben

Auch Nahrungs- oder Getränkeaufnahme ist nicht möglich. „ST P"
ist zum ersten Male in San Franzisko aufgetaucht, wo an die 2000
Pillen an „Interessenten" verteilt wurden. Wir müssen vor der Illu-
sion warnen, daß die Mehrzahl der Rauschgiftabnehmer aus Kreisen
der Gammler oder sonstiger randständiger Gruppen der Gesellschaft stamme. Es wird immer wieder beobachtet, daß die Rauschgiftsucht auch in Künstler- und Intellektuellenkreise eindringt, und
geradezu beängstigend werden immer mehr Oberschüler und Hoch-
schulstudenten unter den Rauschgiftabnehmern festgestellt.

Interessant ist auch die Feststellung, daß Menschen aller Berufe und sozialen Schichten aus Großstädten anfälliger sind, als Menschen ländlicher Kreise, Intellektuelle besonders gefährdet sind, da ihnen anscheinend die natürliche Abwehrkraft abhanden gekommen ist und sie anderseits einen Ausgleich für das ausschließliche oder überwiegende geistige Schaffen suchen, den sie besonders in den euphorischen Eindrücken finden, die fast alle Rauschgifte am Anfang vermitteln.

Daß aus den Kreisen der manuell Schaffenden die geringste Rate der Rauschgiftsüchtigen festzustellen ist, wird irrtümlich damit begründet, daß der manuelle Arbeiter nicht über die Mittel verfüge, um sich Rauschgift zu besorgen.

Diese Ansicht ist unrichtig, da der manuell Schaffende im großen und ganzen heute auch an der wirtschaftlichen Besserstellung teilnimmt. Der manuell Arbeitende hat aber noch ein erhöhtes Maß an Abwehrkräften, er hat noch eine natürlichere Einstellung zum Leben.

Kaffee: Ein Suchtgift, ja — oder nein?

Um es vorweg zu nehmen: Coffein ist kein Rauschgift. Kaffee macht zwar nicht süchtig, aber wir könnten uns an ihn recht leicht gewöhnen, so daß man gar bald zur Überzeugung kommt, man könne ohne Kaffee nicht mehr auskommen. Ist es soweit, dann ist der Kaffee dennoch zu einem Suchtmittel geworden.

Wie bei so vielen Genußmitteln gilt hier das Paracelsuswort, daß es „an der Dosis liege!".

Mocca wirkt vielseitig und oft ganz entgegengesetzt. Mocca kann wunderbar beleben — oder auch überraschend ermüden. Er senkt wohltuend den Blutdruck — steigert ihn auch bedenklich, er kann uns belasten, sowohl körperlich (Leber, Magen, Nerven und Galle) als auch seelisch, uns in negative Gedankengänge verwickeln — aber auch körperliche Übermüdung abnehmen und unseren Gedankenflug fördern. Mocca ist heimtückisch: Wenn wir Alkohol genossen haben, kann er uns „ernüchtern"; kommt der Polizist mit dem Röhrchen, haben wir trotzdem die Promillezahl überschritten!

Er ist also nicht „der Gipfel der Harmlosigkeit", wie der bekannte Moccaforscher Prof. Straub bei einem Kongreß sagte. Mocca ist und bleibt der Unberechenbare, der, abhängig von einer Reihe von Umständen, Hochstimmung und seelischen Bankrott auslösen kann, körperliches Wohlgefühl gibt oder auch einen völligen Zusammenbruch der letzten Kraftreserven herbeiführt.

Wir müssen uns klar werden: Mit Coffein können wir keine Kraft erzeugen, höchstens letzte Kräfte mobilisieren und völlig verbrauchen!

Wollen wir den Frühtod nicht einladen, mit uns eine Tasse Mocca zu trinken, so meiden wir den Moccagenuß bei Magenschleimhautentzündungen und Magenkatarrhen, bei Herzmuskelentzündung oder nach einem Herzinfarkt, bei Gallenblasenkoliken, Gallenerkrankungen und vor allem bei Überreiztheit, Nervosität und bei Schilddrüsen-Überfunktion!

Wenn eine Mutter während der Schwangerschaft oder der Stillzeit raucht oder Mocca trinkt, sollte ihr das ehrenvollste Frauenprädikat „Mutter" abgesprochen werden. Sie versündigt sich schwer am keimenden Leben! Wegen seiner darmlähmenden Wirkung ist der Mocca unbedingt mitverantwortlich an der bedenklichen Ausbreitung der Dysbakterien, die auch fast immer mit Krebs und damit mit dem Frühtod verbunden ist.

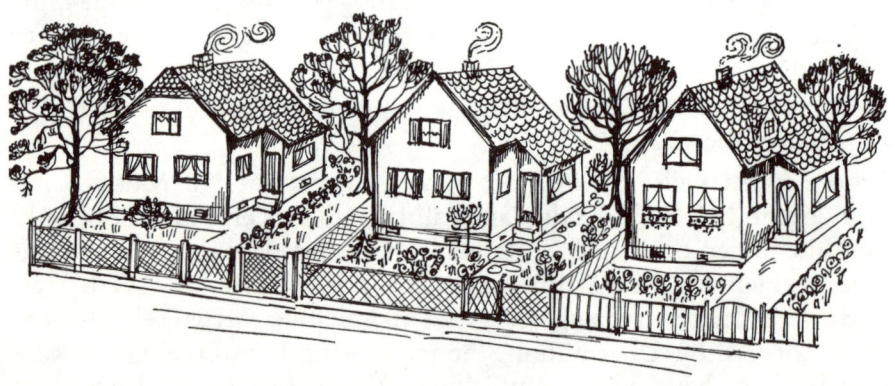

Was so in einer mittleren Stadt vertrunken und verraucht wird! Der Gegenwert in wenigen Jahren: Reihen von Einfamilienhäusern und gesundheitsfördernde Einrichtungen, wie Sportplätze, Schwimmhallen, Saunabäder u. a.

Die größte
Geißel
der Menschheit:

der Frühtod
durch

Krebs!

Obwohl die Medizin sehr bemüht ist, dem Problem unserer Tage — dem Krebs — wirksam entgegenzutreten, trotz einer ganz einmaligen technischen Höhe der modernsten Operationsmethoden und der Röntgen- und Radiumbestrahlung im Kampfe zur Ausmerzung dieses Übels, stirbt jeder *sechste Mensch* an *Krebs*. Eine weitere Statistik besagt, daß von 100 behandelten Krebspatienten *nur* zwei Prozent (!) nach radikalen chirurgischen Eingriffen *gesund* wurden, 98 Prozent dagegen *starben* nach genauest vorgenommener Operation oder Strahlenbehandlung innerhalb *von fünf Jahren*. Dies sind so deprimierende Zahlen, daß wir mit Recht den Krebs als die größte Geißel der Menschheit von heute bezeichnen müssen.

Ist es da ein Wunder, wenn in den breitesten Schichten der Bevölkerung eine ausgesprochene Krebsangst besteht, dies um so mehr, als von den jährlich rund drei Millionen *Krebstoten* mindestens *die Hälfte* „Menschen in den besten Jahren" sind, also *Opfer eines Frühtodes*. Die breite Masse fragt nicht, ob der Krebskranke nicht selbst schuld sei an seinem Frühtod, da er reichlich spät den Arzt aufsuchte, oder, wenn bereits eine Diagnose vorlag, viel zu spät entschied, ob er durch Stahl (Operationsmesser) oder Strahl (ionisierende Strahlen) vom Übel befreit werden möchte. Sie klammern sich an die statistischen Zahlen, hoffend, unter jenen fünf krebsfreien Menschen zu sein. Wieviele Menschen sind sich überhaupt so richtig bewußt, was für eine Krankheit der Krebs ist. „Ich, und Krebs?", hören wir fast immer, „wo ich so solid lebe! Nur zehn Zigaretten der leichtesten Sorte täglich rauche, am Abend weder Gebackenes noch Gebratenes esse, die paar Biere oder ein bis zwei Gläschen Wein, keine Unzucht betreibe!"

Das Thema ist höchst aktuell, und so finden wir in fast jeder Illustrierten irgend einen Beitrag über dieses Leiden, fast jede illustrierte Zeitung hat ihren „Hausspezialisten", der den Lesern in einer Reihe von Fortsetzungsbeiträgen des langen und breiten über die Entstehung und Heilung des Krebses berichtet. In fast unübersehbaren Varianten wird das Krebsproblem behandelt und in nicht minder vielen Varianten die „einzig richtige" Methode breitgetreten, nach der das Übel dieses Jahrhunderts geheilt werden könne.

Arme Menschheit, die hier die Qual der Wahl hat und über kurz oder lang dennoch an Krebs zugrunde gehen muß! Nun ist es aber soweit, wie wir mit Genugtuung feststellen, daß auch in der Medizin die starren Methoden der Krebsbekämpfung brüchig werden, daß von ganz neuartigen Anschauungen aus dem Krebsproblem zu Leibe gerückt wird. Wie schon eingangs erwähnt, ist es nach den bisherigen exaktesten Methoden der Krebsbekämpfung nicht gelungen, durch Stahl oder Strahl diesem Übel Herr zu werden. Besonders tragisch ist es, wenn wir berichten müssen, daß in den letzten Jahren die führenden Köpfe der offiziellen Krebsbekämpfung Deutschlands an Krebsleiden frühzeitig gestorben sind! Wollen wir daraus doch erkennen, wie machtlos alle bisherigen Theorien der Krebsbekämpfung sind, daß in den neuesten Operationsmethoden oder Bestrahlungsanwendungen weder eine wirksame Hilfe noch die leiseste Hoffnung besteht, diese furchtbare Geißel der Menschheit erfolgreich einzudämmen oder gar auszurotten.

Am Horizont der Zukunft zeichnet sich kein Stillstand der Krebskatastrophe ab, sondern nur die erschreckende Tatsache, daß der Krebs weiteste Kreise zieht und zur größten Bedrohung der Menschheit wird. Bei keiner Krankheit, bei keinem Leiden hält der Frühtod so reiche Ernte wie beim Krebs.

Dieser quälenden Sorge ist nun doch ein hoffnungsreiches Ende gesetzt worden, seit einer der namhaftesten Krebsspezialisten, der Arzt und Physiologe Dr. med. et Dr. phil. Professor Johannes Kuhl, die Krebskrankheit als eine chronische Gewebsmilchsäure — Stoffwechselstörung erkannt hat.

Nach Anschauungen Kuhls, untermauert durch langjährige experimentelle Arbeiten namhafter Krebsforscher, gibt es ein Mittel, „den Krebs zu verhüten, durch eine Regulierung des Milchsäurestoffwechsels in den Körperzellen (-geweben) zu sorgen, d. h. durch eine gesteuerte Ernährung mit Milchsäuregärungsprodukten diesen Stoffwechsel so zu beeinflussen, daß die physiologische Milchsäure, der Wachstums- und Zellregenerationsstoff aller pflanzlichen und tierischen Zellen, nie zum krankhaften Wucherungsstoff wird".

Damit ist nach Prof. Dr. Kuhl das wahre Wesen der Krebserkrankung richtig erkannt und die bisherige Auffassung, Krebs nur durch Stahl oder Strahl zu heilen, wissenschaftlich überholt.

„Durch die Entfernung oder Vernichtung des Symptoms — Krebs = Geschwulst — kann daher nie eine Krebserkrankung geheilt werden."

Kuhl charakterisiert die Krebsheilung:

„Von definitiver Krebsheilung kann man nur sprechen, wenn auch der kranke Stoffwechsel (Krebsstoffwechsel) normalisiert, d. h. geheilt wurde." Oder:

„Nicht durch die Entfernung des Symptoms — Geschwulst — sondern nur durch die Regenerierung des kranken Stoffwechsels gesundet der Krebskranke."

Wir sind nicht in der Lage, hier noch weitere, interessante Ausführungen über dieses Thema zu bringen, auch wenn sie mit Rücksicht auf die große Aktualität nötig wären.

Wir sind jedoch in der Lage, für dieses so aktuelle Thema *Krebs* alle interessierten Leser nochmals auf den bereits genannten einmaligen Krebsfachmann Professor DDr. Johannes Kuhl aufmerksam zu machen und sein Werk „Schach dem Krebs" wärmstens zu empfehlen, dies um so mehr, als das Werk — für jedermann verständlich geschrieben — auch in einer sogenannten Volksbroschüre erschienen ist*.

Das Werk birgt auch den Vorteil, daß es eine Fülle von Ernährungsvorschriften und das Kuhlsche Kostsystem im besonderen enthält, das der Hausfrau eine eminent wichtige Hilfe ist, dem erkrankten Familienmitglied die praktische, erfolgreiche und so wichtige Krankendiät zu bieten.

Das Kuhlsche Wort „Schach dem Krebs" ist auch ein Schach dem Frühtod!

Anschließend bringen wir noch ergänzend den sehr zu empfehlenden Auszug aus dem „Merkblatt zur Krebsbekämpfung" der österreichischen Gesellschaft für die Erforschung der Krebskrankheit. Dieses Merkblatt sollte im Besitz jeder Familie sein, und wir glauben, durch die Weiterverbreitung in diesem Werk einen Beitrag geleistet zu haben, der größten Geißel der Menschheit schon im Anfangsstadium entgegenzutreten.

---

* Prof. DDr. Johannes Kuhl: „Schach dem Krebs", 11. Auflage, Humata-Verlag, Bern - Freiburg i. Br. - Salzburg.

Die wichtigsten Anzeichen für Krebsverdacht:

Körperteil:	Krankheitserscheinungen:
Haut:	Langsam wachsender flacher Knoten oder ein schlecht heilendes, verkrustetes Geschwür, zumeist im Gesicht oder auf den Handrücken.
Lippen: Zunge:	Langsam wachsender derber Knoten, der später zumeist geschwürig zerfällt.
Rachen: Kehlkopf:	Ständige Heiserkeit (auch in der warmen Jahreszeit), blutiger Auswurf, allmählich beginnende und später ständige Schluckbeschwerden, chronischer Katarrh auch in der warmen Jahreszeit.
Schilddrüse:	Auffallend plötzliches Größer- und Härterwerden eines schon längere Zeit bestehendes Kropfes.
Bronchien: Lunge:	Auch in der warmen Jahreszeit hartnäckiger Husten oder chronischer Katarrh mit meist blutigem Auswurf.
Speiseröhre:	Schluckbeschwerden und zunehmende Unmöglichkeit, feste Speisen, später sogar breiige Speisen, zu schlucken.
Magen:	Druck- und Völlegefühl in der Magengegend, Appetitlosigkeit, Widerwillen zum Essen, besonders gegen Fleisch. Aufstoßen, Erbrechen und Brechreiz schon beim Gedanken an eine Speise, zunehmende Blässe, auch Sonnenbäder erzeugen keine braune, gesunde Hautfarbe, relativ rasche Abmagerung.
Darm:	Wechsel von Verstopfung und gleich darauf wieder Durchfall, krampfartige Darmschmerzen, Blutbeimengungen beim Stuhlgang, entweder frisches rotes Blut oder schwärzliche Blutmassen alten Blutes.
Mastdarm:	Plötzlicher Stuhldrang ohne richtige Stuhlentleerung, flüssiger Stuhlgang, flüssiger rötlicher, übelriechender Stuhlgang, schleimig, oder harter Stuhl mit Blutbeimengungen.
Niere: Blase:	Blutbeimengungen im (roter) Urin.
Brust: (bei der Frau)	Kleine, schmerzlose Knoten und Verhärtungen an der Brust, Verziehen der Brustwarze, Einziehung der Brusthaut. Geschwüre an der Brust treten erst im fortgeschrittenen Stadium auf.

Körperteil:	• Krankheitserscheinungen:
Weibliche Geschlechts- organe:	Unregelmäßige Blutungen, Blutabgang besonders zwi- schen den Monatsblutungen oder nach Aufhören dersel- ben. Blutungen nach Geschlechtsverkehr. Bräunlicher oder fleischwasserfarbener Ausfluß.
Vorsteherdrüse: Prostata:	Beschwerden beim Urinieren, häufiger Drang zum Uri- nieren, jedoch nur wenig Urin. Brennen nach dem Urinie- ren.

Krebsverdächtige Allgemeinerscheinungen:

Fortschreitende Gewichtsabnahme (tägliche Aufzeichnungen führen; am Morgen nach dem Stuhlgang!), zunehmende Blässe trotz Aufenthalt an der frischen Luft, gegen die Mittagsstunde bereits starke Ermüdung.

Allgemeine Krebsdispositionen:

Bestimmte Erbfaktoren können bestimmte Krebsarten fördern, bestimmte erbliche Erkrankungen (z. B. erbliche Lichtüberempfindlichkeit, erbliche Neigung zur Darmpolypenbildung, Neigung zu bösartigen Netzhautgeschwülsten, allge- meine erbliche Krebsempfänglichkeit, sogenannte „Krebsfamilien").

Unfälle oder Verwundungen als Krebsursache:

Schußverletzungen (Zellteilungsreiz, jedoch sehr selten), Verschmutzung von Wunden, Ablagerung von Metallteilen (chemische Reize), Infektionen und Eiterungen (Infektionsreiz), alle angeführten Fälle jedoch selten.

Diätregeln für Krebskranke oder solche, die vorsorglich den Krebs verhüten wollen

Die Ernährung löst nicht den Krebs aus oder verhindert ihn. Seine Entstehung wird gefördert, wo eine Veranlagung vorhanden ist, oder es erfolgt bei diagnostizierter Früherkrankung ein beschleunigtes Fortschreiten bei Nichtbefolgung der Diätregeln.

Lebensmittel, Getränke Speisen,	verboten:	erlaubt:
Mehlprodukte:	Kuchen, Mehlspeisen, Nudeln und Teigwaren, Weißbrot, Gebäck, denaturiertes Sauerteig-Mehlbrot, alles aus weißem Mehl. Zwieback.	Vollkorn-Roggenbrot, Vollkorn-Sauerteigbrot, Roggenkornzwieback, ungesäuert. Dr. Kuhls Urbrot, Kneipp-Vollkornbrot.
Salz:	Mineralsalz! Kranke: Sofort umstellen auf salzlose (sehr salzarme) Kost! Mineralsalz strengstens verboten! Höchstens feinste Spuren von echtem Meersalz!!!	Gesunde: Bis 3 Gramm täglich Salz, einschließlich aller Speisen. Zu bevorzugen echtes Meersalz.
Zucker und Süßstoffe:	Jeder Industriezucker, auch der sogenannte Braune Zucker, Kristall-, Staub-, Würfel- und Hutzucker. Saccharin und sonstige künstliche Süßstoffe; außer Cyclamate (z. B. Assugrin).	Cyclamate! (Assugrin) und Honig.
Fette:	Schweinefett, andere tierische Fette, synthetische Fette oder Fette mit gesättigtem Fettsäuregehalt oder durch Hitzeeinwirkung gewonnen.	Sauerrahmbutter, aber nicht Süßrahmbutter. Kaltgeschlagenes Öl von Leinsamen, Mohnsamen, Walnüssen, Maiskörnern, Sonnenblumenkernen, Leinsaat, Sojabohnen, Erdnüssen, Baumwollsaat, Ölpalmfrüchte, Ölbaumfrüchte, Kokosnüsse. Margarine „Eden".

Lebensmittel, Speisen, Getränke	verboten:	erlaubt:
Fleisch und Fleischwaren:	Schweinefleisch in jeder Art von Zubereitung, Würste aller Art, Konservenfleisch, Fische, Gänse, Enten, Truthühner, Wildgeflügel, gebraten, gebacken oder gekocht. Fleischpasteten, Fleischsalate, belegte Wurst- oder Schinkenbrote, Wildbret.	Wenig Kalbfleisch, Hühnerfleisch, jedoch nicht gebraten oder gebacken, ohne die scharfen Soßen. Sehr selten und sehr wenig, gedünstetes Rindfleisch, Forellen.
Gemüse:	Geschälte Kartoffeln (gebraten, gebacken, Röstkartoffeln, Kartoffelschmarrn, aufgewärmte Kartoffeln), Kartoffelpüree aus Kartoffelpulver. Gebackene Gemüseauflaufe. Eintopf: Fleisch und Gemüse. mit Parmesan oder gerösteten Semmelbröseln.	Gemüseartige Zubereitungen von Hirse, Buchweizen, Vollgetreide, ungeschälte Kartoffeln, Lauchgemüse (Lauch, Zwiebeln, Knoblauch, Porree, Schnittlauch). Insulinhältige Gemüse (Tobinambur, Aubergine, Artischocken). Sauerkraut, roh oder leicht gedünstet, Sauerkrautsalat, frische Salate, Gurken und Bohnen, besonders milchsauer zubereitet. Gekeimtes Getreide, Meerespflanzen als Gemüse zubereitet.
Eier:	Hühner-, Enten- und Gänseeier, in allen Varianten der Zubereitung.	
Milch und Milchprodukte:	Vollmilch, da roh oder gekocht, oftmals von Patienten nicht vertragen wird und zu Magenverstimmungen führt. Rahm, Hartkäse.	Buttermilch, besonders Joghurt, milchsaures Müsli, Topfen (Quark), Weichkäse.
Diverse Speisen, Getränke und Flüssigkeiten:	Mayonnaisen, marinierte Fische oder Dosenfische, Fruchtgelees, Eis, Pudding, Fruchteis, eingelegte Gurken, „Gabelbissen", Fischsalate.	Kuhls Urkonserven, Kuhls Müsli, Naturessig (echter Apfel- oder Kräuteressig). Echte, zu Hause zubereitete Fruchtsäfte, frische Gemüse-

Lebensmittel, Speisen, Getränke	verboten:	erlaubt:
	Getränke: Russischer Tee, Mokka (in allen Zubereitungsarten), künstliche Kohlensäuregetränke, Coca-Cola, Sodawasser, fertige „Erfrischungsgetränke". Vorsicht vor Wasser! (Am Lande stehen die Brunnen oft nahe von Stallungen und Jauchegruben) Ferner: Künstliche Essigessenzen, Weinessig.	säfte, besonders: Karotten-, Rote-Rüben-, Sellerie-, Brennessel- und Löwenzahnsäfte. Unter bestimmten Voraussetzungen natürliche Mineralwässer. Malzkaffee, Kräutertees, einwandfreies Brunnenwasser. Alle selbstbereiteten Fruchtsäfte müssen sofort getrunken oder richtig sterilisiert werden! Siehe unter „Milch und Milchprodukte"!
Gewürze:	Vor allem Pfeffer! Die übermäßige Anwendung der übrigen Gewürze. Fertiger Senf oder Kren in Tuben, Gläsern oder Kunststoffbehältern. Künstliche Suppengewürze und sonstige „geschmacksverbessernde Soßen und Gewürzessenzen".	Außer Pfeffer alle Gewürze, nur im Fachgeschäft erworben und sehr mäßig angewendet. Kümmel, Anis, Kerbel, Majoran, Safran, Fenchel, Paprika, alle sehr mäßig angewendet! (Die meisten Gewürze wirken verdauungsfördernd)
Alkoholische Getränke:	Biere, auch die sogenannten „Nährbiere", Weißweine, Liköre, Schnäpse, Aperitifs, Branntwein, Rum, Schaumweine.	Leichte Rotweine (Südtiroler, wie „Kalterer See" und andere). Leichter, echter Apfelmost.

Zur Beachtung:

Für die Bereitung der Speisen verwenden versierte Hausfrauen nie reine Metallgeschirre. Die Speisen gehen feinste Metallverbindungen ein, die sich bei täglicher Verwendung sehr nachteilig addieren. Das Ideal wäre das Glasgeschirr, auch zum Bereiten der Speisen (Jenaglas!). Beginnt das Email abzusplittern, ist das Kochgeschirr unbedingt auszuscheiden! Hier sparen die Hausfrauen am unrichtigen Platz!

Nie hastig essen oder trinken! Die brennheißen oder eiskalten Speisen oder Getränke lösen leichte bis schwerste Verdauungsstörungen aus!

III. KAPITEL

Die Anpassung
an die gegebene Situation
in verschiedenen Lebenslagen
nach Grundlinien
einer natürlichen Lebensweise

Wir können nicht Gesundheit vor dem Altar
Gottes erflehen und uns gleichzeitig
an den göttlichen Naturgesetzen versündigen,
indem wir die natürlichen Lebens-
und Gesundheitsvoraussetzungen stets überschreiten.

PROF. EMIL ABDERHALDEN

NATÜRLICHE LEBENSWEISE — GEBOT DER STUNDE!

Die Frühjahrskuren

Alle Hausfrauen der ganzen Welt sind sich darüber einig, daß die Wohnung im Frühjahr einer gründlichen Reinigung unterzogen werden muß. Dieser Reinigungskoller, über den mit Beginn des Frühjahres alle Witzblätter der Welt in Wort und Bild witzeln, hat neben den hygienischen Notwendigkeiten auch so manche andere „gute Seiten".

Da wird u. a. festgestellt, daß sich der Staub in die Tapeten des alltäglich benützten Wohnzimmers so „eingefressen" hat, daß sie erneuert werden müssen, daß so manches Möbelstück einer Ausbesserung durch den Fachmann bedarf, daß die Gardinen nicht mehr selbst gereinigt werden können, sondern es der Mithilfe einer Putzerei bedarf, daß der Ofen schon sehr verrußt ist und durch einen Fachmann gereinigt werden muß, daß . . . daß . . .

Behaltet aber nur „ruhig Blut" in diesen Tagen, ihr Männer (und halbwüchsigen Söhne). Eines Tages kommt ihr heim und findet eine strahlend schöne Wohnung, alles ist nett und frisch, ihr fühlt euch wirklich ganz wohl. Wenn auch ein liebes Wort der Anerkennung für die Mutter in der Kehle stecken bleibt, hat sie ja doch den Glanz in Vaters Auge gesehen, und Klein-Peter bleibt doch ihr Liebling, da er nun das Wohnzimmer wieder betreten durfte und feststellte „ach, ist es da schön!". Trotz Muttis Für-„Sorge" wird aber oft auf eines vergessen: daß auch der Vater, die Kinder und in erster Linie sie selbst einer termingemäßen „Frühjahrsreinigung" bedurft hätten!

Hier wäre es ebenfalls nötig gewesen, vielleicht sogar sehr, die Wände der Gedärme zu reinigen, den angesammelten Staub und Unrat aus der Wohnung — sprich Schleim, Verdauungsrückstände, Giftstoffe in der Blutbahn — zu entfernen. Vielleicht denkt manche Mutter oder mancher Vater daran und sie wollen es nachholen oder aber verschieben es mit Schwüren auf das nächste Jahr.

Und nun ist es soweit. Das Jahr ist schnell vergangen, zum Glück gab es keine Krankheiten, nur einige Warnsignale — Vater kam manchmal so müde und abgespannt aus dem Büro und Mutter, ja sie muß sich gestehen, daß sie einige Schachteln „Pillen" verzehrte, um ihre Müdigkeit und sonstiges Unbehagen „niederzukämpfen".

Mit großer Freude sehen wir, was die ersten warmen Sonnenstrahlen vermögen, wie alles sprießt und sich regt, wir möchten ja am liebsten die ganze Welt umarmen, doch wir sind ja so schlapp und müde und müssen aufkommende Grippe-Gefühle mit Schachteln von Pillen „niederkämpfen". Wollen wir es nur ruhig aussprechen: zuviel der Folgen des Winters, der einseitigen, vitaminarmen Kost. Zuviel des Fleisches und der Wurst, statt zarten, grünen Gemüses und frischer Salate, zuviel rauchige Luft von Vaters Zigarren und Zigaretten, statt würziger frischer Luft in der freien Natur, zu oft die halben Nächte vor dem Fernsehschirm gesessen, anstatt sich dem erholsamen Schlaf im gut durchlüfteten Schlafzimmer hinzugeben.

Das bunte Bild des Frühlings in der Natur sollte uns nicht darüber hinwegtäuschen, daß auch in der Natur viel „Müdes", sprich Krankes, den Frühlingstagen entgegensieht, daß nur wirklich gesunde Pflanzen den Einzug des Frühlings mit seinem Klimawechsel, seinen Stürmen und Regengüssen überstehen.

Auch hier treten die Folgen des Winters zutage und lassen die Natur ihre Auslese treffen. Ebenso aber soll der menschliche Körper beweisen, ob er sich von allen im Körper schlummernden Krankheitsherden und krankmachenden, schädlichen Stoffen befreien kann. Darum empfehlen wir allen leicht anfälligen, auch den bereits kranken oder „halbkranken" Menschen, aber auch jenen, die glauben, ohnehin gesund zu sein, ihren Körper im Frühjahr ebenso zu reinigen und zu entschlacken, wie es die Hausfrau mit der Wohnung tut.

Vor allem in der Ernährung sollte eine richtige Umstellung erfolgen, am Morgen statt Kaffee und Weißbroten den so gesunden Frühlingskräuter-Tee mit Schwarzbrot, vitaminreiche Gemüse- und Salatplatten bevorzugen wir mittags. Und dann auf den ausgiebigen Gang durch die Natur nicht vergessen! Wenn wir bei Sonnenuntergang und dem letzten Amsel-Abendlied heimkommen, denken wir bei Wurstbroten und russischem Tee nicht mehr an Fernsehkrimi oder Jazzgeheul — eine lauwarme Dusche oder ein Kräuterbad — und dann schlafen gegangen. Ein offener Spalt im Schlafzimmerfenster läßt uns leichter hinüberschlummern in einen neuen Frühlingsmorgen. Höchst empfehlenswert wäre noch ein- bis zweimal wöchentlich eine richtige Sauna, die uns von den Winter-Schlacken befreit.

Die ganze Familie ist wie umgewandelt. Die Agilität des Vaters wird gar bald von seinen Berufskollegen bewundernd festgestellt, Mutters strahlende Augen und ihr fröhliches Gemüt werden den Vater erneut entzücken, und auch die Kinder kommen mit guten Zeugnissen verschämt-prahlend heim.

Nur der Opa wird kopfschüttelnd die Wandlung der Wohnung und der „Jugend" feststellen — „das gab es alles nicht in unserer Jugend!".

Die zeitlosen Wanderer!

Das Wandern sollte nicht nur des „Müllers Lust" sein, wie es so schön im Volkslied heißt, es sollte die Lust aller Menschen werden, die gesund sein und ein hohes Alter erreichen wollen.

Das Wandern ist die einfachste, abwechslungsreichste, gesündeste körperliche Betätigung für junge, aber auch ältere Menschen. Es ist an keine Jahreszeit und für richtige „Wanderer" auch an kein Wetter gebunden. Die richtigen Wanderer treffen wir im Frühjahr bei Föhn, im Sommer bei Regen, im Herbst bei Nebel und heftigstem Sturm genauso wie im tief verschneiten Tann zur Winterszeit.

Richtige Wanderer sind auch in einer anderen Weise zeitlos. Am Morgen, wenn die ersten Vögel locken, sind sie schon unterwegs, auch zur sonnendurchfluteten Mittagsstunde und zur Zeit der Abendröte treffen wir sie auf ihren Wegen. Wanderer sind auch nicht wählerisch, ob es ein Werktag ist, oder ob das ferne Summen einer Kirchenglocke den Feiertag kündet, sie wandern!

Wandern ist an kein Alter gebunden. Wer es in der Jugend durch Elternhaus, Schule oder Jugendbünde nicht erlernte oder nicht selbst den Lockungen der Natur erlag, der hat im Laufe seines Lebens noch Gelegenheit, dies reichlich nachzuholen.

Aber um eines bitten wir eindringlich: nicht übertreiben!

Wir entdecken auch die Reize der körperlichen Tätigkeit durch Wandern, wenn wir in der Großstadt das Geschäft oder Büro morgens zu Fuß erreichen, desgleichen abends zu Fuß wieder unser Heim aufsuchen, statt Autobus, Tram oder Schnellbahn zu benützen.

Ein Irrtum, der gerade in der Großstadt allgemein verbreitet ist, daß nämlich das Turnen, als Hallensport oder daheim gepflegt, das Wandern ersetze, muß berichtigt werden. Das Wandern — und sei es nur eine Stunde in frischer Luft — und in freier Natur, kann durch turnerische Betätigung in geschlossenen Räumen, etwa in Turnsälen, nicht ersetzt werden! Kein Turngerät in geschlossenen Räumen ersetzt die ideale Tätigkeit des ganzen Körpers beim Wandern! Wer die unerschöpflichen Reize der Natur für Auge, Ohr und Seele, verbunden mit der sinnvollen, erhöhten Tätigkeit der Muskeln, von Herz, Lunge und sonstigen Organen unseres Körpers nicht verspürt hat, wird niemals den einmaligen Wert der Bewegungstätigkeit unseres Körpers richtig erkennen.

Die körperliche Tätigkeit des heutigen Menschen besteht doch größtenteils in vielstündigem Stehen oder Sitzen. Die viel zu geringe körperliche Betätigung leistet der allgemeinen Herzmuskelschwäche, den Herzkranzgefäßleiden, dem hohen oder niederen Blutdruck, der Verfettung der Schlagaderinnenwände, der Entartung der Abflußgefäße von Fuß bis Oberschenkel zu mehr als häßlichen Krampfadern, der großen Gefahr der Entstehung von Krampfadergeschwüren und Blutgerinnseln (Thrombose bzw. Embolie!) reichlich Vorschub. Wir müssen aber auch den Einfluß des Wanderns auf die Tätigkeit der Atmungsorgane erwähnen, so auf die erhöhte Durchlüftung der Lunge, des Kehlkopfes und schließlich der Luftröhre.

Mangelnde Bewegung in frischer, reiner Luft fördert die Entstehung von bei Stadtmenschen so häufig auftretenden Luftröhrenentzündungen, Husten, Bronchitis, Verschleimung der Atemwege, Bronchialasthma usw.

Nicht zuletzt sei der überaus günstige Einfluß des Wanderns auf unsere Verdauungsorgane festgehalten. Die gesteigerte Sauerstoffzufuhr und die verdauungsfördernde, erhöhte Tätigkeit der Baucheingeweide, die durch das Wandern ausgelöst wird, sind von hervorragendem Einfluß auf unser Gesamtwohlbefinden. Wir sind beim Wandern in Gottes freier Natur ganz der verkrampften Hast des Großstadt-Alltages, dem geräuschvollen, städtischen Verkehr oder dem Maschinengebrumm naher Fabriken und industrieller Betriebe entrückt. Vor allem aber sind wir der Dunst- und Gashülle entflohen, die uns in jeder Gasse und Straße umhüllt. Das erfrischende und belebende Atemgefühl allein wird schon zu einem Erlebnis! Wenn die Stadtmenschen zur Erreichung eines Stückchens unberührter Natur ein Beförderungsmittel brauchen, so soll dies nur ein Mittel zum Zweck sein; zwischen An- und Rückreise muß unbedingt der belebende Gang durch Wald, Wiese oder Heide zum Höhepunkt des Urlaubstages werden. Dies geschieht leider immer seltener! Kaum haben die Menschen die verkrampfende Enge eines Beförderungsmittels verlassen, lockt statt Wald und Heide ein Gasthof oder „Erholungszentrum". Lassen wir diese rechts oder links liegen und wandern wir, ganz unserer Körperkonstitution entsprechend, hinaus in die Natur, so werden wir zwar körperlich müde, aber seelisch erholt und erfrischt heimkehren. Durch gezieltes Training, ohne Übertreibung und Hast, werden wir den tiefen Sinn des Wanderns ganz erfassen: Gesunderhaltung unseres Körpers, beglückendes Erleben in Gottes freier Natur, Kräftesammeln für neue Alltagsstunden.

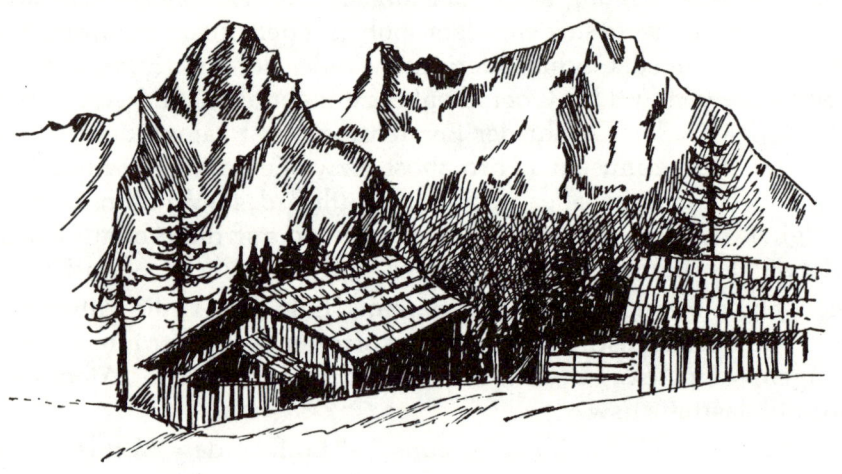

Das Wandern oder Radfahren an schwülen Tagen —
Der lebensgefährliche Sonnenstich

Obwohl es allgemein bekannt ist, wird es selten beachtet: An schwülen Sommertagen ist die Luft so stark mit Feuchtigkeit angereichert, daß die Verdunstung des Schweißes nur langsam vor sich gehen kann. Es kommt über kurz oder lang zu einer Wärmestauung im Körper und zu dessen Überhitzung.

Bis zum Frühtod durch Hitzschlag ist es dann nur mehr ein kleiner Schritt!

Dies trifft nicht nur auf korpulente Menschen zu, sondern auch schlanke, agile Männer und Frauen sind bedroht. Von allen längeren Anstrengungen an schwülen Tagen muß daher ganz entschieden abgeraten werden!

Für eine geplante Wanderung — besonders im Gebirge mit zu überwindenden Höhenunterschieden und lang dahinziehenden Wegen — soll man „trockene" Tage abwarten. Längere Wanderungen bei ungewöhnlich schwülem Wetter verkürze man und gehe sehr langsam, um sich nicht durch Überanstrengung der Gefahr eines Herzkollapses auszusetzen. Das Radfahren — so gesundheitsfördernd es sonst ist — muß an schwülen Tagen ebenfalls mit größter Vorsicht vorgenommen werden. Mehr als 30 km am Tage können wenig Trainierte nicht bewältigen!

An nicht schwülen, aber trocken-heißen Tagen wieder besteht die große Gefahr eines Sonnenstiches. Er äußert sich in dumpfen Kopfschmerzen, Ohrensausen, Schwindel und Erbrechen. Besonders Kinder sind gefährdet! Niemals ohne Kopfbedeckung bei stechender Sonne herumlaufen oder am Strand einschlafen!

Wie viele junge, blühende Menschen wurden so Frühtod-Opfer!

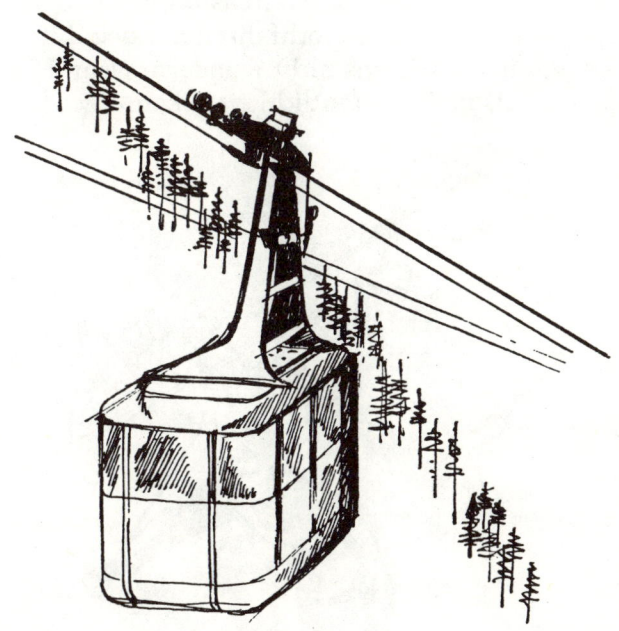

Bergbahnfahrten nicht harmlos!

Urlauber — ob Sommer- oder Winterurlauber — bedenken zumeist nicht, daß der Höhenunterschied zwischen ihrem ständigen Aufenthaltsort und dem gewählten Urlaubsort im Hochgebirge eine große

Gefahrenquelle für ihre Gesundheit birgt. Es stellen sich besonders in den ersten Tagen starke Kreislaufbelastungen ein, und wenn man glaubt, noch zusätzlich als „Höhenurlauber" hohe Berggipfel mit Seilbahnen „bezwingen" zu müssen, kann es sehr gefährliche Herz- und Kreislaufstörungen geben.

Solange es sich nur um Berglifte mit wenigen hundert Metern Höhenunterschied handelt, die außerdem in einem mäßigen Tempo überwunden werden, ist so ein Höhenausflug im Winter oder Sommer nicht weiter gefährlich. Handelt es sich jedoch um moderne Bergbahn-Anlagen, die in wenigen Minuten Höhenunterschiede bis zu 2000 und mehr Metern überwinden, kann dies für Höhenurlauber eine unnatürliche Belastungsprobe sein, die einen Herztod auslöst, selbst wenn sich der Betroffene in den „besten Jahren" befindet.

Kinder dürfen solchen Belastungen überhaupt nicht ausgesetzt werden!

Wenn Skienthusiasten diese Gewaltleistung womöglich an einem Tage öfter wiederholen, durch Hochfahren mit dem Lift und Abfahrt mit den Skiern, dürfen wir uns nicht wundern, wenn Fälle von Herztod häufiger sind als in der Öffentlichkeit bekannt wird.

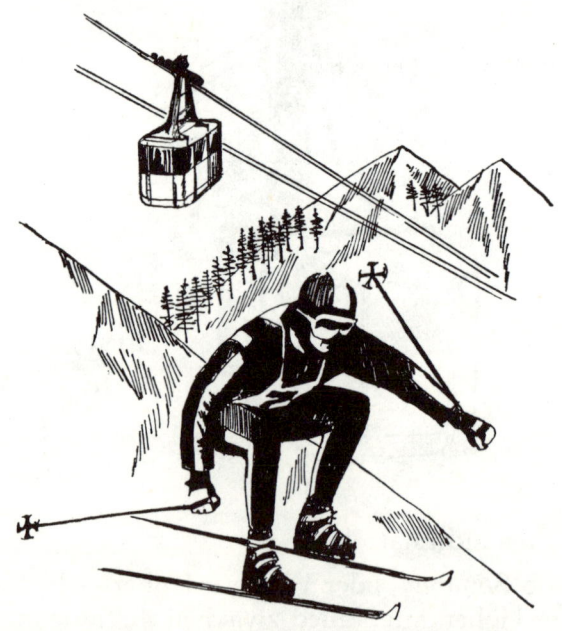

Herrliche, aber bedenkliche Talfahrten

ZUM BESCHLUSS: LEBET NACH DEM RHYTHMUS DER NATUR!

Beobachtet doch die Natur!

Wir haben nicht eine Jahreszeit im Jahr, sondern deren vier. So herrlich der Frühling, wir würden ihn auch nicht ein ganzes Jahr ertragen. Wie freuen wir uns auf den Winter, aber wie froh sind wir, wenn sich die ersten Anzeichen seines nahenden Endes zeigen.

Auch wir sollten mehr diesen Vier-Jahreszeiten-Rhythmus in uns beachten, uns darauf einstellen und danach auch leben. Die Jahreszeiten sind ein Rhythmus in der Natur, und auch unser Körper, unser Geist ist diesem Rhythmus als Glied der Natur unterworfen. Rhythmus in der Natur ist Harmonie in vollendeter Form. Je mehr wir uns diesen harmonischen Rhythmus zu eigen machen, nach diesem rhythmischen Wellental leben, desto natürlicher ist unser Leben, um so gesünder, denn Gesundheit ist Gleichklang mit dem Rhythmus der Natur. Kein hemmender Balken darf sich dazwischenschieben, der bremsend wirkt, den Rhythmus in andere Bahnen lenkt, alles in uns stört. (Die Gangart unserer Bewegung, das richtige Atmen, die zu langsame oder zu hastige Denkart, die unnatürliche oder biologische Ernährung, das seelische Erleben.)

Gestörter Rhythmus — gestörter Ablauf der Natur; Absterben alles Lebendigen in der Natur, auch der Menschen als Teil der Natur; als vorzeitiges Ende alles Lebendigen: der Frühtod!

Suchet innigen Kontakt mit der Natur!

Schiebet den Alltag Eures Lebens zusammen und gewinnt damit Zeit für den Gang in die Natur!

Verlasset Euer Haus und geht in den Wald, auf die Wiese, durchquert Hain und Anger. Seht Euch alles an, was die Natur für Euch ausgebreitet hat, die vielen entzückenden Blumen, die blühenden oder wieder zum Winterschlaf sich vorbereitenden Sträucher, das kunstvolle Vogelnest, den scheinbar leblosen Stein, die kunstvollen Windungen eines Millionen Jahre alten Ammoniten, das vielfältige Leben in einem Wassertümpel. Betrachtet die Harmonie der Landschaft, laßt einwirken in Euch die stumme Pracht eines sternenbesäten Himmels.

Laßt alle diese Wunderwerke auf Euch einwirken, fühlt Euch auch als ein nichtig allerkleinstes Pünktchen in diesem All, in dem alles seine Aufgabe erfüllt, auch Ihr, als nichtige Pünktchen. Denkt immer dabei, daß Milliarden und Abermilliarden Pünktchen das All zusammensetzen, somit auch Ihr Mitwirkende seid an dieser kosmischen Pracht und einmaligen Schönheit! Wie das belebt! Wie Ihr Mut bekommt, das eine oder andere Rätsel der Natur zu ergründen, wie Ihr zum Entdecker des einen oder anderen Geheimnisses des Alls werdet, wie Ihr das gefundene Naturrätsel heimtragt in Euer Kämmerlein und es dort — statt in rauchigen Lokalen bei Gift und üblen Mitmenschen — zu enträtseln sucht in den Werken eines Raoul Francé, eines Wilhelm Bölsche, eines Friedrich Morton, Ernst Haeckel, Henseling, Weizsäcker und so vielen hundert anderen.

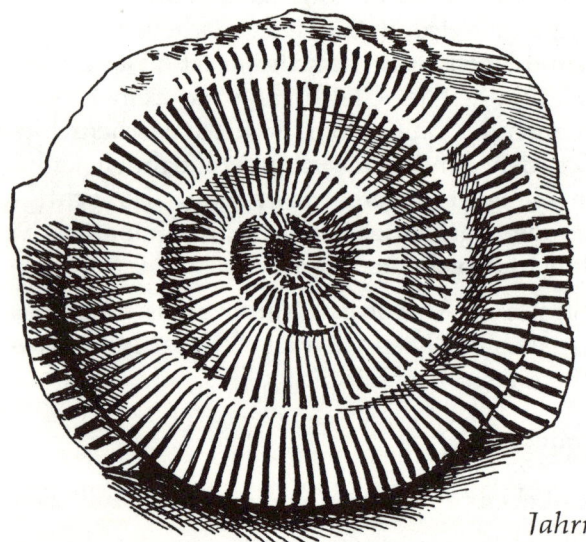

Jahrmillionenalter Ammonit

Suchet aber genauso den „Mikrokosmos" ganz nahe um Euch herum, suchet die unmittelbaren Lebensgesetze der Natur.

Wie ist es um Eure unmittelbare Einordnung in die Natur bestellt? Stört Ihr Naturgesetze in Euch, so versündigt Euch nicht länger, sondern kehret um und seid wieder ein harmonisches Naturgeschöpf!

Folgt der Natur, denn, wie Goethe so treffend sagte: „Wer ihr zutraulich folgt, den drückt sie wie ein Kind an ihr Herz!"

Ärgert Euch nicht — sorgt Euch nicht und seid dem Leben gegenüber positiv eingestellt!

Nicht ärgern — leicht gesagt, wird sich da mancher Leser denken und erinnert sich an den Krach vor wenigen Tagen mit dem Nachbarn, an die Auseinandersetzungen mit dem Betriebsrat, an die Debatten mit dem Vorgesetzten wegen einer Akten-Entscheidung, an den Ärger wegen eines Artikels in der Zeitung, an Unpünktlichkeit des Personals, Zugverspätung, Probleme mit den Kindern, nichts als Krach, Ärger und Verdruß.

Alles Alltagsdinge, über die wir uns da ärgern. Am nächsten Tag sieht alles wieder ganz anders aus, selbst die schlechten Noten im Zeugnis unserer Kinder verblassen und lösen ein Lächeln aus, wenn wir zurückdenken, daß wir doch auch einst manchmal schlechte Noten heimbrachten. Laßt doch den Ärger, er stört die Harmonie in Euch, lähmt die Lebensenergie, macht müde, denn Ärger ist ein Seelengift. Er häuft sich an, bis die Seele vollgeladen ist, dann frißt er sich weiter, beraubt Euch des Appetits, des Schlafes, der geistigen und der Körperkräfte und endet schließlich mit Frühtod.

Und noch eines: Ärger ist ein Bazillus, der übertragbar auf Eure Umgebung ist! Ihr stiftet nichts als Schaden an Euren Nächsten, in der Familie, im Büro, Ihr steckt alle Menschen an, mit denen Ihr in Kontakt tretet.

Dann bedenkt: Ärger ist das Negativste der Welt, denn mit dem Ärger ändert Ihr rein gar nichts. Ihr macht damit nichts ungeschehen und nichts besser. Da ist es doch viel klüger, nicht alles so furchtbar wichtig zu nehmen, denn so fällt allein die Hälfte der Ärger-Anlässe weg, die andere Hälfte lösen wir durch unsere geistige Überlegenheit auf und unseren unerschütterlichen Humor, unsere Seelenfreude!

Versucht doch bei allen Dingen, über die Ihr Euch ärgert, auch die andere Seite zu sehen. Das schlechte Zeugnis unseres Sohnes könnte doch auch ein Ansporn für ihn sein, fleißiger zu werden. So mancher Mathematikprofessor brachte auch dann und wann schlechte Noten im Rechnen nach Hause.

Und erst die Sorgen! Sie werden allein schon um die Hälfte kleiner, wenn Ihr ihre Ursache in Ruhe studiert, denn ihre Beseitigung liegt doch meist an Euch selbst. Denkt doch nur öfter an die Lilien im

Felde, die auch ernährt werden. Das gibt wieder Zuversicht und Kraft, um mit den Schwierigkeiten des Alltages fertig zu werden.

Mit der Sorge ist es genau so wie mit dem Ärger: Nicht tatenlos herankommen lassen, von selbst ändert sich nichts, unser persönlicher Einsatz ist alles, verbunden mit einem unerschütterlichen Glauben, dann bleiben jene Lebenskräfte in uns erhalten, die uns nie an die ausweglosen Abgründe heranbringen. Unser positives Denken und Handeln wird immer den Weg aus der finsteren Schlucht der Sorge und Angst herausfinden!

Eines Tages werdet Ihr rückschauend den Weg durch die finstere Schlucht verklärt sehen. Eigenartig, wie sich Mut, Tapferkeit, Zuversicht und Glaube lohnen. Rückschauend seht Ihr plötzlich auch schöne Augenblicke auf dem seinerzeitigen Gang durch die finstere Schlucht!

Wer dieser Rückschau nicht fähig ist, dem mangelt es an Kraft zur Bewältigung der Gegenwart, dem fehlt der zuversichtliche Glaube in die Zukunft.

Hab' Sonne im Herzen, ob's stürmt oder schneit,
ob der Himmel voll Wolken, die Erde voll Streit!
Hab' Sonne im Herzen, dann komme was mag,
das leuchtet voll Licht dir den dunkelsten Tag!

CÄSAR FLAISCHLEIN
Lyriker, Dramatiker und Erzähler,
Stuttgart 1864 – Gundelsheim 1920

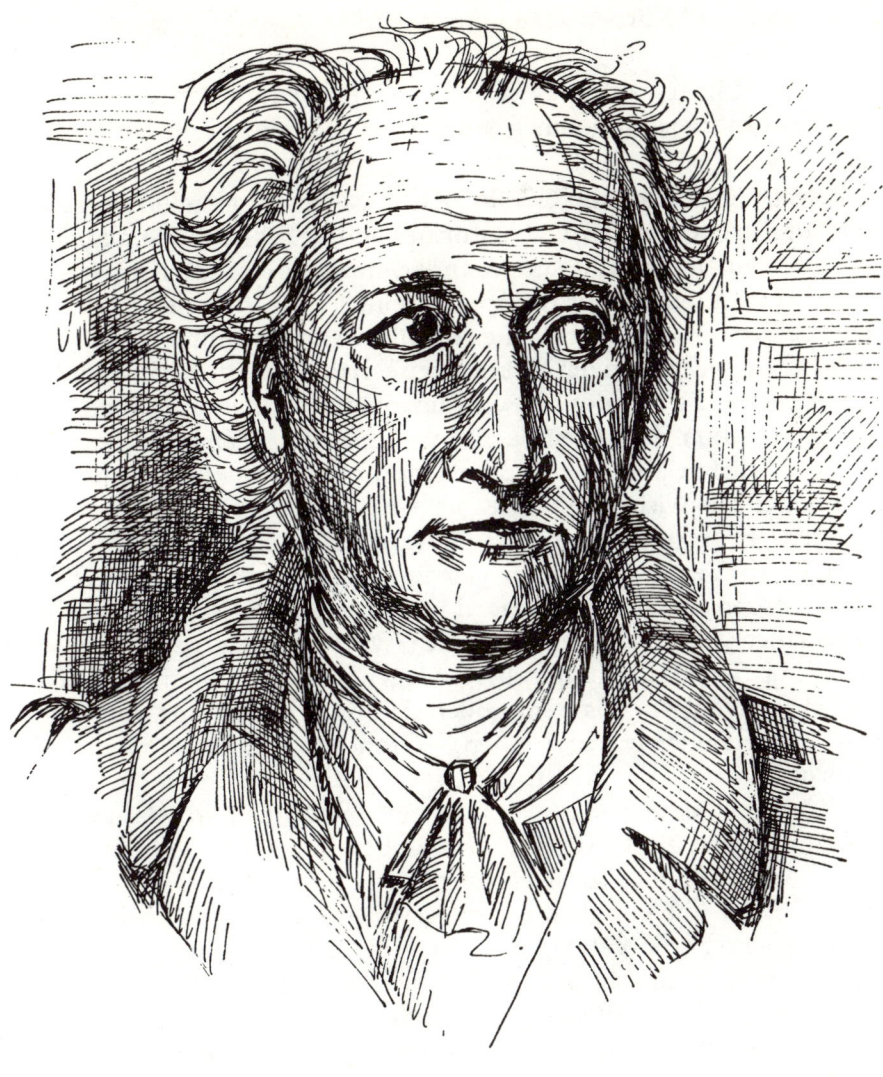

Des Menschen Seele gleicht dem Wasser;
Vom Himmel kommt es, zum Himmel steigt es,
Und wieder nieder zur Erde muß es,
Ewig wechselnd! —

JOHANN WOLFGANG VON GOETHE

Geist, Seele und Körper seien immer rein!

Die alten Römer sagten es schon in einem verkürzten Zitat: mens sana in corpore sano — ein gesunder Geist in einem gesunden Körper!

Es besteht aber auch die Gefahr, daß aus diesem abgekürzten Zitat einer uralten römischen Gebetsformel einige Fehlschlüsse abgeleitet werden können. Es muß ein gesunder, muskelkräftiger Körper nicht immer einen klaren Kopf tragen oder einen einwandfreien Charakter beherbergen! Auch macht die Krankheit nicht immer vor einer natürlichen, vernünftigen Lebensweise halt, es gibt unabwendbare Krankheiten, die in jeder Hinsicht unverschuldet hereinbrechen. Dies muß man schon deswegen sagen, weil sich oft Menschen noch mit Selbstvorwürfen abquälen. Schließlich gibt es Menschen, denen ihre Gesundheit so wichtig ist, daß sie einen Diätfehler als Sünde bezeichnen. Hier muß man doch unterscheiden zwischen schweren, moralischen Verfehlungen im Gewissensbereich und viel unwichtigeren Dingen wie gelegentlicher Entgleisungen im Bereich einer naturgemäßen Lebensführung. Freilich wird es auch gegenüber der Pflicht zur Selbsterhaltung schwerwiegende Versündigungen geben. Darum wenden wir uns dem vollen Zitat zu, wie es uns von einem alten Schriftsteller erhalten blieb: „Orandum est, ut sit mens sana in corpore sano", das heißt, „Man soll beten, daß in einem gesunden Körper eine gesunde Seele wohne!". Bedenken wir daher stets, daß Gesundheit ein Geschenk, eine Gabe Gottes ist. Sie kann durch eine unvernünftige Lebensweise verwüstet und zerstört werden, aber sie muß nicht unbedingt und zwangsweise aus noch so sorgfältigen Bemühungen hervorgehen, sie läßt sich nicht erzwingen. So geht unser Bemühen um Ordnung, Reinheit und Gesundheit mit dem Bewußtsein einher, daß wir doch unzulänglich und abhängig bleiben. Trotzdem werden wir aber alle Willenskraft anstrengen, denn ohne unseren guten Willen, unser Studium und die entsprechende Ausführung unserer Entschlüsse werden wir nichts erreichen. Viele Jahrhunderte später wiederholte es der große Paracelsus: „Die pestilenz kommet über euch — so ihr den geist, die seel und den körper nit rein haltet!".

Auch Sebastian Kneipp, Are Waerland, Werner Zimmermann und noch so viele Große der Gegenwart sagten es in ebensovielen Varianten.

Es ist ein ehernes Gesetz; es durchzieht Jahrtausende der Weltgeschichte und bleibt unverrückbar, unteilsam, bis an das Ende allen
Lebens auf diesem Pünktchen Erde, in diesem unübersehbaren All.

Euer Körper sei rein! Nicht aus Angst vor Seuchen und Bazillen,
dies wäre eine negative Hygiene. Wir hörten ja ein paar Zeilen vorher über das Lähmende der Angst und Sorge. Reinheit des Körpers
sei Euch ein tägliches Bedürfnis, erzieht Euch selbst zu diesem Gebot
und lehret es Eure Kinder!

Die Reinheit des Körpers sei aber nicht beschränkt auf tägliches
Waschen des ganzen Körpers, Ölen und Bürsten und Massage der
Muskeln. Rein sei ebenso das Innere Eures Körpers. Haltet Eure
Gedärme rein vom Unrat der Verdauung, vor allem aber haltet
Euer Blut rein von allen Giften der Nahrung, den sogenannten
„Genußgiften", wie sie der Alltag an Euch heranbringt! Wir brau-
chen diese Alltagsgifte nicht nennen, Ihr kennt sie zur Genüge. Ihr
verunreinigt Euren Körper im Innern, wo weder Seife noch Bürste
hinkommt, und Unreinheit, Unrat macht krank.

Die Unreinheit Eures Körpers greift Euren Geist und Eure Seele an,
auch diese werden anfällig — Geist und Seele beginnen zu verschmut-
zen. Feinste Schmutzteilchen verunreinigen Geist und Seele, den Charakter, die Ethik im Berufsleben, in der Familie, im Freundeskreis,
nehmen Reinheit, Klarheit und Geradlinigkeit von uns.

Wie schön wäre es auf der Welt, wenn Reinheit von Körper, Geist
und Seele bei allen Menschen ein oberstes Lebensgesetz wäre, wie
schön und voll Vertrauen wäre das Verhältnis der Menschen zuein-
ander! In der Keimzelle der menschlichen Beziehungen, in der Familie
würde es beginnen, würde sich weiterbilden in der Nachbarschaft,
in der Gemeinde, im Staat. Der Funke würde überspringen zu anderen Völkern. Wie würden das Siechtum, die Krankheiten, das körperliche und seelische Elend unserer Tage zurückgehen!

Wie würden sie abflauen, die kleinen und großen Intrigen, Neid und
Gehässigkeiten, selbst für das Urübel der Menschen, die Kriege, gäbe
es sehr wenig Anlässe. Ja, wenn? Doch wir wollen nicht in das Negative abgleiten, denn reine Menschen denken nie negativ. Unser Denken sei nur positiv eingestellt. Positive Gedanken erzeugen eine
Atmosphäre, in der wir gedeihen können.

Haltet Euch an unsere Ratschläge, und Ihr werdet bald ihre Richtigkeit fühlen!

Grundforderungen von Geist und Seele

Wir können nicht allein für die Gesundheit unseres Körpers sorgen, auch seelisch müssen wir gesunden!

Körper und Seele bilden eine Einheit, den Menschen. Jedes körperliche Leid beeinflußt die Seele, und seelisches Leid läßt den Körper siech werden.

Tausende von seelisch Erkrankten sperrt man in Irrenhäuser, wieviele aber laufen frei herum mit allen Merkmalen einer kranken Seele, einem Defekt, der auch den Körper krank macht. Viel körperliches Leid ist seelischen Ursprunges. Für den kundigen Arzt ist so manches körperliche Siechtum nur der Spiegel einer kranken Seele. Die kranke Seele hat außer dem körperlichen Siechtum noch andere äußere Zeichen, und wir glauben, daß die biblische Warnung „Hütet euch vor den Gezeichneten!" nur allzu wahr ist und viel mehr beachtet werden sollte. So aber geht das Gemeine, Unschöne, Verkommene, Selbstsüchtige und Lasterhafte millionenfach herum, und der Glaube an das Schöne, Gute und Edle, an das ewig Harmonische in der Natur und der Schöpfung schwindet bedenklich.

Beschränken wir uns einmal nur auf unseren Kontinent. Das europäische Abendland, einst geistiger und moralischer Führer der Welt, steht vor einem Bankrott der Sitten, Moral, Ehre und Glauben an Gott, den Schöpfer aller Harmonien. Man möge uns nicht entgegnen, daß wir schwarz sehen, man nenne uns nicht einige tausend Namen bedeutender Menschen, was sind sie gegen die niederträchtigen Handlungen, Gemeinheit, Brutalität, geistige und sexuelle Verkommenheit, diese Gier nach Macht, diese Sucht nach allen Genüssen, diesen Tanz um das goldene Kalb!

Wieviel körperliches und seelisches Leid belastet allein diesen Kontinent! Es sind nicht mehr Bataillone, es sind Heersäulen, die da gegen das Fähnlein der Aufrechten marschieren, die mit einer gesunden Seele ausgestattet, alle Ideale und Harmonien auf ihre Fahne geschrieben haben. Und schon kommen zahlreiche Fragen, wieso konnte es so weit kommen?

Da gibt es nur eine Antwort: Dieser Seuche, diesem Ungeist der Gegenwart, wird viel zu wenig Widerstand entgegengesetzt. Die Idealisten und Vertreter aller positiven Werte müßten genauso rückhaltslos für ihre Ideale einstehen, wie die Vertreter alles Unschönen, Gemeinen, Verkommenen.

Je gesünder wir sind, desto höher unsere Ideale, je gesünder wir an Leib und Seele sind, desto kräftiger fühlen wir uns auch. Wir haben dann auch Mut und eine unverrückbare Zuversicht, daß durch unser Vorbild und unser Kämpfen über dem sich in Fieber schüttelnden Abendland doch wieder der strahlende Morgen aufgeht.

Aus dem Fähnlein der Aufrechten und Gesunden müssen wieder Heersäulen werden und diese ständig durch fortwährende Aufklärung wachsende Menge gesunder und damit seelisch idealer Menschen wird Männer und Frauen hervorbringen, die alle Voraussetzungen haben, führend und lenkend zu wirken. Die heutigen Heersäulen der Kranken und Siechen hingegen müssen zusammenschrumpfen zu Fähnlein der Unbelehrbaren. Die wird es immer geben. Wir können den falschen Kurs nur wenden, wenn wir die

Grundforderungen

der geistig und körperlich Gesunden erfüllen, die da sind:

1. Wir müssen — dies ist das erste und oberste Gebot — *uns selbst überwinden*, unnachgiebig sein in unserem Willen, *so zu leben, um uns gesund zu erhalten.*

Gesund werden und gesund bleiben wir weitestgehend nur dann, wenn wir alles meiden, was uns krank macht, alles in uns fördern, was uns vom Krankhaften befreit! Unseren Kindern muß schon eingeschärft werden, daß Gesunderhaltung ein göttliches Gebot ist!

2. Wir lassen ab von Geiz und Neid, diese verdunkeln die Seele und belasten Leber und Galle!

3. Wir beherrschen uns und sind weder jähzornig noch unduldsam, denn dies macht die Seele müde und verbraucht die Nerven!

4. Wir lassen Eifersucht nicht aufkommen, diese vergiftet unsere Seele, stört die körperliche Entwicklung und macht uns schlaff und kurzsichtig!

5. Wir wählen Angst und Unruhe nicht als Begleiterinnen unseres Lebens!

Die ängstliche und bange Seele verkümmert, ist zu nichts Hohem, Erhabenem fähig. Angst und Sorge machen steife Glieder und lasten auf Magen und Darm! Scheint dir die Last des Alltags zu groß, dann denke immer, daß die Last nie größer ist, als du tragen kannst. Nur die brechen zusammen, die an keinen Gott glauben! Gott kennt keine Angst, ER ist die Stille, die belebende Stille, in Ihm ruht unsere Seele!

6.   Wir sind nicht freudelos und trübsinnig!

Trübsinn ist ein arges Seelengift; der Körper verliert seine Widerstandskraft, das Herz stellt seine Lebensfunktion frühzeitig ein.

Freude und Frohsinn beleben Seele und Körper, sie sind die Quellen, aus denen wir immer wieder Kraft schöpfen. Gott läßt diese Quellen nie versiegen, denn ER liebt die Fröhlichen!

7.   Wir sollen uns nie einsam und verlassen fühlen, denn Einsamkeit und Verlassenheit können genau so tödlich auf Seele und Leib wirken wie der Mangel an Freude und der Trübsinn!

Wir sind nicht einsam und haben keinen Grund, uns verlassen zu fühlen, solange wir eine Lebensaufgabe zu erfüllen haben, und bestünde sie nur darin, Blumen zu betreuen, über ihr Wachsen, Blühen und Gedeihen zu wachen!

Ein ganz Verlassener meinte, als wir ihm dies geraten: „Ja, es war wirklich schön, nur kurz war die Freude. Aber die Blumen geben mir so viel zum Nachdenken, und so kam ich auf das Unvergängliche, auf Gott, der die Blumen schuf. Seitdem ich Gott um mich habe, seine Werke tagtäglich studiere und bewundere, bin ich nicht mehr einsam." Seht nur, was so Blumen vermögen!

8.   Wir sind nicht trostlos und mutlos bei Schicksalsschlägen!

Diese lasten sehr auf Seele und Leib, heben den Blutdruck bei den einen, senken ihn bei den anderen. Sind wir mutlos, wird unser Lebensrhythmus gehemmt, Trostlosigkeit führt zu raschem Siechtum!

9.   Wir dürfen uns niemals dem Müßiggang hingeben, niemals untätig sein, denn Müßiggang ist aller Laster Anfang!

Die Seele stumpft ab und wird von Begierden und Lastern zerstört, der Leib wird aufgedunsen und geht an Geschwülsten und Entartung zugrunde!

10.   Wir wollen weder hochmütig noch machthungrig sein!

Hochmut und Herrschsucht werden nie alt, Seele und Leib erkalten; Kälte verödet die Seele, alle Organe brauchen Blutwärme, nicht Kälte. Nie sei uns ein Mitmensch, ein Nachbar zu gering, noch verachten wir ihn oder nützen sein geringeres Wissen aus. Die Hochmütigen und Herrschsüchtigen haben keine Freunde.

Wer aber seinen Mitmenschen etwas abgibt von seinem Wissen, seinen Erfahrungen und seinem Überschuß an Herzenswärme, wer Interesse und Mitgefühl zeigt, wird merken, wie die anderen an uns wachsen. Wir haben dann einen Mitmenschen unseresgleichen, den wir nicht mehr zu gering zu finden brauchen.

Seien wir statt hochmütig — wohlwollend, statt herrschsüchtig — duldsam!

Befolgen wir dies alles, so wird aller Übel Größtes, die Krankheit, von uns weichen, wir haben die wahre Freiheit des Lebens erreicht, wir bannten vor allem den Frühtod!

Mit dem Inhalt dieses Buches haben wir im Grunde nicht viel Neues ausgesagt, vielleicht nur anders formuliert, was schon so viele Lebenserfahrene vor uns taten.

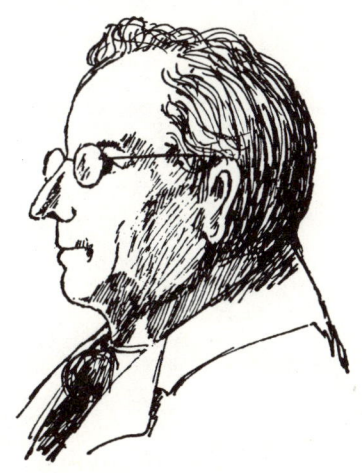

Der Dichter Rosegger aber sagte so treffend: „Die Weisen aller Zeiten haben immer dasselbe gesagt, und die Toren, d. h. die unermeßliche Majorität aller Zeiten, haben immer dasselbe, nämlich das Gegenteil, getan!"

Aus der Schatzkammer
menschlichen Geistes
über
Gott
Natur
Mensch
und
Gesundheit

Eine Auswahl von Zitaten
und Aussprüchen
aus der Weltliteratur
zur Ergänzung
der Themen dieses Werkes

GEBET EINES ARZTES

Du hast uns die Liebe als Arznei gegeben, o Gott, und willst, daß der Arzt in dieser Liebe eingeschlossen sei, um den Kranken zu heilen.

So wie Deine Liebe kein Ende hat, soll auch unser Forschen und Dienen kein Ende haben.

Ohne Deine Hilfe ist der Arzt machtlos, aber mit Dir vermag er das Höchste.

Du bedienst Dich unser, weil Du selber gern im Verborgenen bleibst.

Dein Wille ist, daß Du durch uns die Kranken heilst.

Du gießt in das Herz die Freude am ewigen Leben, und jeder, der an Dich glaubt, wird lebendig auferstehen.

Du hast im Menschen die Kräfte aller Elemente geheimnisvoll zusammengefaßt, so wie ein Arzt, der aus den Säften der Kräuter die Kraft zum Heilen zieht.

Laß mich alles zum Nutzen der Kranken nach bestem Vermögen und Urteil anordnen; alles Schädliche von ihm fernhalten!

Laß mich heilig und rein meine Kunst und mein Leben bewahren!

Amen!

THEOPHRASTUS V. HOHENHEIM, GEN. PARACELSUS

Gesundheit ist ein Stück Humor und Freude!

ALAIN (Deckname f. E. Chartier)
Französischer Philosoph der Gegenwart

Verlasse dich nie auf Menschen — verlasse dich nur auf die Natur!

ARISTOTELES
Griechischer Philosoph, Schüler Platons, um 330 v. Chr.

Eine herrliche Schule ist die Natur für das Herz! — Wohlan, ich will ein Schüler in dieser Schule sein und ein lernbegieriges Herz zu ihrem Unterricht darbringen. Hier werde ich Weisheit lernen — die einzige Weisheit. Hier werde ich Gott kennen lernen und in seiner Erkenntnis den Himmel finden!

LUDWIG VAN BEETHOVEN

Wir sollten viel mehr von den Pflanzen lernen!

PROF. DR. AUGUST BIER
Hervorragender Chirurg, erkannte die Heilkraft der Homöopathie und erstrebte die großen Zusammenhänge in der Natur, besonders auf dem Gebiete der Pflanzen, der Vererbung und der harmonischen Weltordnung

Nur im Reiche der Pflanzen werden die Federn gespannt, welche die Uhr des Lebens treiben.

Du kannst dein Leben nicht verlängern noch verbreiten, nur vertiefen.

Die Ernährung ist die Grundlage sämtlicher menschlicher Leistungen.

DR. MAX BIRCHER-BENNER
Schweizer Naturarzt, 1867—1939

Jede wirkliche Heilung ist ein schöpferischer Vorgang, zu welchem eine Gnade hinzukommen muß, die weder der Arzt noch der Patient von sich aus erzwingen kann.

Je erstaunlicher und grenzenloser die technischen Errungenschaften und Möglichkeiten werden, desto größer die menschliche Anarchie, die, wie es scheint, an der technischen Perfektion keinen Halt findet.

Die Tablette ist überhaupt eine der eindrucksvollsten Symbole der technischen Welt von heute, die ihre Angebote an den Menschen immer in harmlos-ansprechender, sanft überredender Aufmachung vorbringt.

DR. JOACHIM BODAMER
Philosoph, Arzt, Lebensreformer, 1910

Hast du einen redlichen Beruf, harre aus, werke, arbeite, suche aber auch die Wunder in der Natur, in den Blumen und Steinen, oder sei es in den Künsten, was es wolle, es ist alles Gottes Werk; ergründe die Geheimnisse der Natur, der Blumen, Bäume, es ist alles, alles Gottes Wunderwelt.

Das Paradies ist noch in der Welt, aber der Mensch ist nicht mehr darin.

JAKOB BÖHME
Philosoph, Mystiker, 1575—1624

Entwaffne den Haß durch Güte — durch Verzeihen das Böse. Den Herzlosen aber heile durch Liebe!

GOTAMA BUDDHA
500 v. Chr.

Die Natur ist der ewige Jungborn, der alle Pillenschluckerei unnötig macht.

Suche Gott nicht hinter den Sternen und Sonnen, suche Gott in deinem Herzen!

BRUNO BÜRGEL
Astronom und Philosoph, 1875—1948

Wir sind Opfer der Rückständigkeit der Wissenschaft vom Leben. Das einzig mögliche Heilmittel von diesem Übel ist eine sehr viel gründlichere Kenntnis unseres Selbst. Da die natürlichen Daseinsbedingungen durch die moderne Zivilisation zerstört sind, ist die Wissenschaft vom gesunden Menschen die notwendigste aller Wissenschaften geworden!

PROF. DR. ALEXIS CARREL
Berühmter französischer Arzt, Chirurg und Philosoph, 1873—1944

Unsere Zivilisation droht zum Opfer ihrer eigenen Errungenschaften zu werden: wir verpesten unsere Atemluft mit Abgasen, Rauch und Industriestaub.

Wir vergiften die Gewässer, wir verseuchen die Erde mit radioaktiven Strahlen. Und mit alldem benehmen wir uns unvernünftiger als jeder Vogel, dem es nicht einfiele, sein eigenes Nest zu beschmutzen.

RACHEL L. CARSON
Eine der bedeutendsten Biologinnen der Gegenwart. In ihrem Standardwerk „Der stumme Frühling" berichtet sie in erschütternder Weise, wie der Mensch zur Bekämpfung von Insekten und Unkräutern tödliche Gifte verwendet und so die Menschheit, die ganze Natur auf das schwerste gefährdet und vernichtet.

*Unsere Welt wird von einer Krise bedroht, deren Ausmaß denjenigen zu entgehen
scheint, die die Macht haben, große Entscheidungen über Gedeih und Verderb zu fällen.
Die entfesselte Gewalt des Atoms hat alles verändert, außer unsere Denkgewohnheiten,
und wir gleiten einer Katastrophe ohnegleichen entgegen.
Eine neue Art zu denken ist notwendig, wenn die Menschheit weiterbestehen will.
Diese Bedrohung abzuwenden, ist das dringendste Problem unserer Zeit.*

ALBERT EINSTEIN

Es genügt nicht, die Gesetze der Natur zu kennen, man muß nach ihnen leben!

RAOUL HEINRICH FRANCÉ
Bedeutender Naturforscher und Philosoph, 1874—1943

*Drei Dinge nur vermag ich ganz zu loben,
Die stets zu echtem Heil den Grund gelegt:
Gesundheit, Mut und heiteren Blick nach oben!*

EMANUEL GEIBEL
1815—1884

Lebe, wie du, wann du stirbst, wünschen wirst — gelebt zu haben!

CHRISTIAN FÜRCHTEGOTT GELLERT
1715—1769

*In der lebendigen Natur geschieht nichts, was nicht in Verbindung mit dem Ganzen
stehe.*

Die Natur hat immer recht, und die Fehler und Irrtümer sind immer die der Menschen.

Die Natur weiß allein, was sie will!

*Blumen sind die schönsten Worte und Hieroglyphen der Natur, mit denen sie uns
andeutet, wie lieb sie uns hat!*

Hätte die Natur soviel Gesetze wie der Staat, Gott selbst könnte die nicht regieren!

Solange man lebt, sei man lebendig!

Nicht Wünschelrute, nicht Alraune, die beste Zauberei liegt in der guten Laune!

*Das Herrliche hat die Natur, wie man auf sie losgeht, daß sie immer wahrer wird,
sich immer mehr entfaltet, immer neu erscheint, ob sie gleich die alte, immer tiefer,
ob sie gleich immer dieselbe bleibt.*

*Den Arzt, der jede Pflanze nennt,
Die Wurzel bis ins Tiefste kennt,
Dem Kranken Heil, den Wunden Lindrung schafft,
Umarm ich hier in Geist- und Körperkraft!*

*Was kann der Mensch im Leben mehr gewinnen, als daß sich Gott in der Natur ihm
offenbare!*

JOHANN WOLFGANG VON GOETHE
1749—1832

Mit welcher Schuld hat die Menschheit sich durch Sünde an der Natur befleckt?!

GERHARD HAUPTMANN
1862—1946

*Wer gegen die Natur ist, der ist gegen Gott!
Was gegen die Natur ist, das ist gegen Gott!*

FRIEDRICH HEBBEL
1813—1863

Jeder Arzt sollte ein Lehrling der Natur sein!
Euere Heilmittel sollen Nahrungsmittel und euere Nahrungsmittel sollen Heilmittel sein!

HIPPOKRATES
um 400 v. Chr.

Je mehr der Mensch der Natur und ihren Gesetzen treu bleibt, desto länger lebt er,
je weiter er sich davon entfernt, desto früher ereilt ihn der Tod!

CHRISTOPH WILHELM HUFELAND
1762—1836

„Folge der Natur", — besser noch: „Störe die Natur nicht!"

DR. ROBERT G. JACKSON
Bedeutender Naturarzt, um 1940

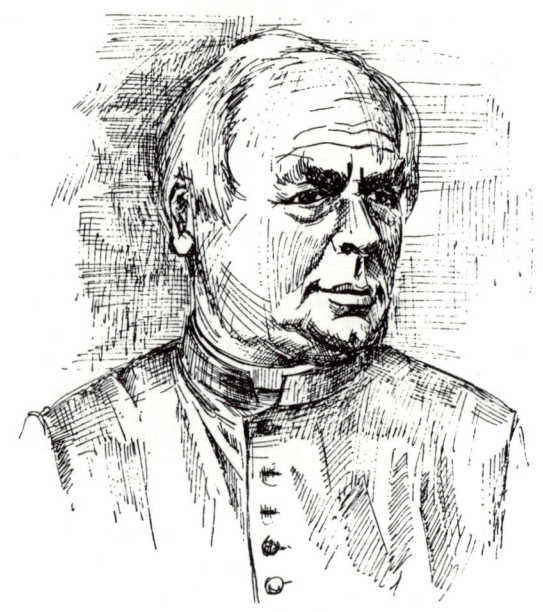

Was die Gesundheit erhält, kann auch die Krankheit heilen!
Es ist viel schwerer, die Menschen gesund zu erhalten, als sie von irgend einer Krank-
heit zu heilen. Die Naturheilkunde hat daher die vornehmste Aufgabe, alle Wege zu
suchen, um die Menschen bis ans Ende ihrer Tage lebenskräftig, gesund und tätig
zu erhalten!
Wie gut ist Gott! So drängt sich's mir aus dem Herzen! Nicht bloß was zur Erhaltung
des Lebens, zu des Leibes täglichem Brot notwendig ist, läßt ER uns wachsen; ER, der
in unendlicher Weisheit alles nach Maß, Zahl und Gewicht geschaffen, läßt in väter-
licher Liebe zahllos auch diejenigen Kräutchen aus der Erde hervorschießen, welche dem
Menschen in kranken Tagen Trost und seinem Schmerz Lindrung und Heilung ver-
schaffen!
Wem es gelänge, die Menschheit zur Einfachheit, Natürlichkeit und vernünftigen
Lebensweise zurückzuführen, der hätte das Höchste geleistet, nämlich die soziale Frage
gelöst!

SEBASTIAN KNEIPP
1821—1897

Verlorenes Geld ist ersetzbar — verlorene Zeit niemals; verlorene Gesundheit kostet beides — Zeit und Geld.

Ein Grundirrtum dieser Tage: wenn man ohnehin etwas für die Gesundheit tut, könne man die schädlichsten Gewohnheiten beibehalten.

Unser Schicksal hängt davon ab, ob wir lernen werden, die Maschine in unsere Dienste zu zwingen, oder ob wir uns bescheiden werden, die Maschine zu bedienen.

UNIV.-PROF. DR. WERNER KOLLATH
Berühmter Arzt und Biologe der Gegenwart

Die große Krankheitsursache der Gegenwart liegt darin, daß der Mensch das natürliche Gefühl für seine Gesunderhaltung verloren hat.

Die Kräuter sind die ersten, einfachsten und wohlfeilsten Heilmittel, gegen viele Krankheiten vom Schöpfer angepaßt.

PFARRER JOHANN KÜNZLE
Schweizer Naturarzt, 1857—1945

Die Freiheit, uns gesund in der engsten Verbundenheit mit dem Kosmos fühlen zu dürfen, haben wir zumeist vertauscht mit einer „Freiheit", die ins Chaos führt. Wo aber die kosmische Ordnung aufhört, hört auch die Gesundheit auf!

Die Auffassung der Chemiker, daß viele der in den Nahrungsmitteln und Getränken angewandten Chemikalien neutralisiert oder wieder ausgefällt würden, zieht nicht für den ganzheitlich denkenden Menschen. Denn das Wertvollste an der Nahrung, eben das Lebendige, wird durch jede chemische Reaktion gestört und zumeist zerstört, so daß nachfolgendes Neutralisieren oder Ausfällen daran nichts mehr ändert!

Wer die echte Freiheit wählt, muß darnach trachten, sich in jene kosmisch-natürliche göttliche Bindung zu bringen, die als Ausdruck der Freiheit Gesundheit bedeutet, freies Sichbewegen dürfen und Sichbewähren dürfen in Gottes freier Natur!

PROF. DR. MED. KARL KÖTSCHAU
Führender deutscher Internist und Lebensreformer der Gegenwart

Wenn eine Seele müde und krank ist, gibt es keine bessere Arznei als Blumen. Die Lieblichkeit, mit der sie uns ansehen, wirkt so zuversichtlich und frohmachend, daß wir alle Schwere und aufsteigende Trostlosigkeit verlieren und schon der lieblichen Blumen wegen wir uns wieder in den Alltag begeben.

UNIV.-PROF. DR. HANS MOLISCH
Pflanzenanatom und Pflanzenphysiologe, 1856—1937

Die Triebfeder des Handelns liegt in der Nahrung!

Wir wollen keinen Staat von Kranken, Leidenden und Siechen! Der Idealstaat muß den Anfang beim Wohlbefinden seiner Menschen machen!

(Niedergeschrieben 350 vor Christi!)
PLATON
Griechischer Philosoph, Schüler des Sokrates, 427—347 v. Chr.

Die Kunst zu heilen kann viel Leiden lindern, doch schöner ist die Kunst, die es versteht, die Leiden im Entstehen schon zu verhindern!

Höchstes Mitgefühl und Liebe zu den Kranken; wer davon nicht ganz erfüllt ist, der beginne erst gar nicht mit dem Medizinstudium.

MAX VON PETTENKOFER
Berühmter Arzt und Begründer der modernen Hygiene, 1818—1901

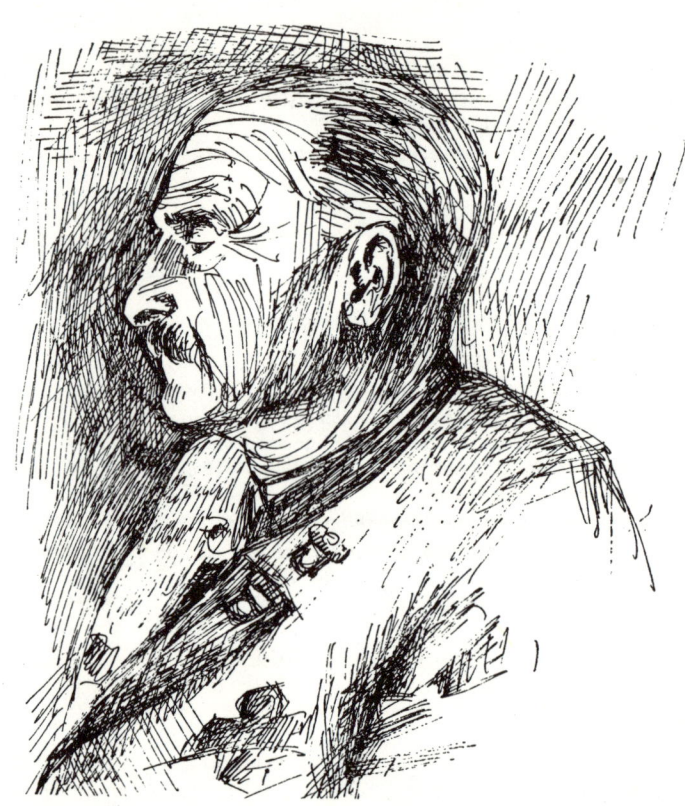

Wer mit offenem Auge und heißem Gefühl der Natur gegenübersteht, dem offenbart sie von selbst ihr Leben, Lieben und Leiden.

Es gibt noch unendlich viel zu erforschen und zu gewinnen, nicht Ruhm, Geld und Land, sondern jenen Schatz, der in unserem Herzen liegt: den Glauben an das Gute und Schöne, an die Wunder der Natur und damit der Schöpfung!

Vergehen und Werden, Werden und Vergehen, das sind die Leitsätze unseres Lebens, die wir zu den eigenen machen müssen, um froh und getrost der Zukunft und neuem Leben entgegenzugehen!

PROF. DDR. FRIEDRICH VON MORTON
Universeller Naturforscher der Gegenwart, 1890—1969

Der Arzt ist nicht den Menschen unterworfen, sondern allein Gott durch die Natur.
Gott hat nie eine Krankheit kommen lassen, daß er nicht ihre Arznei in der Natur
geschaffen hätte.
Die Kunst macht den Arzt / nicht der Nam / noch die Schul.
Es soll der Arzt aus Eigennutz nicht wachsen, sondern nur aus der Liebe!
Die Natur folgt dir nicht, du mußt ihr folgen!

PARACELSUS
1494—1541

Vergiß keinen Tag, dich auch um des Leibes Wohl zu bekümmern; doch halte Maß in
Speise und Trank und in der Pflege deines Körpers.
Mäßig sein heißt, nichts zu tun, was deiner Gesundheit schadet, einfach zu leben —
nicht üppig —, den Ärger und Neid der anderen nicht erregen, nie zu verschwenden
zur Unzeit, wie es der Tiermensch zu tun pflegt, niemals dem Geiz, der Gier und den
Sinnen frönen und den Gottesgeist in dir zu fesseln.
Tatest du Böses, so tadle dich ernstlich und stärke in dir aufs neue den Willen zum
Guten; wirktest du Gutes, so freue dich dessen und laß es dir Ansporn sein zu noch
Besserem!
Laßt guten Mutes uns immer sein, denn das Menschengeschlecht ist göttlichen Ur-
sprunges, bestimmt, die verborgenen Tiefen des eigenen Selbst, der Natur und der
Gottheit zu schauen!

(Niedergeschrieben um 500 v. Chr.!)
PYTHAGORAS
Griechischer Philosoph, Mathematiker und Astronom, um 500 vor Christus

Ein Drittel dessen, was wir essen, genügt zu unserer Ernährung, die beiden anderen
Drittel dienen der Ernährung der Ärzte.
Es gibt Ärzte, die sind arm gestorben. Sie waren Ärzte, nichts anderes!
Daß die Liebe ein Medikament ist, steht leider in keinem Rezeptbuch!

SIR DONALD ROGERS
Großer englischer Arzt und Philosoph der Gegenwart

Ein Volk, das sein Herz mit Spirituosen auffrischen, seine Nation aus dem Bier, seine
Lebenslust aus dem Wein schöpfen muß, seine Festfreude immer nur mit unmäßigem
Essen und Alkoholgenuß zeigt, ein solches Volk wird immer mehr versimpeln und
geistig versumpfen.

PETER ROSEGGER
1843—1918

Die Zivilisation kann ebensogut der Segen wie der Fluch der Menschheit sein!
Heilen heißt: Krankenhäuser und Ärzte möglichst überflüssig zu machen!

DR. MED. HANS PETER RUSCH
Arzt, Biologe und Lebensreformer der Gegenwart

Sorget für euere Gesundheit, ohne diese kann man nie gut sein!
Suchst du das Höchste, das Größte? — — —
die Pflanze kann es dich lehren.
Was sie willenlos ist, sei du es wollend — das ist's!
Nur die Natur ist redlich!

FRIEDRICH VON SCHILLER
1759—1805

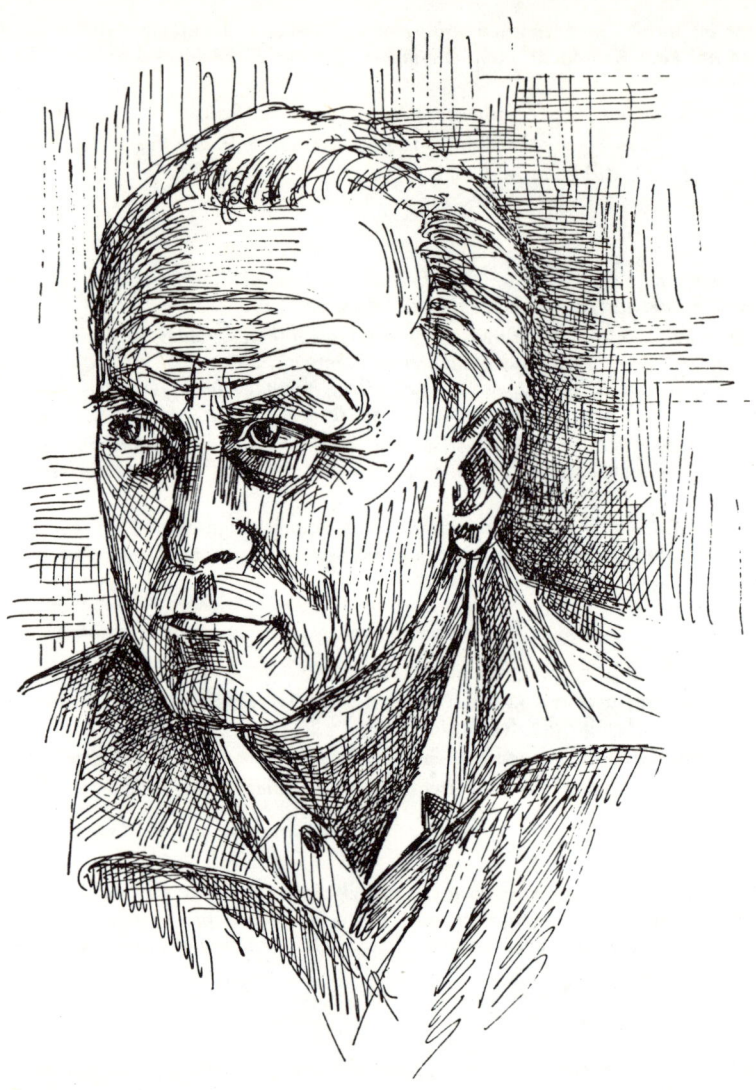

Prof. Dr. Günther Schwab
österr. Dichter der Gegenwart

Der große Verkünder
des Naturschutzproblems der Gegenwart,
Gründer der Weltorganisation
zur Rettung des Lebens.

Die modernen Menschen können nicht mehr denken und vorausschauen. Sie werden die Erde töten, aus der wir und andere Geschöpfe unsere Nahrung ziehen sollen. Arme Bienen — arme Vögel — arme Menschen!
Wir leben in einem gefährlichen Zeitalter. Der Mensch beherrscht die Natur, bevor er gelernt hat, sich selbst zu beherrschen!

DDR. ALBERT SCHWEITZER
Theologe, Naturarzt und Philosoph der Gegenwart

Kein Lebewesen kann gesünder sein als seine Nahrung.

PROF. ALWIN SEIFERT
Biologe und Landschaftsgestalter der Gegenwart

Bevor du krank wirst, sorge für deine Gesundheit!
Besser arm als reich, doch krank und siech, denn ein gesunder Körper geht über alles Vermögen.

JESUS SIRACH 30, 14

Solange die medizinische Wissenschaft nicht Volkswissenschaft wird, hat sie den Beruf verfehlt.
Die körperliche Wohlfahrt ist die Grundlage aller Bildung und Freiheit!
Die Wissenschaft allein bringt niemals die Volksgesundheit!
Geduld, Hoffnung und viel Liebe sind die besten Medizinen, die wir dem Kranken reichen.

PROF. RUDOLF VIRCHOW
1821—1902

Die Heilpflanzen — das köstlichste Geschenk der Schöpfung!
Die Pflanzen haben einen wohltuenden Einfluß auf unsere Gesundheit, ja noch mehr, sie erhellen das Gemüt und machen uns wieder froh!
Kaum haben wir die Natur verlassen und befolgen nicht ihre Gesetze, werden wir krank. Kehren wir rechtzeitig reuig zu ihr zurück und sind folgsam, wie wir es als ihre Kinder sein müssen, so umfängt sie uns mit aller Liebe, wie eben eine Mutter uns beschenkt mit ihren heilenden Schätzen. Wir werden wieder gesund und froh!
Die Küche ist entweder die Gesundheitszentrale im Hause, oder das Vorzimmer des Operationssaales und der Friedhofshalle.

RICHARD WILLFORT

Gesundheit wurzelt in uns und in unserer heimatlichen Umwelt. Sie ist nichts Fremdes. Erkennen und erfüllen wir die Gesetze der Natur, unseres Leibes, unserer Seele und der Gemeinschaft, so sind oder werden wir gesund.

Krankheit ist die Folge der Übertretung der inneren Lebensgesetze. Wer in sich und um sich das Eigene, die Heimat und ihre Kräfte kennenlernt und sie sich zunutze macht, der ordnet sich dem großen Sinn, dem umfassenden Leben, ein und wird gesund. Er wird damit auch froher und glücklicher. Er wird Kämpfer einer lichteren, kommenden Zeit.

In jedem Lebewesen glimmt ein göttlicher Funke! Entfacht ihn im Menschen zu einer Flamme selbstloser Liebe! Sucht und forscht nach Wahrheit und Erkenntnis! „Und wer der Größte unter euch sein will, der sei aller Diener!"

PROF. DR. WERNER ZIMMERMANN
Philosoph und Lebensreformer der Gegenwart

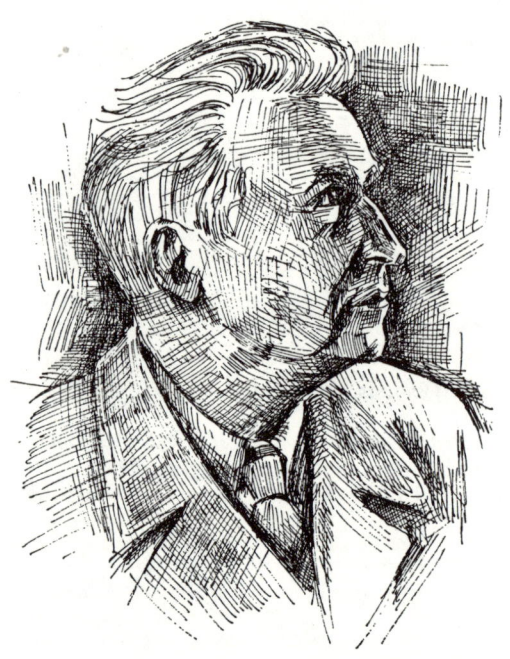

Ein Volk, das lebt, um zu essen, wird untergehen. Ein Volk, das ißt, um zu leben, wird unschlagbar der Gründer eines neuen Lebensstils, einer neuen Kultur und eines neuen Menschentums.

Wir können nicht „zurück zur Natur", aber wir können sie uns geistig wieder erschließen. Wir müssen vorwärts zum Leben selbst, zu der Lehre, die dem Leben selbst gewidmet ist, zur Biologie.

So wie die Menschen jetzt ihre Lebensweise geordnet haben, ist ihr Leben ein Hasard- oder Roulettspiel, bei dem sie ihr teuerstes Erbe, einen gesunden Körper, verspielt haben.

ARE WAERLAND
Schwedischer Philosoph und Ernährungsforscher der Gegenwart

LITERATUR-NACHWEIS

Abderhalden, Prof. Dr. E.: Die Grundlagen unserer Ernährung
Synthese der Zellbausteine in Pflanze und Tier
Abderhalden, Prof. Dr. R.: Vitamine — Hormone — Fermente
Abs, Dr. O.: Die Eskimoernährung und ihre gesundheitlichen Auswirkungen
Abtei Fulda: Die laufenden biologischen Schriften der Abtei Fulda
Albrecht, Willy: Grundlagen des Gemüsebaues
Anzeiger für Schädlingskunde: Diverse Jahrgänge
Arzneimittel-Forschung: Diverse Jahrgänge

Baade, Fritz: Welternährungswirtschaft
Barthelmess, Dr. Alfred: Gefährliche Dosis
Bassermann, H.: Die Kupferung von Gemüsekonserven (Inaugurations-Dissertation)
Batt, Dr. med. Hugo: Vegetive Ermüdung als pathogenetisches Prinzip
Becker, Dr. med. F.: Der Weg zur vollkommenen Gesundheit
Behm, Hans Wolfgang: Natur schenkt Freude
Beythien, A.: Die Geschmackstoffe der menschlichen Ernährung
Bieling, Dr. med. Kurt: Diätvorschriften für Magen- und Darmkranke
Bircher-Benner, Dr. med. Max: Der Menschenseele Not
Bircher, Dr. Ralph: als Bearbeiter der deutschen Ausgabe des Werkes „Nie mehr krank sein"
v. Dr. med. Jackson
Bircher-Rey, Hedy: Wie ernähre ich mich richtig?
Bock, F. K. u. Kerschbaumer, V.: Verhüte Krebs!
Bodamer, Prof. Dr. med. Joachim: Der Mensch ohne Ich
Wege zu neuem Ich
Sind wir überhaupt noch Menschen
Gesundheit in der technischen Welt
Böhm, Rudolf: Are Waerland, sein Leben für eine neue Menschheit
Bommer, Prof. Dr. und Dr. Lisa: Die Gabe der Demeter
Bo - Yin - Ra: Vom lebendigen Gott
Brauchle, Univ.-Prof. Dr. med. A.: Lexikon der Naturheilkunde
Gekocht oder roh?
Das große Buch der Naturheilkunde
Naturgemäße Lebensweise
Von der Macht des Unbewußten
Brucker, Dr. med. M. O.: Der Zucker als pathogener Faktor
Diätische Behandlung der Magen-Darmkranken
Die Schlüsselstellung des Zuckers in der Krankheitsentstehung
Zucker zaubert Krankheit herbei
Buchinger, Dr. O.: Schädlichkeit des raffinierten Zuckers
Budwig, Dr. Johanna: Öl-Eiweißkost
Die elementare Funktion der Atmung in ihrer Beziehung zu autoxydablen Nahrungsstoffen
Bürgi, Prof. Dr. A.: Das Chlorophyll als blutbildendes und belebendes Agens

Carson, Rachel L.: Der stumme Frühling
Geheimnisse des Meeres

Davis, K. S. u. Day, J. A.: Das Wasser
Demol, Reinhart: Im Schatten der Technik
Deutsche Hauptstelle gegen Suchtgefahren: Alkohol und Alkoholismus
Dietrich, F.: Erdstrahlen, Wesen und Wirksamkeit
Driesch, Prof. Dr. Hans: Biologische Probleme höherer Ordnung
Dupont, H.: Heilsäfte aus deinem Garten
Du und die Welt: Mit Messer und Gabel gegen den Gebißverfall

Eichholtz, Dr. Fr.: Die biologische Existenz des Menschen in der Hochzivilisation
Exner, Marlene von: 12 Diäthefte über richtige Ernährung und Schonkost

Fahne, Die Weiße: Wegweiser zur erfolgreichen Lebensführung, diverse Jahrgänge
Flechtner, Dr. H. J.: Chemie des Lebens
Fleischmann, W.: Capitulare de villis (Übersetzung)
Forschungsinstitut zur Erschließung der kosmischen Harmoniegesetze: Verhüte Krebs!

Francé, Raoul Harer: Die Wege des Lebens
Harmonie in der Natur
So mußt du leben!
Bios, die Gesetze der Welt, 2 Bände
Das Leben im Ackerboden
Richtiges Leben
Frankenberg, Gerhard von: Die Natur und wir
Frühauf, Dr. med. Hermann: Krebs ist nicht unbesiegbar
Gamber, Dr. E.: Luzifers Griff nach dem Lebendigen
Gamerith, Anni: Lebendiges Ganzkorn
Gerhard, Dr. H.: Kaffee - Tee - Alkohol - Tabak, Anklage oder Freispruch
Gesundes Leben: Wir leben viel zu süß
Getreidewirtschaftl. Marktforschung: Brot, Inbegriff der Nahrung
Giersberg, Dr. Hermann: Hormone
Glatzel, H.: Für und wider den Zucker
Goethe, Johann Wolfgang von: Gesammelte Werke
Goethes Lebenskunst, v. Bode Wilhelm
Goethes Schriften über die Natur, herausgegeben v. Ipsen G.
Gounelle, Prof. Dr. H.: Vitaminmangelkrankheiten, Symptome und Untersuchungsmethoden
Graupner, Dr. med. Heinz: Elixiere des Lebens
Wer heilt hat recht
Greither, Dr. med. Otto: Heilen heißt reinigen
Groh, Prof. Dr. L.: Unsere heutige Ernährung, eine Fehlernährung

Halden, Univ.-Prof. Dr. Wilhelm: Grundlagen der Ernährung
Die Natur spricht zu euch
Richtige Ernährung
Haller, Prof. Dr. von: Gefährdete Menschheit
Die Küche unterm Mikroskop
Hánish, O. Z. A.: Die Macht des Atems
Ernährungslehre
Monatsratschläge für Küche und Körperpflege
Hartenfels, Dr. med. H.: Der Alkohol, Tatsachen und Hinweise
Hartmann, Dr. med. E.: Erfahrungsheilkunde. Beiträge zu den bio-physikalischen Wechsel-
beziehungen Wetter, Boden, Mensch
Hartmann, Hans: Vitamine
Häusle, Paul: Gesundheit und neue Kraft aus Trauben
Hegi, Prof. Dr. Gustav: Illustrierte Flora von Mitteleuropa, 12 Bände
Heinze, Dr. Hans: Das Wasser
Helbach, Josef: Schädlingsbekämpfung ohne Gift in Gärten
Obsthecken in Gärten
Henselwerk (als Herausgeber): Diätische Soja-Therapie und sonstige Ernährungstherapie
Herbst, Dr. Walter: Unübersehbare Gesundheitsrisken durch Lebensmittelbestrahlung
Herget, Dr. med. Heinrich: Kraft und Gesundheit für jedermann
Heupke, Univ.-Prof. Dr. med. Wilhelm: Die Zahnkaries
Obstkuren bei Gesunden und Kranken
Heilung von Leiden der Galle, Leber und Bauchspeicheldrüse
Heupke, Univ.-Prof. Dr. med. Wilhelm: Vitalstoffe
Zucker, als Kalk- und Vitaminräuber
Hildegard von Bingen, Heilige: Heilkunde (das Buch v. d. Grund u. Wesen der Heilung der
Krankheiten)
Scivias (Wisse die Wege)
Hirsch, P.: Die chemische Konservierung von Lebensmittel
Holle, Prof. Dr. G. H.: Allgemeine Biologie
Hoske, Dr. Hans: Das Vitamin C in Theorie und Praxis

Jarvis, Dr. D. C.: 5 mal 20 Jahre leben
Jung: Dr. med. Heinrich: Ursache des Krebses
Die Zerstörung der normalen Zell-Atmung als Ursache des Krebses
Über Fortschritte in der Behandlung des Krebses
Über den Stoffwechsel bösartiger Tumoren
Zur Zellatmungstherapie des Krebses
Zellatmung, Nahrung und Krebs
Ausweg aus dem Verhängnis: Wissen allein verhütet das Unheil Krebs
Just, Alfred: Kehrt zur Natur zurück!

Kahn, Inayat: Die Sprache des Kosmos
  Das innere Leben
Kaufmann, Dr. med. Georg: Vom Helfen und Heilen
Kern-Eggert-Schröder: Bekenntnis zur Göttlichkeit der Natur
Kerschbaumer V. u. Beck F. K.: Verhüte Krebs!
Kessel, Dr. Josef: Alkoholiker, Rausch und Heilung
Kleine, Prof. Dr. med. H. G.: Gesunde Kost, gesunder Mensch
Klug, Dr. Theodor: Fette und Öle
Klusmann, Dr. med. W.: Der Gebißverfall im Lichte der Biologie
Kneipp, Sebastian: Sämtliche Werke und Schriften
  Sämtliche Jahrgänge der „Kneipp-Blätter"
Kofler, Dr. Bruno: Ist Krankheit Schicksal?
Kollath, Prof. Dr. med. W.: Die Ordnung unserer Nahrung
Kötschau, Univ.-Prof. Dr. med. K.: Medizin am Scheideweg
  Gesundheitsprobleme unserer Zeit
Kuhl, Prof. Dr. med. et Dr. phil. Johannes: Schach dem Krebs
  Dichtung und Wahrheit auf dem Krebsgebiet
  Biologischer Strahlenschutz
  Eine erfolgreiche Arznei- und Ernährungsbehandlung gutartiger und bösartiger Geschwülste

Lang, Dr. K.: Biochemie und Ernährung
Leibbrand, Werner: Der göttliche Stab des Äskulap
Lenzner, Curt: Gift in der Nahrung
Leupold, Prof. Dr. E.: Die Bedeutung des Blutchemismus
Löbsack, Theo: Denn sie wissen nicht, was sie tun
  (Der Griff nach dem Leben im Atomzeitalter)
Lunde, G.: Vitamine in frischen und konservierten Lebensmitteln
Lutze, Dr. med. Paul: Lehrbuch der Homöopathie, 11. Aufl.

Maurizio, Prof. Dr. Anton: Nahrungsmittel Getreide
Merlet, Dr. med. Grete: Entschlackung, Voraussetzung für die Gesundheit
Mezger, Prof. Dr. med. Julius: Gesichtete Homöopathie, Arzneimittellehre, 3. erweit. Aufl.
Morton, Prof. DDr. Friedrich von: Sämtliche Werke und zahlreiche Schriften und Beiträge in
  div. Fachzeitschriften
Müller, Dr. Johannes: Das Geheimnis der Lebensfreude
Müller-Guttenbrunn, Herbert: Der Weg zur inneren Freude

Netzer, Dr. Hans-Joachim: Sünden an der Natur
Nolfi, Dr. med. Christine: Meine Erfahrungen mit der Rohkost

Öhlmühle Filss, als Herausgeber: Das Fettproblem bei der Vollwertkost
Ohly, Götz u. Lewis, Herbert: Lebensgefährliche „Lebensmittel"

Paracelsus, Theophrast: Vom Licht der Natur und des Geistes
Paracelsus-Gesellschaft: Festschrift zum 16. Paracelsus-Tag, mit wertvollen Beiträgen von
  21 prominenten Paracelsus-Forschern
Peham, Dr. Alois: Chemie des Lebens
Pirkl, Dr. med. Hermann: Wieder gesund durch Wickel und Heilbäder
Planer, Prof. Dr. med. Reinhard: Lehrbuch der homöopathischen Therapie
Pollen, L.: Warum sie nicht geimpft werden? (Die Kinderlähmung ist heilbar!)
Precht, Dr.: Sauna-Archiv
Proell, Dr. med. Fr.: Zahnaufbau und Zahnzerfall in Abhängigkeit von der Ernährung
Prohaska, Dr. med. Eduard: Zurück zur Natur

Rahdakrishnan, S.: Die Bhagavadgita, Sanskrittext und Einleitung
Rauch, Dr. med. Erich: Blut- und Säftereinigung über Darm, Nieren und Haut
Regau, Dr. Th.: Medizin auf Abwegen
Reinöhl, Dr. med. Friedrich: Die Vererbung der geistigen Begabung
Riha, Berth J.: Gesund und lebensfroh durch Yoga
Roques, Dr. med. Kurt Rüdiger von: Alte Heilweisen, neu entdeckt
  Zahlreiche Aufsätze in der Frankfurter Zeitung
Röttger, Dr. med. H.: Lehrbuch der Nahrungsmittelchemie
Rudolph, Willy: Nahrung und Rohstoffe aus dem Meer
Rusch, Dr. med. Hans Peter: Der lebendige Garten
  Naturwissenschaft von morgen

Sandler, Dr. med. Benjamin: Sonderernährung bei Kinderlähmung
Sangerberg, Erika: Von Artischocke bis Zwiebel
Seifert: Prof. Alwin: Der Kompost
Sekera, Prof. Dr. Ing. Franz: Gesunder und kranker Boden
Sloman, Ricardo: Der Selbstmord der weißen Kulturvölker
Sokoloff, Boris: Triumph der Heilmittel
Sommer, Walter: Das Urgesetz der natürlichen Ernährung
Suchtgefahren, Hauptstelle gegen die: Alkohol und Alkoholismus
Surya, G. W. u. Mitarbeiter: Rationelle Krebs- und Lupuskuren
   Vereinfachtes Heilsystem
   Homöopathie, Isopathie, Biochemie
Schall, Dr. med. Hermann sen. et jun.: Kleine Nahrungsmitteltabelle
Schlenz, Maria: Die Schlenzkur
Schlevogt, Dr. med. Ernst: Sauna, Anwendung und Wirkung
Schmidt, Dr. med. Gertrud: Die moderne Ernährung
Schönenberger, Walter: Freunde der Gesundheit
   Therapie mit naturreinen Pflanzensäften
Schua, Dr. med. Leopold: Die Reinhaltung unserer Gewässer
Schwab, Dr. Prof. Günther: Mensch ohne Volk
   Der Tanz mit dem Teufel
   Des Teufels Küche
   Das Ethos des Lebensschutzes
   Die Katastrophe hat schon begonnen
   Sein oder Nichtsein
   Jahrmarkt für Heldentum
   Eine Reihe von Beiträgen in fachwissenschaftlichen Schriften
Schweiger, Walter: Wissenschaft des Fortschrittes oder des Todes?
Schweigert, Prof. Dr. A. A.: Getränke
   Butter und Margarine
Schweitzer, Dr. H.: Lebensmittel, Ursache von Krankheit (in „Erfahrungs-Heilkunde")
   Johanniskrautöl, Zubereitung und Anwendung
   Zahlreiche Beiträge in Zeitschriften
Steinfeld, Dr. med. J.: Besserung von Schizophrenie durch zuckerfreie und eiweißarme Kost
Steinmetz, Dr. E. F. (Amsterdam): Codex Vegetabilis
Stöger, M. O.: Raucher, du bist in Gefahr!
Stolzenberg, Günther: Heil- oder Unheil durch die Röntgenstrahlen
Strahtmeyer, Dr. phil. nat. W.: Die Straht-Therapie, neue Wege zur Gesundheit
Strecker, Dr. med. Friedrich: Das Kausalitätsprinzip der Biologie
Strubell-Harkort, A: Die Reizmittel des Kulturmenschen

Thannhauser, Prof. Dr. V.: Lehrbuch des Stoffwechsels und der Stoffwechselkrankheiten
Teleky, Dr. L.: Vergiftung durch Blei
   Vergiftung durch Quecksilber
Tornow, Dr. E.: Vom Korn zum Brot
   Nachweis von Gift und Unkraut im Getreide und Mehl
Topp, Prof. Dr. C.: Zucker und Vitaminbedarf

Venzmer, Dr. med. et phil. Gerh.: Lebensstoffe unserer Ernährung
   Triebstoffe des Lebens
   Regler des Stoffwechsels
Villwock-Bielefeld, Char.: Unsere Nahrungsmittel
Vogt, Dr. W.: Die Erde rächt sich
Voisin, André: Boden und Pflanze
Volk, Dr. med. Georg: Arznei für Leib und Seele
   Gesundes Herz, gesunder Sinn

Waerland, Dr. Are: Was ist das Waerland-System?
   Die Wirbelsäule, Säule der Gesundheit
   Erkältungskrankheiten
   Das Waerlandsystem in einer Nußschale
   Die Original-5-Korn-Kruska
   Der Schlüssel der Gesundheit im Darm
   Übersäuerung, Ursache der Krankheiten
   Kochsalz schädigt die Gesundheit

Der weiße Zucker, das Unheil der weißen Völker
Zahlreiche Schriften in Fachzeitschriften des In- und Auslandes
Waerland, Ebba (Gattin des Ersteren): Schutz gegen radioaktive Verseuchung
Wissenschaft des Fortschrittes oder des Todes?
Waerlandkost
Waldemar, Charles: Paracelsus, eine Auswahl seiner Schriften
Wallnöfer, Dr. med. Heinrich: Der goldne Schatz der chinesischen Medizin
Wieloch, Elisabeth: Gesund durch Obst
Gesund durch Gemüse
Willfort, Richard: Gesundheit durch Heilkräuter
Heilkraft Honig
Zahlreiche Fachbeiträge in der Presse
Winkelmann, Dr. Walter: Die Wirkstoffe unserer Heilpflanzen

Zimmermann, Prof. Dr. Werner: Heilkräfte
ICH BIN, Meisterschaft über Leib und Schicksal
Chinesische Weisheit
Sei Meister deines Schicksals
Zu freien Ufern
Steine geben Brot
Heilendes Baden
Kräfte des Atems
Kräfte der Mitte

Anmerkung: Die bei vereinzelten Autoren summarisch genannten „Fachbeiträge" bzw. „Beiträge in Fachzeitschriften", konnten aus Gründen der dadurch entstehenden Unübersichtlichkeit dieses Literatur-Nachweises nicht einzeln mit Quellenangaben gebracht werden.

Nachwort

„Der Leser wird um Geduld
und Gründlichkeit gebeten.
Daß ihr aber nit verführet
werdet, schreibe ich:
Bitt euch, lesets und durchlesets
mit Fleiß,
nit mit Neid,
nit mit Haß,
dieweil ihr doch
Auditores seid der Arznei:
Lernet von meinen Büchern auch,
auf daß ihr das Urteil
nehmet bei mir
und bei den andern,
und nach eurem guten Urteil
führet euren Willen."

THEOPHRASTUS BOMBASTUS VON HOHENHEIM,
GENANNT PARACELSUS

Wer möchte aber weiterhin das Gegenteil dieser Ratschläge tun,
wer möchte zu den ewig Besserwissenden, Unbelehrbaren
zählen,
weiterhin mit dem bekannten

Brett vor den Augen

herumlaufen,
zu den Toren zählen?

Wir wollen nicht müde werden,

zu glauben,
daß dennoch viele
dieses Buch zuklappen
mit dem Vorsatz:

Nun aber Schluß
mit aller unnatürlichen
Lebensweise,

gesünder leben,
länger leben!

STICHWÖRTERVERZEICHNIS